生きた
産業保健法学

◆ はしがき ◆

　本書の特徴ないし理念は、「生きた法」にある。

　「生きた法」は、オーストリアの法学者 Eugen Ehrlich が産み、日本では、末弘厳太郎教授や川島武宜教授らにより展開された言葉だが（ただし、「生ける法」と訳されることが多かった）、ここでは、

　　“法の作り手の思いと使い手の悩みをくむ営み”

を意味する。

　前者は立法趣旨から規制の狙いを知ること、後者は法規と直面する課題の不適応やそれに対応するための工夫を施すことを指す。平たく言えば、法をめぐる人と組織に焦点を当てることである。

　産業保健については、労働安全衛生法（以下、安衛法）に体制づくりや手続き、一定の危害防止基準が設けられているが、ここで求められるのは、形式的な法遵守や些末な解釈論より、規制の趣旨をよく探求し、規制が現実に見合わなければ、現場に合った方法で趣旨の実現に向けて努力する姿勢である。また、その努力を重ねてきた裁判例に通底し、予防にも活用できる原理を洞察する努力も意味する。

　これは、事後的な利害調整や犯罪処罰より、健康障害防止等の現実的な結果を目的とし、そのための様々な関係者への働きかけを重視する安衛法に必要な基本的姿勢でもある。

　特にメンタルヘルスや脳・心臓疾患等の予防では、個人と組織の個性、価値観、相性が大きく作用する。それだけに、仕事や人と労働者の適応支援、そのための人と組織の観察が重要な意味を持つ。つまり、人事労務管理に近く、事後対応志向の伝統的な法律論ばかりでは、効果を見込めない。他方で、統計学などで編み出された産業保健技術での対応も難しい。

　もとより、健康障害を望む事業者はいないはずだし、安衛法の目的は経営改善に通じる。しかし、経営はきれい事ばかりではない。思いがけず労災・健康障害リスクを生じてしまうところに、法の知恵と説得力で、いかに意識と知識、仕組みと技術を持ち込めるかが、産業保健法の勝負どころである。

　となれば、失敗学の宝庫である事件に学ばない手はない。それらの情報は、まさに生きた産業保健法の具体化でもあり、法の趣旨をも浮かび上がらせる。

　そこで本書では、関係する判例情報をふんだんに盛り込んだ。

　主な読者としては、産業医等の産業保健スタッフ、企業の安全衛生担当者のほか、安衛法に関わる行政官、労災防止に関わる各種団体、労働法の専門家（弁護士、社会保険労務士、法学者等）、安全・衛生コンサルタント等を想定している。

本書の姉妹書として、『コンメンタール労働安全衛生法』、『生きた労働安全衛生法』（共に法律文化社、近刊予定）がある。

　本書は、産業医学ジャーナル39巻6号（2016年）～45巻2号（2022年）に連載した講座「産業保健と法」の内容をベースに、大幅な加筆修正等を施したものである。ただし、第Ⅳ章は、産業医学レビュー33巻2号（2020年）123-140頁、第Ⅹ章は、三柴丈典「産業保健に関する裁判事例」（『産業保健マニュアル（改訂8版）』南山堂、2021年、80-88頁）の内容に加筆修正等を施したものである。第Ⅺ章、第Ⅻ章は今回書き下ろしたものである。

　本書の執筆・刊行と切り離せないのが日本産業保健法学会である。同学会は、生きた安衛法の探求と教育を目的として、多くの方々の支援をいただきつつ、2020（令和2）年に設立された。現代表理事は、東洋大学名誉教授、元厚生労働省労働政策審議会会長の鎌田耕一先生。今や会員数1000名を超え、年次学術大会にも900名以上の方々が参加し、この分野をリードする国内誌と国際誌がWEB上で公開され万単位のアクセスを得る組織となり、多くの方々の自律的な活動により運営されている（https://jaohl.jp/）。

　本書の執筆内容には、この学会が、厚生労働省から受託した2022（令和4）-2024（同6）年度厚生労働行政推進調査事業費補助金（政策科学総合研究事業）「法学的視点からみた社会経済情勢の変化に対応する労働安全衛生法体系に係る調査研究」（研究統括：三柴丈典）の研究成果が盛り込まれている。

　厚生労働省、同学会及び学会関係者にも、深い謝意をお伝えしたい。

　最後になったが、上記学会の設立から運営に至るまで、常に筆者を励まし、支援し、本書の出版に際しても最大限のご助力をいただいた産業医学振興財団の山田剛彦氏に深い謝意をお伝えするとともに、連載時も含めきめ細かな編集作業をご担当いただいた同財団振興課の皆さんにも謝意を表したい。

2024（令和6）年8月吉日

三柴　丈典

＊本書では、文意の伝わりやすさを重視し、文章を途中で行替えしている箇所がある。これは、文章のスタイルをプレゼンテーション用のスライドに近づけることを意図したものである。

生きた産業保健法学
目　次

はしがき

Ⅰ　産業保健法学の狙い ——————————————— 1

1　はじめに ……………………………………………………………… 3
2　産業保健法学の必要性をうかがわせる具体例〜神奈川 SR 経営労務セン
　　ターほか事件〜 ……………………………………………………… 6
3　私傷病者に対する行政と司法の姿勢と産業保健専門職の役割 ……… 8
4　日本の安衛法政策の展開過程からみた産業保健法学の意義 ………… 11
5　取扱い範囲（scope）と当面の代表的検討課題 …………………… 13
6　日本産業保健法学会の創設と和文及び英文ジャーナルの発刊 ……… 15

Ⅱ　ケースワーク・実務的 Q&A ——————————— 19

1　想定事例〜神奈川 SR 経営労務センターほか事件を参考に〜 ……… 21
2　想定事例を素材とした設問と回答例 ………………………………… 23
　　●回答に先立って〜裁判所の筋読みについて〜 …………………… 23
　問1　X が Y 1 を相手方として、雇用契約上の地位確認請求訴訟を提起したら、
　　　　認容されるか。根拠と共に述べよ。 ……………………………… 24
　問2　X が Y 1 を相手方として、問 1 の請求と併せて賃金や損害賠償の請求訴訟
　　　　を提起するとすれば、どのような法的根拠によるか、また、その請求は認
　　　　容されるか。根拠と共に述べよ。 ………………………………… 24
　問3　文中の下線（a）〜（k）に示された以下の行為は合法か。根拠と共に述べ
　　　　よ。 ……………………………………………………………… 25
　問4　23 ページの波線部（A）について、X が産業医 E を相手方として、傷病手
　　　　当金の不支給分（支給可能性のある 18 か月分のうち既支給の 8 か月分を除
　　　　いた分）を請求する訴訟を提起したら、認容されるか。根拠と共に述べ
　　　　よ。 ……………………………………………………………… 31
　問5　本件のような事件の有効な予防（未然防止・事後対応）策について述べ
　　　　よ。 ……………………………………………………………… 31

i

Ⅲ 職場での健康情報等の取扱いと法（1） ——————— 33

1　はじめに ……………………………………………………………………… 35

2　予備知識 ……………………………………………………………………… 36
　1　人事労務関係者等のメンタルヘルス情報の取扱いに関する法知識の実際 ………… 36
　2　メンタルヘルス情報の特質 ……………………………………………… 37

3　基本原則 ……………………………………………………………………… 38
　1　法規制の相対性について ………………………………………………… 39
　2　個人情報保護法の適用対象 ……………………………………………… 40
　3　プライバシー権の本質と健康情報への応用 …………………………… 44
　4　刑法上の医師の守秘義務は産業医にも適用されるか ………………… 44
　5　「行政による健康情報等の取扱い4原則」と事情に応じたアレンジの必要性 ……… 46
　6　手引きが示す健康情報等の分類と取扱いのあり方 …………………… 48
　7　本人の同意のとり方 ……………………………………………………… 50

4　「職場におけるメンタルヘルス対策のあり方検討委員会報告書」の示唆 ……… 52

5　メンタルヘルス情報の取扱いに関するQ&A ……………………………… 54
　Q1　一般に、企業等で就業するカウンセラーは、その企業等の労働者に対する
　　　カウンセリングで知り得た個人情報を、どこまでその企業等の人事労務担
　　　当者や産業保健スタッフ、直属の上司などに提供することが許されるか？ ……… 54
　Q2　採用の際、精神疾患等の既往歴や現病歴等（以下、病歴等）を調べること
　　　は法的に可能か？　また、病歴等を詐称ないし秘匿して入社した者を、入
　　　社後に解雇することは法的に可能か？ ………………………………… 57
　Q3　消化器系の不調を示す内科医の診断書に基づいて、断続的に欠勤を繰り返
　　　す社員がいる。産業医は、同人に産業医面談や精神科受診を勧めている
　　　が、産業医に敵対的で聞き入れない。産業医面談や精神科受診を強制する
　　　ことはできないか？ ……………………………………………………… 61

6　おわりに ……………………………………………………………………… 64

Ⅳ 職場での健康情報等の取扱いと法（2） ——————— 67

1　健康情報等の取扱い ………………………………………………………… 69
　Q1　法定健康診断は、労働安全衛生法等に基づき事業者が実施するものだが、
　　　事業者は、その健診結果を労働者本人の同意なしに把握できると考えてよ
　　　いのか。その再検査の結果についてはどうか。 ……………………… 69
　Q2　Q1が可の場合、直接結果を見ることのできるのは、事業者の構成員のう
　　　ち具体的には誰か。社長はどうか、人事業務の責任者（人事部長等）はど

うか、本人の上司に当たる管理監督者はどうか。そのうち一部が可とした
場合、その間はどのように線引きされるのか。………………………………… 69

Q3 法定健診に併せて法定外の項目が検査される場合はどうか。……………… 70

Q4 ストレスチェックの結果に基づく医師の面接指導内容や、その後に示され
た医師の意見についてはどうか。………………………………………………… 71

解説………………………………………………………………………………………… 71

コラム 健康情報等の取扱いに関する指針と取扱規程について……………………… 73

2 産業保健スタッフ間での情報共有のあり方について ………………………………… 74

Q1 産業医や産業保健師など、産業保健スタッフは、個別に社員の相談に応じ
たり保健指導を行ったりすることがあるが、その結果については産業保健
スタッフ間で共有しておくべきか。……………………………………………… 74

Q2 産業心理職などカウンセラーの場合も同じと考えてよいか。事業者が外部
の EAP（Employee Assistance Program：従業員支援プログラム）
等と契約していて、その外部機関に所属する心理職がカウンセリングで得
た個人情報について、産業保健スタッフは共有可能か。……………………… 74

Q3 事業者は、本人の同意なく外部のカウンセラーが保有する情報にアクセス
できる場合があるか。そうした場合に用いられる「集団的守秘義務」とは
どのような概念か。………………………………………………………………… 75

解説………………………………………………………………………………………… 75

コラム 心理臨床における集団的守秘義務 …………………………………………… 80

3 産業保健スタッフが作成する記録の本人への開示 …………………………………… 81

Q 産業保健スタッフが同スタッフ内での情報共有のために作成している記録
や、同スタッフ個人が作成している記録について、本人から情報開示請求
があった場合、すべて提供すべきか。そうでないとしたら根拠は何か。具
体的にはどのようにするのが適切か。…………………………………………… 81

解説………………………………………………………………………………………… 81

4 情報取扱いに係る前提条件整備の必要性 ……………………………………………… 83

Ⅴ 難治性疾患と就業上の合理的配慮義務 ──────────── 87

1 日本における合理的配慮義務化の背景 ………………………………………………… 89

2 近年の関係判例 …………………………………………………………………………… 90

1 通知なく勤務配慮を打ち切った会社の対応が労働契約承継法違反に当たると
認められた例 ………………………………………………………………………… 90

iii

2 私傷病罹患者の職場復帰の訴えが、復職要件を満たしていないとして認められなかった例 ……………………………………………………………………… 94

3 改正法に基づく合理的配慮義務の具体的内容〜精神障害の事例を焦点に〜 ……… 101
1 アメリカの障害者差別禁止法における精神障害者の扱い ……………… 102
2 では、日本ではどうすればよいのか？ …………………………………… 110

4 難治性疾患に関する事例と筆者の法的所見 …………………………………… 114
1 筋萎縮性側索硬化症（ALS）に関する相談例 ………………………… 114
2 末期の悪性腫瘍に関する相談例 ………………………………………… 115
3 白血病に関する相談例 …………………………………………………… 116

VI 加害リスク内包疾患・副作用と就労可能性 ———— 119

1 はじめに ……………………………………………………………………… 121
2 最近の代表的判例 …………………………………………………………… 121
1 業務による運転中に、てんかん発作が原因で起こした死亡交通事故の使用者責任等が認められた例 ……………………………………………… 121
2 得られる示唆 ……………………………………………………………… 125

3 その他の関係判例 …………………………………………………………… 127
1 疾病や投薬の副作用があり交通事故を繰り返すタクシー運転手の解雇を適法と認めた例 ……………………………………………………………… 127
2 勤務時間中にてんかん発作を起こした条件付採用期間（民間で言う試用期間）中職員の免職処分が、権利の濫用であるとして取り消された例 ……… 132
3 業務中の失神発作によりタクシー乗務員が起こした交通事故について、使用者の刑事責任が認められた例 ……………………………………………… 133
4 得られる示唆 ……………………………………………………………… 134

4 関係医学会のガイドラインの示唆 ………………………………………… 134
5 おわりに ……………………………………………………………………… 136

VII ハラスメントの失敗学〜裁判例を主な素材として〜 ———— 139

1 はじめに ……………………………………………………………………… 141
2 予防実務への示唆 …………………………………………………………… 143
1 筆者による支援的介入の実践例 ………………………………………… 143
2 法情報の分析等から導かれる予防実務への示唆 ……………………… 145

3 法情報 ………………………………………………………………………… 150

1 ハラスメント裁判の基礎知識 ……………………………………… 150

2 関連法規・法理 ……………………………………………………… 151

3 判例 …………………………………………………………………… 157

　1 代表的な判例／157
　　名古屋南労基署長（中部電力）事件／静岡労基署長（日研化学）事件／
　　前田道路事件

　2 最近の判例①～2010（平成22）年から2013（同25）年に出たもの～／160
　　地公災基金愛知県支部長（A市役所職員・うつ病自殺）事件／藍澤證券
　　事件／日本ファンド（パワハラ）事件／池袋労基署長（光通信）事件／
　　航空自衛隊（パワハラ）事件／ザ・ウィンザー・ホテルズインターナ
　　ショナル（自然退職）事件

　3 最近の判例②～2014（平成26）年以後に出たもの～／163
　　サン・チャレンジほか事件／日本郵便株式会社事件／公立八鹿病院組合
　　ほか事件／八社会事件／ツクイほか事件／杏林製薬事件／ファミリー
　　ブック取締役事件／東京地判平成28年9月23日／東京地判平成28年11月
　　16日／A庵経営者事件／金沢大学元教授ほか事件／医療法人社団Y2
　　ほか事件／フクダ電子長野販売事件／地公災基金岐阜県支部長（岐阜
　　市）事件／兵庫教育大学事件

4 おわりに ……………………………………………………………… 211

Ⅷ　海外勤務に内在する過重な疲労・ストレス要因に関する裁判例の示唆 —— 213

1 はじめに ……………………………………………………………… 215

2 精神疾患を発症し自殺したのは、海外環境への不適応によるものと認
　められた例 …………………………………………………………… 217

3 長期間に及ぶ海外勤務と過重労働の後くも膜下出血を発症し死亡した
　事案において、遺族補償給付と葬祭料の支給が認められた例 …… 220

4 持病再発が質的な過重労働の影響によるものと認められた例 …… 223

5 多量のアルコール摂取後の死亡が、度重なる海外出張を含む多忙な
　勤務状況に起因するとして業務起因性があると判断された例 …… 226

6 脳梗塞発症が時差の大きい国への海外出張の連続によるものと
　認められた例 ………………………………………………………… 229

7 おわりに ……………………………………………………………… 233

IX　復職判定と法～一律的な判断基準に代わるもの～ ——————— 235

1　はじめに ……………………………………………………………… 237

2　司法の復職判定基準 ………………………………………………… 239
　　1　就業規則規定との関係 ………………………………………… 239
　　2　契約類型との関係 ……………………………………………… 240
　　3　その他の復職判定基準 ………………………………………… 245
　　4　復職後も有効な基準か ………………………………………… 246
　　5　障害者への対応 ………………………………………………… 247

3　審査の判断要素・手続き …………………………………………… 251

4　休職制度の法的性格と要件事実（主張立証責任）論、賃金支払義務の
　　存否 …………………………………………………………………… 252
　　1　単に被用者の地位を保全したまま職務従事を禁じる処分とするもの ………… 252
　　2　単に被用者の地位を保全したまま職務従事を免じる処分とするもの ………… 252
　　3　実質的に解雇の猶予措置としたと解されるもの …………… 253
　　4　名実共に解雇の猶予措置としたもの ………………………… 254
　　5　その他 …………………………………………………………… 255

5　休職期間の延長 ……………………………………………………… 257

6　復職希望者への医療受診命令 ……………………………………… 258

7　産業医の関与の（法的）意義 ……………………………………… 259
　　1　主治医と産業医・指定医の見解相違 ………………………… 259
　　2　積極的関与が復職判断にもたらす影響 ……………………… 262
　　3　主治医が大学病院の医師である場合の判断 ………………… 263

8　陰性感情を招く事情（組合活動、職場秩序の紊乱） …………… 263

9　リハビリ勤務の法的性格 …………………………………………… 270

10　厚生労働省による「職場復帰支援の手引き」の法的な取扱い ……… 274

11　業務上傷病で休職した者の個体的要因で休職が長引いた場合の
　　法的処理 ……………………………………………………………… 275

12　おわりに ……………………………………………………………… 275

X　産業医に関する裁判例 ——————————————————— 277

1　産業医が直接被告とされた例 ……………………………………… 279
　　1　産業医が単独で被告とされた例 ……………………………… 279

2　産業医が産業医と主治医の両面で被告とされた例 ················· 281
　　　3　産業医が選任者と共同被告とされた例 ······················· 282

　2　産業医が被告とされなかったが実質的に事件に関与した例 ········· 284
　　　1　被告とほぼ同レベルで事件に関与した例 ····················· 284
　　　2　判決文中に「産業医」の文言が５か所以上登場する判例のうち、事件への関
　　　　わりが一定程度認められる例 ·································· 294

　3　その他参考になる例 ··· 307
　4　くみ取り得る産業医の行為規範 ································· 309

XI　職域の化学物質管理と法 ——————————————— 311

　1　はじめに ··· 313
　2　化学物質管理関係の主な民事裁判例 ····························· 313
　　　1　裁判例 ··· 313
　　　2　得られる示唆 ·· 326

　3　労働安全衛生法の歴史と化学物質管理 ··························· 326
　4　社会調査の結果 ··· 329
　　　1　国内でのウェブ社会調査の結果 ····························· 329
　　　2　日英比較 ··· 339

　5　安衛法令上の主な化学物質の分類 ······························· 340
　6　職域の化学物質管理政策の歴史〜作業環境管理を焦点に〜 ··········· 342
　　　1　作業環境測定が法律レベルに書かれたことの意義と成果（1972年（昭和47
　　　　年）安衛法制定時） ·· 343
　　　2　作業環境測定法制定（昭和50年法律第28号）の意義と成果 ········· 344
　　　3　法第65条の２の追加、作業環境評価基準設定の意義と評価 ········· 345
　　　4　作業環境評価基準の意義と評価 ····························· 346
　　　5　環境改善機器の改良と法制度 ······························· 349
　　　6　平成18年法改正〜国によるリスク評価事業、リスクアセスメントの法制化〜 ······· 349

　7　「職場における化学物質等管理のあり方に関する検討会報告書」と
　　令和４年法改正、今後の展望 ··································· 350
　8　おわりに〜改めて職域化学物質管理の原理を考える〜 ··············· 354

XII　信頼される産業医を考える ——————————————— 357

　1　産業医という仕事 ··· 359

vii

2 産業医と法 ……………………………………………………………… 360
3 産業医制度が法定されていない国で産業医が活用される理由 ……… 361
4 最新の海外の産業医・産業保健制度の調査からわかったこと ……… 363
5 特に踏まえるべき近年の裁判例 ……………………………………… 364
6 労働政策の方向性と産業医の役割 …………………………………… 367
7 誇りを持てる産業医とは ……………………………………………… 369

I

産業保健法学の狙い

1 はじめに

産業保健法学の目的を端的に示せば、

① 産業保健に関する適正な（予防的・事後的）問題解決の方策を探求すること

② 法を予防的に活用する流れをつくること

③ 労働安全衛生法（以下、安衛法）上の積み残し課題の解決を図ること

の3点に集約される。

これらは総じて、"対話と納得いく職業生活の支援"に結びつく。

現在、産業保健業務では、既存の分野単独では解決が困難なグレーゾーン問題が多々生じている。列えば、もとより労働能力が不足していたり、職場秩序を乱すなどして周囲に問題視されていた労働者が病気休職を命じられ、臨床症状が改善しても事業者に復職を拒否され、紛争化するケースがよく生じている。つまり、疾病の問題か性格・行動傾向の問題かが不分明なケースであり、その復職判定で、産業医が復職不可の判定を事業者から依頼されることもある。

これは基本的に労働事件であって、労働法の所管だが、労働法は、従前は、労使対立を前提としており、その背景には労働組合を媒体とする思想対立が潜在することが多かった。労働組合は、労働法学の強力な支援者だった。

しかし、昨今現場で多発している健康に関する事件は、対立軸が、組織や業務と本人の相性や、愛される自信の有無（生まれや育ちに関わることが多いと思われる）であることも多く、従来の司法モデル（利害対立調整基準）ばかりでは解決が難しい。

また、有害性が明らかでなく、したがって、特別規則の規制を受けていない化学物質の不適切な取扱いで、労働者が疾病・障害に至るような古くて新しいケースも継続している。

こうした問題の解決には、問題の本質を洞察し、関係者の連携をいざない、当事者を多角的に説得するような、人工知能（AI。以下、AI）では困難なスキルが求められている。

なお、筆者は、当面 AI には困難な人間的な要素を次ページに記したように理解している。

昨今事件化することの多い不調者と職場や仕事のミスマッチの解消のような産業保健業務には、こうした人間的要素が欠かせない。それは、本来、法律実務、特に和解などで必要な技術でもあった。

たしかに、法の基本的役割は、一見、産業保健ほど創造的、開発的ではない。Robert B. Dilts 氏が、Gregory Bateson 氏の考え方を基礎に体系化した人間の意識レ

> **AIには困難な人間的要素**

　1）無から有を生み出す想像力

　　AIは、学習能力は高いが、何もないところに何かを生み出すことは難しい。

　2）価値判断力（決定力）

　　どれが正解とも言い切れない様々な考え方のうち、いずれかの価値を選択することは、AIには難しい。

　3）人を説得する力（納得形成力）

　　例えば人事評価について言えば、AIにはプログラムされた／学習により獲得された基準による評価が可能だが、それでもAIによる評価には抵抗感を持つ労働者が多い（総務省「ICTの進化が雇用と働き方に及ぼす影響に関する調査研究」（平成28年））。

　　逆に、人間には、必ずしも論理的でなくても、人を納得させる力があったりする。

　4）筋を読む洞察力

　　スポーツの審判も、かなり機械が果たすようになってきたが、例えばサッカーで、人間の審判は、たとえ敵陣のファウルがあっても、攻めの勢いがある場合、あえてファウルを取らないことがある。

　　こうした筋読み（総合判断・洞察）は、裁判や法律実務にも／にこそ求められるが、当面、AIには困難だろう。

　5）人を愛する力、人に愛される力

　　鉄腕アトムのような心を持つ機械が現れるまで、まだかなり時間がかかるように思われる。

ベルの図（**図1**）に即して言えば、下層ほど表面的に意識しやすく、可変的で、対話が成立しやすく、上層ほどその逆ということになる。例えば、労働問題で言えば、労働時間・賃金や配置・室温などの条件問題であれば、対話による調整が容易だが、個々人が何に生きがい・やりがいを感じるかなどの価値観は、対話して違いが浮き彫りになることはあっても、接近は難しい。職務能力は、教育や経験等で向上させられるので、困難だが対話による調整の可能性がある。

　さて、法は、実際には価値観等の違いが背景にある（＝**図1**の上層に原因がある）ことも多い事件を、おおむね金銭や人の行動などの条件の（確認・強制の）問題に化体させて（＝**図1**の下層の問題として）裁断し、けじめをつけたことにする。

　しかし、特に個人的な資質や人間関係が影響しやすい個人的な労使関係において、

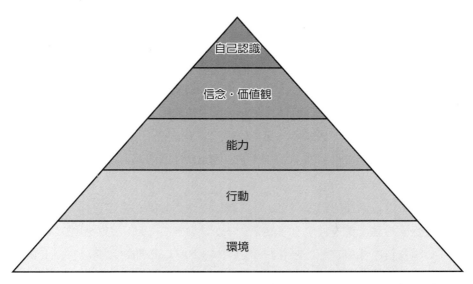

出典：堀井恵『先生と生徒の心をつなぐNLP理論』（三修社、2008年）31頁より、一部抜粋、一部改変

図1　ニューロロジカルレベル

　事件化はおおむねコミュニケーションの失敗の積み重ねである（そもそもコミュニケーションが成立しない場合、遡れば、採用時のコミュニケーションの失敗とも言える）。また、**労働事件の裁断は、判断基準の創造の連続である。特に当事者の過失の判断は、その当事者が「損害回避（未然防止）のため何をすべきだったか」の考案になる。**現代的な健康問題では、なおさらそうだろう。

　よって、労働裁判例を失敗学の素材として、関係者の予防行動に活用することは、法的責任のリスクヘッジと、トラブルの未然防止の双方に貢献し得る。もっとも、事後的解決は事後的な納得形成の手段だから、予防と基準が異なることも多い。その点、予防を直接的な目的とする安衛法は、人や組織の安全行動やそれを支える意識に向けた働きかけを本質の一つとしているので、もとより事業場で使用する機械や化学物質の製造者等を規制対象としたり、安全衛生管理体制の構築や専門家の活用、安全衛生教育を義務付ける、労働者の義務付けを定めるなど創造的・多面的であり、労働法の中でも、最も労働法らしくないと言われる。よって、その要素のくみ取りから学べることは多いし、我々の学究活動から、そこに与えられる示唆も多いと思われる。

　こうした認識を踏まえ、予防を志向するこの領域では、法の趣旨や裁判例などに現れる予防的示唆を踏まえつつ、多職種間の対話を経て、個人と組織の安全行動、成長と適応への働きかけと、それを促す法政策論や法解釈論の展開を図る。その際、学際・国際・現場・理論の4視点を重視する。この領域は、そうした人間的な領域である。

2 産業保健法学の必要性をうかがわせる具体例
～神奈川SR経営労務センターほか事件[1] ～

　昨今、産業医業務の多くは、メンタルヘルスと生活習慣病に関わる問題への対応になっている。中でも、発達や性格傾向が職場環境に適応しない労働者への対応が懸案となり、時に訴訟にまで発展する。典型例の一つが、神奈川SR経営労務センターほか事件（第3次訴訟の2審は東京高判平成30年10月11日D1-Law.com判例体系）である。

　このケースでは、同種同根の問題から、既に4つの訴訟が提起されている。本を正せば、社会保険労務士が運営する同センターが、おそらくは、その組織とあまり相性の良くない事務員を採用したこともあって、ハラスメント問題に発展し、事務員から訴訟が提起された後、センター側が一定金額を支払い、ハラスメント防止策をとること等を内容とする訴訟上の和解で終結した（これは、訴訟実務上、センター側がハラスメントの存在を認めたのと同じような意味を持つ）。

　しかし、その後も対立関係は継続し、事務員は、和解条件が守られていないとして第2次訴訟を起こし、その請求は認容された。そのうち事務員はうつ状態となったが、センターから休職命令を受けて療養し、臨床症状は改善したため、主治医の診断書を添えて復職を求めたところ、センターの嘱託産業医は、性格・人格的な問題から復職不可との意見を述べ、センターも復職を拒否して休職期間満了による退職措置を講じたため、第3次訴訟が起き、結局、退職措置は違法無効とされた。その後、ついにはセンターの嘱託産業医を相手方として名誉感情の侵害等に基づく損害賠償請求訴訟が提起された、という経過である。

　このケースの1審被告は人事労務問題に詳しい社会保険労務士の団体等であり、嘱託産業医も代理人弁護士もいるという体制の下で、事態は沈静化せず、悪化した。以前であれば、実際には、退職勧奨や解雇で終わっていた問題なのかもしれないが、今は、ハラスメントなどとして事件化しやすい。では、産業医らはどうすればよかったのか。

　筆者の私見では、本件で、産業医には、組織の構造と構成メンバーをよく観察したうえで戦略的な動きをとる必要があったと考える。仮に最終的には退職させるという結論を持っていたとしても、そこに至るまでの手順を示唆せず、短兵急に組織の運営

1）この節の記載は、三柴丈典「産業保健と法～産業保健を支援する法律論～1 産業保健法学の狙い～日本産業保健法学会の設立を控えて～」産業医学レビュー33巻2号（2020年）84-86頁及び三柴丈典「産業医制度はなぜ必要なのか～働き方改革関連法の施行を踏まえて改めて考える～」DIO（連合総研レポート）33巻5号（2020年）4-5頁による。

者が望んでいると思われる結論だけを伝えると、かえって労使双方に不利益を与えることがある。このケースでは、労使双方の対応に未熟な面があったと思われる。運営者には、採用や配置に伴う責任もある。であれば、センターの運営者や、原告の事務員本人（以下、本人）に陰性感情を持つ周囲の事務員らに対しては、「本人にスムーズに辞めてもらうためにも、復職させる必要がある」などと説得し、その方法を徹底的に討議させて、成熟化（≒多様な個性を受け入れる力）をいざなう一方で、本人に対しては、復職後、満たすべき職務上の条件（やるべきこと・やってはならないこと）を説明して合意をとり、復職後も経過観察する。その過程で、一方では本人に程よい距離感で共感できる人物を相談相手につけて状況報告を受け、他方では、本人に、やるべきこと・やってはならないことを毅然と伝える。つまり、「北風と太陽」ならぬ、「太陽と北風」（まずは寄り添い、他方では厳格に接する）で臨むことで、望ましい行動に近づけつつ、本人がそうできない場合には、納得して休退職してもらえる条件整備に努める。

　もっとも、今となっては難しい面もあろうから、"時間をかけて"一定の金銭支払いを前提に退職交渉をいざなうのも一案だろう。時間をかけるのは、通例、労働者にとって不就労状態の長期化は不利益だし、双方が冷静になる時間をとるためである。

　では、そうした解決策はどのような学問から導かれるのか。事件化した紛争の事後的な解決のため、現行法の解釈適用のありようなどを探究してきた法学、疾患概念の確立と診断法・治療法の開発運用などを探究してきた医学、人の心や行動、発達のメカニズムの記述や説明などを探究してきた心理学など、どの分野をとっても、単独での導き出しは難しい。紛争解決学や組織心理学は比較的我々と近い課題を設定しているが、失敗学の集積とも言える法学を基礎としておらず、学際的に成功しているとも思われず、労働災害（以下、労災）や紛争の防止等のニーズの高い目的を持たず、方法論の具体性も欠く。そうなると、実務家に魅力を感じさせ、裏話や暗黙知を引き出す力も限られてしまう。

　結局、科学的・論理的な蓄積のある分野の専門性を深めたうえで、関係分野の情報や人と対話しつつ、自ら現場での人間関係や組織関係の軋轢（あつれき）と克服を多く経験し、戦略的思考を磨かなければ、そうした解決策にはたどり着かないのではなかろうか。

3 私傷病者に対する行政と司法の姿勢と産業保健専門職の役割[2]

　昨今の私傷病者や作業関連疾患、特に精神疾患と脳・心臓疾患の罹患者に対する行政と司法の姿勢、それを踏まえた産業保健専門職の役割を筆者が図式化したのが、図2である。以下では、この図2に即して論じる。

　現在、日本では、世界的にもトップスピードで少子高齢化が進行しており、集団より個人を尊重する意識も、以前よりは強くなっている。

　こうしたマクロ的変化も受けて、厚生労働省の労働安全衛生政策の重点も変化してきた。以前は、建設現場での転落防止や、アスベストへのばく露による中皮腫罹患の防止など、業務上のリスク対策を軸としていたが、政策の比重が健康に移行するにつれ、メンタルヘルス不調など、一般的に業務上とは言い切れないまたは／及び疾病を生じるとは言い切れない問題に対応し始め、ついにがんを発病した労働者の就労支援にまで及んでいる。これは、いよいよ安全衛生政策が労働者個々人の生き方や働き方に踏み込み始めたということであり、厳しく言えば"お節介"と言えなくもないが、上述の背景からも、個々の労働者の健康と就労を丁寧に支援する必要が生じているということである。

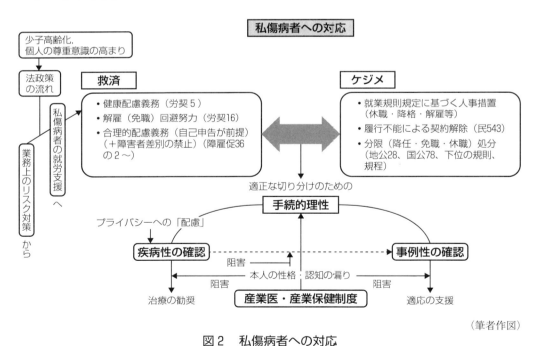

図2　私傷病者への対応

---

2) この節の記載は、筆者前掲・産業医学レビュー33巻2号86-89頁及び筆者前掲 DIO33巻5号6-8頁による。

こうした政策の流れとほぼ歩調を合わせ、裁判所も、疾病・障害者らに対する法的救済の水準を引き上げてきた。例えば、安全配慮義務の一環として、労働者の素因（基礎疾患や疾病を引き起こしやすい資質など）を疾病の発症や増悪に至らしめないよう配慮する健康配慮義務を、脳・心臓疾患にかかる事案を中心に認める例が相当数に上っている（ただし、健康配慮義務という用語を使用した例はさほど多くない）。精神疾患についても同様の判断が出てきている（デンソー（トヨタ自動車）事件名古屋地判平成20年10月30日労働判例978号16頁）。

また、日本では、もとより労働者の解雇には民事裁判において厳しいハードルが設けられてきていたが、職場で問題行動をとる精神障害者についても、そうした行動が精神障害の影響下にあると認められる限り、違法とする例が増えてきているように見受けられる（例えば、カンドー事件東京地判平成17年2月18日労働判例892号80頁、京都府立大学事件京都地判平成28年3月29日労働判例1146号65頁等）。こうした流れは、私傷病者への不適切な対応による疾病の発症や増悪を業務上と解釈する可能性を拡大する。

さらに、近年、「障害者の雇用の促進等に関する法律」（障害者雇用促進法）が、障害者の障害や個性などの特性に応じて、できる限り、個別的な就労支援策を講じるべきこと等を内容とする合理的配慮義務を定めるなど、事業者に障害者の就労支援を求める法整備が進んできており、特に発達障害については、独立した支援法が制定されているほか、障害者雇用促進法に基づき、他の精神障害とは別個になすべき配慮が関係指針で示されるなど、積極的な配慮が求められている。こうした法政策の動きは、裁判所による雇用契約の解釈、解雇の正当性の判断などの面で、民事裁判にも影響する（合理的配慮義務を盛り込む障害者雇用促進法の改正前ではあるが、好例として阪神バス（勤務配慮）事件（神戸地尼崎支判平成26年4月22日判例時報2237号127頁）が挙げられる）。

他方で、法には、社会の秩序をつくり、維持する役割があるため、一定の支援の下で長期間経過しても契約に沿った働きができない不調者に対しては、いわば"けじめ"の根拠も提供している。合理的な就業規則は労使間の契約として法的拘束力を持つので、そこに、常識的な療養期間と共に、それが経過した場合の休職や退職措置を定めておけば、おおむね有効と解される。また、日本の民法典の個別規定は、雇用契約についても解約自由の原則を採用してきたし、契約を果たせなければ解除できる旨も定めてきた。たしかに、民事法の解釈運用上、労働者の解雇は厳しく制約されてきたし、その後、労働契約法第16条に解雇が民事上は容易に許されないことが明記された。けれども、民法上、本来、労働者の解雇が自由であり、契約の趣旨に沿った働きができなければ解除され得るという原則は維持されている[3]。加えて、公務員に関す

る国家公務員法・地方公務員法には、疾病・障害により就労が困難な者や、労働能力が著しく低い者に対する分限処分（降任・免職・休職）が定められている。諸事情から、実際に行使されることは少ないが、問題行動を繰り返す公務員（後に国立大学法人のみなし公務員となった者）について、能力以下の仕事しか指示せずに在職させ続けるのではなく、そうした処分を適正に下すべきだった旨を述べた例もある（兵庫教育大学事件神戸地判平成29年8月9日D1-Law.com判例体系）。

　となると、事業者としては、疾病・障害があり、それが何らかの問題を生じさせている労働者らに母性（救済姿勢）と父性（厳格姿勢）のいずれで対応すればよいのか、悩むことになる。そこで適正な判定の役割を期待されているのが産業医ら、産業保健の専門家である。

　彼／彼女らは、担当労働者に不調者が生じたら、まず、その者のプライバシーに配慮しながら、その疾病性（どのような疾病にどのレベルで罹患しているか）を調べ、それと並行して／その後に、その事例性（その疾病が、働けない、周囲に迷惑をかけるなど、具体的にどのような問題を引き起こしているか）を調べる。その際、主治医を含め、本人の関係者からなるべく多角的に情報を収集する。そうして本人にもその職務・職場にも詳しくなったうえで、事例性を緩和して、本人が少しでも職務や職場に適応できるような支援方法を関係者と協議し、試行錯誤する。産業保健において決定的に重要なのは、おそらく職務や職場への適応の支援である。それを疾病性に関する丹念な調査に基づいて行うことが求められる。

　環境適応の支援と言う以上、環境変化の努力が必要となることもある。そして、産業医らにとって重要性が増している就業判定の業務は、専門家として独立して行わねばならないこともあろうが、望むべくは、そうした過程を踏む中で、関係者に自ずと回答が共有されるよう、理性的に手続きを尽くすことが望まれる。この際、産業医は、臨床医のように医療体制のトップに立って、自己完結的に治療を行うのではなく、関係者を巻き込んで、本人と職務や職場にマッチングさせるためのファシリテーターの役割を果たすことが求められる。その過程で、産業医以外にもその役割を分割承継する者を育成する必要もある。

　産業医がこうした手続きを踏んだにもかかわらず、同人やその就業先が敗訴した例は見当たらない。

3）したがって、例えば、違法な解雇が労働者の心を傷つけたとしても、通常は、労働者としての地位の確認（いわば復権）と未払い分の賃金を支払えば済むとされ、それ以上にハラスメントなどとして慰謝料の支払が認められることは少ない。その理由は、まさに、解雇が本来使用者の権利だからと説明されてきた（ワタシン事件東京地判平成11年3月19日労働経済判例速報1707号17頁等。その他の関連裁判例は、佐々木達也「違法解雇と不法行為にもとづく損害賠償」労働法律旬報1787号（2013年）60-65頁に掲載されている）。

産業医がこうした業務に取り組むことは、実は、その産業医を選任した事業者にとって、法的に求められる配慮（**図2**の左枠＝救済）を果たすことにつながる。産業医の業務は、法的には事業者の補助ないし代行なので、産業医による真摯で適正な産業保健業務≒事業者による法的な配慮ということになり、事業者は、それでも奏功しない場合に初めて、けじめをもって臨むことも可能になるということである。

　事業者にとっての関心事は事例性の有無、すなわち適正に働けるか否かであって、疾病性ではないにもかかわらず、産業医等に疾病性を確認させる主な理由は、①快復可能性を知る、②職場でできる配慮を決定する、の2点である。

　なお、**図2**で示した救済とけじめの関係は、前項で記した「太陽と北風」にもたとえられる。法を俯瞰してみれば、産業保健でもその両面が重要なことが示唆される。おそらく、支援の対象者の認識に偏りが強い場合ほど、支援者側の対応のメリハリが求められる。

4　日本の安衛法政策の展開過程からみた産業保健法学の意義[4]

　日本の安衛法は、道路交通法などと同様に、人の生命・身体・財産を主な保護法益としてきた。そして、どちらも、3E（Enforcement：規制、Engineering：技術、Education：教育）等による安全行動の秩序の形成を図ることで、社会・経済条件等の変化の中で、大きな災害防止効果を挙げてきた。

　安衛法の場合、以前は、技術者が解明した労災の再発防止策をそのまま義務規定とした、いわば技術仕様書的性格が強かったが、それのみでは十分な災害防止効果を挙げられなかった。そこで、労働災害防止団体法とそれを引き継いだ現行安衛法に経営工学等を活用した対策が盛り込まれた。典型例は、発注者や元請事業者等の場の管理者に作業場の安全を統括管理させる規制や、下請以下の労働者（関係労働者）に使わせる物の管理者に、その物のリスクを伝えさせるなどの労災防止措置を講じさせる規制、両罰規定などを通じて経営利益の帰属主体である事業者に最終責任を負わせるとともに、安全管理者や衛生管理者、作業主任者等の専門知識を持つ担当者を活用するよう義務付けた規定である。

　その後、機械や建築などの典型的な安全問題に比べて、リスク要因や有効な対策が不明確だったり、個別性（個別事情のくみ取り）が求められる衛生問題や健康問題に

4）この節の記載は、労働安全衛生法の改正に向けた法学的視点からの調査研究．厚生労働科学研究費補助金．健康安全確保総合研究分野．労働安全衛生総合研究．研究代表者：三柴丈典．2020（令和2）年度研究報告書3-4頁による。

焦点が当たると、作業環境測定法、長時間労働面接制度、ストレスチェック制度のように、専門家の活用を重視する法制度の整備が進んだ。近年は、がん患者の治療と就労の両立支援、副業・兼業・フリーランスの健康促進策のように、安衛法に基づき、労働者のみならず、使用者、個人事業主らを保護対象として、労災疾病の防止のみならず、労働時間の適正化、適正なストレス下での持続的就労など、労災や健康障害の防止を超え、QOL や QOWL の実現を図るような政策も進められている。もとより、安衛法は制定当初から快適な作業環境整備を目的規定（第1条）に盛り込み、さらに平成4年改正（同年法律第55号）で、物的な作業環境のみならず、作業方法等の改善も意味する快適な職場環境形成に代えられた経緯があるが、具体的な規制の焦点もそれら高度で積極的な対象に変化してきた。これは、技術的法制度が社会的法制度に変質してきたということである。

　こうした法制度の展開を通じて、技術的な再発防止策をルール化した安全衛生基準の整備や、安全衛生技術の開発は進んだが、リスク創出者等の管理責任負担原則や、経営者・組織の意識や知識の向上、未解明のリスク対応などの積み残し課題も多い。そうした課題が集積している好例が、化学物質対策である。もっとも、電通事件最高裁判決などが強いドライブとなって、民事法上の安全・健康配慮義務が発展し、使用者らに安全衛生ないし健康上のリスク管理を幅広く求めるようになっており、事件の筋によっては、ガイドラインレベルの記載もそうした義務違反の参考とされてきた。特に脳・心臓疾患や精神疾患にかかる健康配慮義務の展開が著しい。

　こうした変遷をまたぎ、労働災害防止効果を挙げるために、①達すべき目的、②構築すべき体制、③方法論の明示が重要であることに変わりはない。しかし、技術仕様書的に箸の上げ下ろしまで規定して強制する方策は、不確実性（原因と対策が不明確なこと）が強く、そもそも有害性が不分明なリスク（？）には対応できない。策定に合意を得にくいし、適用しても有効とは限らないからである。心理社会的なリスクに至っては、そもそも毒にも薬にもなる面があって、つかみどころがない。そこで、化学物質管理を先駆として、個人や組織の自律的管理を許容するような方策が模索され始めている。すなわち、満たすべき作業環境条件等の①を明示し、②として一定の専門家の選任を義務付けつつ、③はなるべくガイドライン等のソフト・ローとして、事業場の実情に応じた方法論を許容するような方策（基準の性能要件化）の可能性が模索され始めている（例えば、厚生労働省「職場における化学物質等の管理のあり方に関する検討会報告書」（令和3年7月））。そこでは、リスク情報の共有が鍵となるため、製造・輸入等の上流から、その取扱い、廃棄等の下流までに関わる関係者間でのリスク情報の共有が重視されている。

　こうなると、重要性を増すのが労働衛生や産業保健の専門家である[5]。近年、安衛

法が、健康管理のリードを託そうとしてきたのが産業医である。産業医は医師だが、その業務のほとんどは医行為には当たらない。労働者が疾病に罹患した場合の治療の振り分け（医療受診の要否や受診科の判断）、主治医とのやりとり、疾病性の確認、その他、診断的要素が含まれる対個人的業務については、医行為かそれに類する行為であって、医師資格が必要だろうが、健康診断を自ら行う産業医が少ないこともあり、法定業務のほとんどはそれに当たらない。安衛法は、産業医の事業者への意見や勧告の権限を定めているが、これは、医師の知識と信頼を活用して事業者への説得力を担保しようとしている面もあると解される。

　何より、臨床医が患者から報酬を得て患者のためだけに治療を行うのに対し、産業医は事業者から報酬を得て労使双方のために業務に当たる。就業を望む労働者を疾病ゆえに就業不可とするなど、労働者に不利な判定を行い、その恨みを買う可能性もある。

　検査結果等に基づく就業可能性の判定も行うが、それを受けて最終判断するのは事業者である。その業務の最終目的は、各組織が抱える健康課題の解決とも言え、実際の業務は"説得"や"調整"が多くなる。専属であれば、組織の健康管理の仕組みづくりに携わることも多いだろう。だからこそ、納得形成力を磨いてきた法が重要な役割を果たせる。ただし、事後対応ではなく、予防的な活用が求められる。

　こうして、産業保健では、目標・体制の定めや、方法のガイドを通じて、人と組織を活かすため、特に両者の適応のための支援を法が行うことになる。

5　取扱い範囲（scope）と当面の代表的検討課題

　産業保健法学の守備範囲は、**図3**のように整理できる。横軸に時間を、縦軸に視座を取ると、次のような4象限が想定され、日本産業保健法学会はそのすべてを取り扱う。

① 　マクロ×未然防止領域
　　産業保健に関する問題の未然防止のための法制度はいかにあるべきか
　　cf. 労働安全衛生法の立法提案等
　　例えば、フリーランス・テレワーク労働者に対する労働安全衛生規制のあり方、

5）筆者は、労働衛生は主に技術的な対応が有効な分野（化学物質管理等）、産業保健は主に人的
　対応が有効な分野（メンタルヘルス等）と理解している。

危険有害性が明確でない化学物質の取扱いに係る国の規制のあり方等

② マクロ×事後解決領域

産業保健に関する問題を事後的に解決するための国レベルの法制度や法解釈はいかにあるべきか

cf. 労災補償制度のあり方、労災補償の停止のあり方等

例えば、業務上のアルコールの過剰摂取の影響がうかがわれる肝炎、化学物質過敏症への労災認定のあり方、長期化しやすい精神障害による労災補償の適正な停止の判断のあり方等

③ ミクロ×未然防止領域

産業保健に関する問題の未然防止のための社内の規定や制度はいかにあるべきか

cf. 予防に役立つ社内規定・制度のありよう等

例えば、新たな健康管理規定の作成により、不調者が減少した、トラブルが減少したなどの好事例があれば、その要因分析と展開可能性等

④ ミクロ×事後解決領域

産業保健に関する問題を事後的に解決するための個別的な手法や、訴訟化した場合の法解釈はいかにあるべきか

cf. 訴訟外での紛争解決のノウハウ、適正な賠償理論のあり方等

例えば、従業員に業務上外が不分明な健康障害が生じた際に、その紛争化の水際での防止に貢献した方策があれば、その要因分析と展開可能性等

このうち、③については、示唆的なデータがある。

以前、厚生労働科学研究費により企業等でメンタルヘルスに関わる方々を対象に実施した社会調査（「諸外国の産業精神保健法制度の背景・特徴・効果と我が国への適

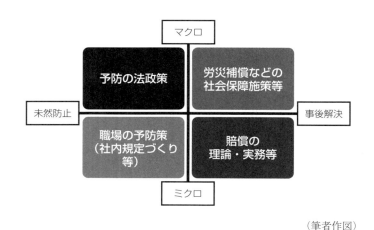

(筆者作図)

図3　日本産業保健法学会の取扱い範囲

応可能性に関する調査研究・報告書」（2013（平成25）年度）653頁以下）で興味深い結果が出た。メンタルヘルスに関する組織内規定の整備状況について尋ねたところ、不調者への就業上の配慮や人事措置（約58％）、産業医との面談等（約55％）、休復職管理（約53％）などに関するものがよく整備され、逆に、主治医との連絡（約2割弱）、個々人のストレス耐性の強化（約2割弱）などに関するものはあまり整備されていなかった。

　つまり、就業管理については積極的に規定し、個人的事柄と解されることへの組織内規制による介入を避ける傾向がうかがわれた。そのうえで、規定の効果を尋ねたところ、実に、回答者の約41％が、不調者の減少に「貢献している」と回答した。

　生じたトラブルの解決ではなく、防止への貢献を問うたにもかかわらず、4割以上が肯定したことは軽視できない[6]。ルールの活用が関係者の納得をいざなう可能性と、**産業保健にとっての関係者の納得の重要性**が示唆される。

　上記の守備範囲に含まれ、当面重要と考えられる代表的検討課題としては、以下のようなものが想定されており、既に特命委員会を設け、継続的検討が予定されているものもある（③④⑤）。

① 様々なステークホルダーによる連携的な産業保健を促す法制度のあり方
② 多様で濃密な働き方の行き先、生じ得る健康問題と法的規制のあり方
③ 兼業者や雇用類似の契約者の増加等に対応する安全衛生の確保策
④ これからの化学物質管理と法
⑤ 診断学や病理学等の進化を念頭に置いた、脳・心臓疾患及び精神障害の労災認定や治癒の判定基準
⑥ 脳・心臓疾患や精神疾患以外の健康障害への労災補償の射程
⑦ 健康情報の適正な取扱いのあり方
⑧ 適正な休職・復職判定のあり方
⑨ パーソナリティや発達の問題がうかがわれる従業員への適正な対応のあり方（合理的配慮のありようを含む）
⑩ ハラスメントへの実効的対応策

6　日本産業保健法学会の創設と和文及び英文ジャーナルの発刊

　産業保健法学の開拓と教育、情報交換と仲間づくりのために2020（令和2）年11月

6）三柴丈典「社内規定はメンタルヘルス問題の解決に役立つか」ビジネス法務2019年6月号1頁。

に設立したのが、前述の日本産業保健法学会（JAOHL：The Japan Association of Occupational Health Law）である（初代代表理事：中嶋士元也元上智大学教授、現代表理事：鎌田耕一東洋大学名誉教授）。

　発足から約３年半にすぎないが、研究、教育、社会的情報発信のすべてで相当の成果を挙げている。会員数は1000名を超え、世界で唯一の安全衛生規制に関する和・英の専門ジャーナルを発刊し、J-Stage での公開後、既に国内外から万単位のアクセスを記録しているほか、学術大会の開催（第１回：約800名、第２回：約890名、第３回：約920名の参加）、関係学会との連携セッションの双方の学術大会での開催継続、e-learning での法教育（講座購入件数2500弱）、「新型コロナ労務Ｑ＆Ａ」の公表と更新（アクセス件数のべ20万超。日本産業衛生学会他「職域のための新型コロナウイルス感染症対策ガイド」による法律関係箇所のリンクによる委任）、全国14か所の産業保健総合支援センターでの標準５コマの連続講座による実践的法教育（のべ受講者数2000名超、９割以上の有益評価）、大阪弁護士会との共同研究会の開催（計５回）、産経新聞、日本経済新聞、NBL（商事法務）ほか多数の専門・一般媒体への掲載等が挙げられる。英文誌発刊から国内外の人脈形成も進んでいる。

　会員の多くは産業医であり、その他、産業保健看護職、心理職、社会保険労務士、弁護士、法学者等多職種で構成されている。法律専門家が多く参加している点がこの学会の特徴の一つである。

　学会から政策形成に参与する法学者・法律家も現れている。設立者で元労働政策審議会安全衛生分科会委員でもある筆者が、産業保健のあり方に関する検討会、ストレスチェック制度等のメンタルヘルス対策に関する検討会等の委員を務めたほか、原俊之氏が労働政策審議会安全衛生分科会委員、井上洋一氏がデジタル技術を活用した建築物環境衛生管理のあり方に関する検討会委員、井村真己氏が特定機械等の製造許可及び製造時等検査制度の在り方に関する検討会委員等に就任している。

　なお、本学会は、2022（令和４）年度から2024（同６）年度にかけて、厚生労働科学研究費補助金・行政政策研究分野・政策科学総合研究（政策科学推進研究）の助成を受け、「法学的視点からみた社会経済情勢の変化に対応する労働安全衛生法体系に係る調査研究」を進めてきた。

　学会が協力し筆者が編集する、安衛法に関する数千頁に及ぶ体系書『コンメンタール労働安全衛生法』（法律文化社）が2024（令和６）年度に発刊される予定である。これは、"生きた安衛法"をコンセプトに、規制の作り手の思いと使い手の悩みを鮮明に示すため、立法の経緯・趣旨、関係判例や監督指導状況、事業場の実施状況などもふんだんに含めた、国際的に見てもこれまでなかった本である。

　分担執筆者にコンセプトと執筆項目を伝えて提出された原稿をすべて筆者が要約再

編し、そこさえ読めば一応の理解はできるようにしつつ、詳しく知りたければ本文を参照してもらうようにした。また、規制の使われ方のみをピックアップしてテキストを作り、研修を実施してその効果を測定することとした。

　たしかに、予防は成果の可視化が難しく、既に痛い目に遭った人や組織以外のニーズを喚起することが難しく、したがってマネタイズが難しい。また、予防の分野ですら、医療・法律・心理など、分野ごとの教義があり、ともすれば縄張り争いも生じ、対話と連携は容易ではない。

　しかし、従来の事後対応とは異なったモデルでのニーズの掘り起こしと事業化は十分に可能と思う。具体策は後の検討に委ねるが、現段階で、鍵は、

　①　災害やトラブルを経験した事業へのアプローチ

　②　個々の事業の強みを積極評価する予防システムの認証制度の創設と、監査員への十分な報酬

　③　予防の仕組みづくりと運用における多職種連携

　④　行政との連携

の４点ではないかと考えている。

Ⅱ

ケースワーク・実務的 Q&A

産業保健法学では、ケースワークや実務的な Q&A を重視している。現に、日本産業保健法学会の医療関係会員からの要望も多い。産業保健に関するもめ事を素材とした実践的な法情報には、医療教育では一般的には伝えられない社会性を育む要素が多分に含まれているからだと思われる。むろん、その場しのぎや具体性を欠く法律相談とならないよう、法解釈論や法政策論に広く影響を与え得る具体性と一般性、創造性、経験則も含めた裏付けを重視している。

　本章では、前述の神奈川 SR 経営労務センターほか事件（6 ページ）を参考に筆者が作成した想定事例と、それを素材とした設問及び回答例を示す。これは、「法の知見を基礎として、関係領域の方々の知見と知恵を借り、問題の未然防止から事後解決に至る現場問題の解決を図る方策と共に、それに貢献できるような法（国の法律から各職場での約束ごとまで）のありようを検討する」という産業保健法学の性格をよく示している。

想定事例
～神奈川SR経営労務センターほか事件を参考に～

A年4月 Xは、私立大学の法学部を卒業後、職員数10名で、労働相談を行うNPO法人であるY1に採用された。

採用時に面接にあたった女性職員は違和感を覚え、採用に反対したが、国家公務員Ⅲ種の試験問題を課したところ、Xの成績は優秀だったこと、パソコンの操作スキルが高いこと等から、職員での合議の結果、採用された。(a) Y1は、一応、直近の健康保険の利用歴と国公立病院での健診結果を提出させたが、特に問題は見つからなかった。

Xには、大学生時代に人間関係や学業が思うようにいかず、精神科を受診し、うつ状態と診断されたことがあったが、(b) Y1に提出したエントリーシートの既往歴欄には記載せず、採用面接で既往歴を尋ねられた際にも秘匿した。

着任後、Xは、指示された業務は平均より下程度のレベルでこなしていたが、明確に指示したこと以外は行わなかった。また、指示した業務を忘れたり、曲解することもあったため、上司Y2は、不安を募らせて、毎日、業務日報を作成してメールで送信するよう指示したが、従わず、その理由を尋ねても、「忘れていました、明日から送ります」と返事をするものの、実際には送らなかった。

周囲の職員による評価は、笑顔を絶やさないが、やや不自然、他者評価が勧善懲悪的で極端、他責的な言動が目立ち、意味不明な自慢をする、自分にとって不都合な指摘を受けると、あいまいな言葉でごまかそうとする、といったものであった。

A年9月 Xが好意を持っていた男性職員Fと親密になろうとしたところ、拒否されたことがきっかけとなって暴発し、パソコンスキルを活かして、(c) 団体のパソコン内に保存されていたその男性職員の個人情報や、風俗サイトへのログイン情報などを探し当て、内容を抽象化したうえで、職員内でのうわさとなるように、複数人に個別に伝えた。

A＋1年4月頃 (d) Y2と同僚Y3がXを無視し始めたほか、団体が主催する懇親会等の行事にXを呼ばず、その懇親会の席で、Y2、Y3が共に、「Xにはぜひ辞めてもらいたい」と発言したほか、他の職員5名に、「Xとは関わるな」、などと個別に伝えた。

A＋1年10月 Xが、Y2、Y3とY1を相手方として、違法なハラスメント（名誉毀損等）を根拠に、損害賠償請求訴訟を提起した。12月には、①Y1らがXへの言動につき、遺憾の意を表明すること、②同じく再発防止策を講じること、③同じく和解金として連帯して50万円を支払うこと、④Xも周囲との協調に努めること、等を条件

とする裁判上の和解が成立した。

しかし、それ以後、(e)Y1の職員のほとんどはXに口をきかなくなり、Y2もほとんど仕事を与えなくなった。

A＋2年3月 (f)（Xが参加しない）Y1の職員会議で、Y2が、Xにつき、これまでの行動を整理したメモを参加者に示したうえで、「人間性に問題がある」、「足手まといなので、退職させてほしい」などと述べた。

(g)そこに参加していたY3が、その内容をXに伝えたところ、かなりショックを受け、憤慨した。

A＋2年4月 Xは、以後主治医となるN医師から適応障害の診断書を得てY1に提出し、年休消化（約半月）、病気欠勤（約1か月）をしたところ、休職を命じられた。Xは、休職期間中の賃金保障は労災保険で賄おうと考えていたが、申請にかかる手間暇と認定の不確実性を考慮し、健康保険の保険者である全国健康保険協会（協会けんぽ）に傷病手当金を申請して受給を開始した。

なお、Y1の就業規則には、職員の休復職につき、以下の定めがあった（**表1**）。

A＋2年5月 Xは、上記の和解条項の不履行や名誉毀損を根拠に、Y1、Y2、Y3を相手方とする慰謝料請求訴訟を提起した。この訴訟では、その後、X自身も証人となり、尋問に対して冷静な受け答えをし、Xの請求を認容する判断で確定した。

A＋2年10月 生活リズムが改善し、投薬がなくなり、1日4kmのウオーキングや読書も可能になり、産業保健法務に関する民間資格を取得するなど、症状が改善した。

主治医のN医師も、「適応障害で通院加療中だが、病状改善傾向のため、復職可能と考える。ただし、人間関係の円滑化のため、職場内での環境調整が必要」と診断書

表1　Y1の就業規則（一部抜粋）

第9条（休職）
1　職員が次項に定める休職事由に該当するときは休職を命じる。
2　休職事由及び休職期間は次のとおりとする。
⑴　業務外の傷病により、3か月以上欠勤することとなったとき
（中略）
・勤続年数10年未満の者　9か月
・勤続年数10年以上の者　12か月
（後略）
6　休職期間中の賃金の取扱いについては賃金規程の定めるところによる。
第10条（復職）
1　休職を命じられた職員の休職事由が消滅したときは復職させる。ただし、休職期間が満了しても復職できないときは、退職とする。
2　休職事由が消滅したときは、休職前の職務に復職させる。ただし、やむを得ない事情のある場合には異なる職務に配置することがある。

に記載したので、これをＹ１に提出して復職を願い出たところ、Ｙ１は、心療内科を臨床上の専門とする産業医Ｅへの受診をＸに求めた。

(h) Ｘが、Ｙ１が選任した産業医では中立性を欠くとして拒否したところ、Ｙ１は、就業規則上の根拠はなかったが、産業医面談を受けて復職可の判断を得ない限り復職させられないと伝えた。そこで、Ｘは、しぶしぶ従った。その後、Ｘは、管轄の労働基準監督署（以下、労基署）に赴き、産業医面談を違法に（半）強制されたと申告した。労基署からＹ１に事情の照会がなされたが、特にそれ以上の措置は講じられなかった。

A＋３年12月 (i) 産業医Ｅは、Ｙ１からこれまでの経緯を聴いたうえでＸと面談したところ、Ｙ１らへの不信と不満を強く述べたことから、「もう少しあなたに合った居場所を考えてみては？」、「少なくとも、ここではないと思います」、と伝えた。

また、Ｙ１に対して、「Ｘにはパーソナリティ障害が疑われ、復職しても職場・職務への定着は困難と思われる」、との意見を述べた。加えて、(j) Ｙ１からの照会に応じ、Ｘの同意なく、面談の記録内容を示して情報交換を行った。

同月末、(A) 協会けんぽがＮ医師に問い合わせたところ、Ｘは就業可能と診断したとの連絡を受け、傷病手当金の支給を打ち切った。

A＋４年１月 (k) Ｙ１は、Ｘに対して、期間を半年間とする有期契約、完全請負制の賃金体系、在宅労働で雇用を継続する選択肢を示したが、本人が拒否したため、同月末をもって、休職期間満了により当然退職扱いとした。

2 想定事例を素材とした設問と回答例

●回答に先立って〜裁判所の筋読みについて〜

　裁判所は、"事件の筋読み"を行ってから個別の論点について判断することが多い。

　本件については、Ｘの社会人、組織人としての振る舞いに問題は感じるだろうが、昨今の判断傾向に照らすと、それ以上に、Ｙ１側の対応に問題を感じると思われる。すなわち、Ｙ１側が職場環境整備を怠ってＸの性格を一方的に責めて精神的不調に追い込み、産業医と共働して復職を拒否して退職させたと考えるように思われる。

　以下の回答例は、この前提に基づいて作成した。

問1　XがY1を相手方として、雇用契約上の地位確認請求訴訟を提起したら、認容されるか。根拠と共に述べよ。

　Xの請求が認容され、雇用契約上の地位が確認されると思われる。

　Y1らが、Xの社会人、組織人としての問題を感じたことは理解できるが、以下の事情から、非自発的な退職措置の法的要件を満たさないと解されることによる。

① 　Y1なりの審査を経て採用したこと[1]（本件の事情の下では、Xが採用プロセスで既往歴を秘匿しても、プライバシー情報に当たるため、特に問題ない）。

② 　日常的な業務上の問題について、教育指導、経過観察、懲戒処分など、所要の適正な手続きを講じていないこと。

③ 　訴訟実務上は、Xが適応障害に罹患した原因は主にY1側にあると確認されており、労働基準法（以下、労基法）第19条（業務上の傷病の療養期間中の解雇の制限）が適用され得ること。

④ 　復職に関する産業医E及びY1の判定が不適切なので、Y1の就業規則の復職規定が適用されたり、解雇権濫用規制が類推適用され得ること。

問2　XがY1を相手方として、問1の請求と併せて賃金や損害賠償の請求訴訟を提起するとすれば、どのような法的根拠によるか、また、その請求は認容されるか。根拠と共に述べよ。

① 　退職措置が違法無効とされれば、Xは、Y1側の帰責事由で働けなかったものとして、民法第536条第2項が適用され、退職措置後の所定賃金（後掲の東芝事件最高裁判決によれば、基本給は満額となるが、時間外手当や賞与は含まれない）が請求され、認容されるだろう。

② 　A＋2年4月の休職命令による休職は、業務上疾病による（＝使用者側に帰責事由のある）休職なので、民法第536条第2項が適用され、それ以後支払われなかった休職期間中の所定賃金が請求され、認容されるだろう。

　なお、東芝事件（最2小判平成26年3月24日労働判例1094号22頁）によれば、この場合、既払の傷病手当金は相殺されず、支払った健康保険組合が、別途、Xに請

---

1 ）いずれにせよ、労働法上、採用者として合理的な雇用保障の責任を負う。

求して回収する必要が生じる。また、休職期間中の所定賃金が使用者の過失による損害として賠償請求され、認められた場合、従前の実績を基準に時間外手当や賞与を含めて支払いが命じられることとなり、賠償金の支払命令の時点で傷病手当金は相殺されないが、下線（c）等のXの行動は、過失相殺の対象となるかもしれない。

　また、仮に休職の事由が業務上疾病と認められなかった場合にも、A＋2年10月のY1の復職拒否が違法として、民法第536条第2項が適用され、Y1に所定賃金相当の賃金支払義務が生じるか、その分の損害賠償責任が生じる可能性はある。

③　下線（i）の産業医Eの言動が違法なハラスメント（社会的相当性を欠く不法行為）だとして、Y1独自の安全配慮義務（労働契約法第5条）違反（≒ハラスメントの防止措置義務違反）または事業の執行上のEの加害行為にかかる使用者責任（民法第715条）により応分の慰謝料が請求され、認容されるだろう。むろん、産業医E自身を相手方とする損害賠償請求がなされれば、認容されることが前提となる。

④　下線（d）（e）（f）（g）につき、Y2、Y3ら職員の言動が違法なハラスメント（社会的相当性を欠く不法行為）だとして、Y1独自の安全配慮義務（労働契約法第5条）違反（≒ハラスメントの防止措置義務違反）または事業の執行上の職員の加害行為にかかる使用者責任（民法第715条）により応分の慰謝料が請求され、認容されるだろう。

　産業医EやY1職員のハラスメント（不法行為）については、それによってXが休職となり、退職措置を受けたとして、所定賃金分の損害賠償が請求される可能性があるが、仮に認容される場合にも、下線（c）等のXの行動について過失相殺される可能性があり、賠償が命じられる額は①②による額に満たないだろう。

問3　文中の下線（a）〜（k）に示された以下の行為は合法か。根拠と共に述べよ。

（1）Y1が、採用応募者であるXに、直近の健康保険の利用歴と国公立病院での健診結果を提出させたこと（下線（a））。

　基本的には合法。

　応募者の採用場面では、企業等の採用の自由（淵源は日本国憲法第22条、第24条）と応募者のプライバシー権（同第13条）が対立するが、三菱樹脂本採用拒否事件（最大判昭和48年12月12日最高裁判所民事判例集27巻11号1536頁）によれば、要するに、

企業にとって採用は最大の勝負どころでもあり、前者が優先し、企業等は思想調査等を行うことも許される。雇用は、組織との人間的で継続的な関係であって、一度採用すれば、たとえ相性が悪くても簡単に解雇はできないし、組織内の調和を乱すリスクもあること等が理由とされている。

ただし、後者（プライバシー権）も尊重される必要がある。また、「障害者の雇用の促進等に関する法律の一部を改正する法律」（改正障害者雇用促進法）が定める障害者の不利益取扱いの禁止（法第34条。平成25年法律第46号の法改正で追加）は、採用にも適用される。なお、同法第5条や第37条は訓示規定だが、民事上の公序などと解される可能性はあるので、留意する必要がある。

よって、採用後に就業させる業務との関係で必要な限りでの調査に絞る必要があり、その意味でも、採用後に就業させる業務の一部を試験的に行わせる方法等のほうが、合法であり、現に適性を測りやすいと思われる。

（2）大学生時代の通院歴とうつ状態の既往歴を、Ｙ１に提出したエントリーシートの既往歴欄に記載せず、採用面接で既往歴を尋ねられた際にも秘匿したこと（下線（ｂ））。

応募者にもプライバシー権があり、精神疾患の既往歴は、特に機微な個人情報であり、なおかつ、既に治癒している以上、今後の業務への差し支えは生じにくいので、秘匿すること自体に問題はなく、使用者は、採用時の情報の秘匿を理由に不利益な措置を講じることはできない。

ただし、本人が既往歴や現在罹患している疾病などの素因（医学的・社会的観点を踏まえ、法的に通常と認められず、傷病の発症や増悪をもたらし得る身体的・心因的な特徴）を秘匿する場合、それが原因で過重でない業務で不調に陥っても使用者の責任は問えない。

また、それゆえに、配置の工夫をしても所定業務を果たせず、快復も見込めない場合、退職措置を受けてもやむを得ない（英光電設ほか事件大阪地判平成19年7月26日労働判例953号57頁等。ただし、障害者雇用の可能性は探られるべきだろう）。

（3）勤務先のNPO法人のパソコン内に保存されていた男性職員の個人情報や、風俗サイトへのログイン情報などを探し当て、内容を抽象化して、職員内でのうわさとなるように、複数人に個別に伝えたこと（下線（ｃ））。

違法であり、通常、懲戒処分も正当化され得る。

使用者から付与された権限を利用して当該使用者が管理している個人情報に不正にアクセスすることは、「不正アクセス行為の禁止等に関する法律」（不正アクセス禁止

法）に違反し、民事上のプライバシー権侵害にも当たる。

　それを、本人の社会的（組織内）評価を落とす目的で、不特定多数の者に伝わるように個別に伝達する行為は、名誉毀損（刑法第230条、民法第723条）に当たり得るとともに、プライバシー権侵害にも該当する。たとえ内容を抽象化しても、事実の伝達と評価できれば、少なくともプライバシー権侵害に該当し、その内容が公益性の有無にかかわらず、虚偽であれば、名誉毀損に該当し得る。単に侮辱的な内容なら、侮辱罪に該当し得る。

　単なる個人的“評価”の伝達は違法ではないが、違法に取得した個人情報に基づく評価は、プライバシー情報と評価されやすいだろう。

　この団体が、多くの企業等と同様に、社内のデータ管理や個人情報保護等に関する社内規定（就業規則規定等）を設けていれば、それに抵触し、懲戒処分も正当化され得る。懲戒処分は組織の秩序の維持を目的としており、国法上の違法の基準と一致しなくても（それより厳しくても）かまわない。ただし、懲戒事由を明確化すること、それを合理的なものとすること、処分に際して本人の意見を聴くなどの手続きを踏むこと等は求められる。

（4）Y2とY3がXを無視し始め、団体が主催する懇親会等の行事にXを呼ばず、その懇親会の席で、Y2、Y3が共に、「Xにはぜひ辞めてもらいたい」と発言したほか、他の職員5名に、「Xとは関わるな」、などと個別に伝えたこと（下線（ｄ））。

　違法と解される。

　関西電力事件（最3小判平成7年9月5日最高裁判所裁判集民事176号563頁）によれば、労働者には、職場で自由に人間関係を形成する自由があり、会社行事からの差別的な排除や、管理職による孤立化のための働きかけは、その自由を侵す行為と評価され、不法行為となり得ること（したがって、企業等は使用者責任（民法第715条）を負うこと）による。

　また、職員によるこうした不法行為の防止策を積極的に講じなければ、Y1は、独自に不法行為や安全配慮義務違反の責任を負う。

（5）①Y1らがXへの言動につき、遺憾の意を表明すること、②同じく再発防止策を講じること等を条件とする裁判上の和解の後、Y1の職員のほとんどがXに口をきかなくなり、Y2もほとんど仕事を与えなくなったこと（下線（ｅ））。

　違法と解される。

　神奈川SR経営労務センターほか事件第2訴訟の2審判決（東京高判平成27年8月

26日判例時報2302号117頁。上告受理が申し立てられたが、最2小決平成28年2月17日D1-Law.com判例体系で不受理となった）からも明らかなように、和解調書に記載された条件は確定判決と同じ効力を持ち、それに反して、職員による無視などのXの孤立化のための言動について積極的な防止策を講じなければ、少なくともY1の不法行為に当たる。

むろん、Y2、Y3らも、共同不法行為者として、連帯して損害賠償責任を負い得る。

（6）Xが参加しないY1の職員会議で、Y2が、Xにつき、これまでの行動を整理したメモを参加者に示したうえで、「人間性に問題がある」、「足手まといなので、退職させてほしい」などと述べたこと（下線（f））。

違法となる可能性がある。

裁判例（医療法人社団Y2ほか事件東京高判平成29年9月14日D1-Law.com判例体系）に照らすと、たとえ限られた者しか参加しない会議の場であっても、本人の反論を許さない条件下で、職制上上位の立場にある者が、本人の信用・評価をおとしめる目的で、確実な裏付けに基づかない内容のメモを示したり、誹謗中傷を述べるような行為は、不法行為と評価され得る。

Y1は、前項で述べた和解条件に違反して、こうした不法行為の積極的防止策を講じていないという理由から、共同不法行為者と評価される可能性がある。

（7）Y1の職員会議に参加していたY3が、Y2がXを誹謗した内容をXに伝えたこと（下線（g））。

違法とされる可能性が高い。

明示または黙示に漏えいを制限されている会議内での、それもXを誹謗中傷する内容の発言を、Xに精神的苦痛を与えることを目的としたか、少なくとも、そうなることが予見可能なのに、特に必要もなくXに伝達することにより、Xに著しい精神的苦痛を与えた以上、不法行為と評価される可能性が高い。

（8）Xの復職申請に際して、Y1が、就業規則上の根拠規定なく、産業医面談を受けて復職可の判断を得ない限り復職させられないと伝え、産業医面談を半強制したこと（下線（h））。

合法と解され得る。

産業医面談の強制は、医師選択の自由、プライバシー権を含む人格権の侵害に当たり、一般的には許されないが、使用者は、その労働者本人やその同僚らに対する安全

配慮義務を負っており、職場秩序の定立・維持等の権限も有していることによる。

　よって、

① 　就業規則に産業医面談の根拠規定があり、職員に周知されていること

② 　現に面談を命じる必要性（＝面談者を当該産業医とする必要性を含む）があること

等の要件を満たせば、許される。

　本件では、①は充足されていなかったが、復職の可否を判断する場面であり、産業医であれば、一般的には、疾病性のみではなく、労働者と職場・職務との適合性を測ることもできることから、使用者が、産業医より的確な所見を示す医師がいる場合、両所見を公正に比較検討するなどの配慮をすれば、半強制までは可能と解される（ソニー本採用拒否事件横浜地小田原支判昭和39年5月27日労働関係民事裁判例集15巻3号582頁（控訴審：東京高判昭和43年3月27日高等裁判所民事判例集21巻3号225頁）、京セラ事件東京高判昭和61年11月13日判例時報1216号137頁（上告審（最1小判昭和63年9月8日労働判例530号13頁）も上告を棄却し、同判決を支持した）、空港グランドサービス（AGS）・日航事件東京地判平成3年3月22日労働判例586号19頁。その他、日本ヒューレット・パッカード事件最2小判平成24年4月27日裁判所時報1555号8頁他（1審：東京地判平成22年6月11日労働判例1025号14頁、2審：東京高判平成23年1月26日労働判例1025号5頁）などが参考になる。これらの判例のほか、法令や行政の指針を整理分析したうえで、積極的に試論を打ち出した最近の研究書に、三柴丈典『労働者のメンタルヘルス情報と法』（法律文化社、2018年）がある）。

（9）産業医Eが、Xと面談したところ、Y1らへの不信と不満を強く述べたことから、「もう少しあなたに合った居場所を考えてみては？」、「少なくとも、ここではないと思います」、と伝えたこと（下線（ｉ））。

　違法と評価される可能性がある。

　大阪市K協会事件（大阪地判平成23年10月25日判例時報2138号81頁）でも示されたように、産業医として通常求められるメンタルヘルスへの配慮を怠れば、過失責任を負う。

　ここでは、産業医の立場にありながら、本人の言い分を踏まえずに、実質的な退職勧奨を行っており、心理的な配慮義務違反と評価される可能性は高い。

（10）産業医Eが、Xの復職の可否を判断するための面談の後、Y1からの照会に応じ、Xの同意なく、面談の記録内容を示して情報交換を行ったこと（下線（ｊ））。

　合法と解される。

医師には刑法第134条により業務上知り得たクライエントの秘密につき守秘義務が課されているが、産業医業務のうち医行為以外から得られた情報への適用はなされない（筆者の照会に対する2015（平成27）年12月24日付けの法務省刑事局の回答「産業医業務は医師免許に基づくが、同条規の適用は"ケースバイケース"になる」を筆者が解釈した）。

　また、産業医は、事業者の履行補助者または代行者とも言えるので、情報収集の際に、健康管理目的であることが明示的または黙示的に伝わるようにしておけば、その目的で労働者から取得した個人情報を、同じ法人内、それも同じ事業場内で、その者の健康管理に関係する者と、その目的で共有することに問題はない。

　本件での利用目的にはXの人事も含まれるが、メンタルヘルスでは、健康管理と人事の目的の重複は避けられない（「労働者の心の健康の保持増進のための指針」（平成18年3月31日付け健康保持増進のための指針公示第3号、最終改正：平成27年11月30日付け同指針公示第6号）に顕著）。ただし、診断名等の生データの共有は、必要最小限にとどめられるべきだろう。

(11) Ｙ１が、Ｙ１が定める傷病休職期間の満了が近づいていた正社員のＸに対して、期間半年間の有期契約、完全請負制、在宅労働で雇用を継続する選択肢を示したこと（下線（ｋ））。

　単なる提案（新たな条件での雇用契約の申込み等）であれば基本的に問題はないが、精神疾患に罹患した者、それも業務上の事由による罹患者にこうした提案をすること自体、健康配慮義務違反と評価されかねない。

　また、仮に本人の同意を得て新たな契約が成立した場合にも、雇用契約であれば、完全請負制の賃金体系は、たとえ歩合給でも最低限の賃金保障をすべき旨を定めた労基法第27条に反する。労働者として雇用する以上、最低限の保障給を支払う必要があるし、高度プロフェッショナル制度、裁量労働制等を適用しない限り、労働時間管理を行う必要もある。なお、「働き方改革を推進するための関係法律の整備に関する法律」（働き方改革関連法）により、長時間労働従事者に対して着実に産業医等による面接指導を行わせるため、たとえこうした制度の適用対象者であっても、ICカード等による労働時間の把握は求められることとなった。

> **問4** 23ページの波線部（A）について、Xが産業医Eを相手方として、傷病手当金の不支給分（支給可能性のある18か月分のうち既支給の8か月分を除いた分）を請求する訴訟を提起したら、認容されるか。根拠と共に述べよ。

以下の理由から、認容される可能性は低いと思われる。

① Xを復職させない旨の最終判断は、事業者が行っている（就業規則上もそのように定められている）。また、傷病手当金の支給停止は、保険者が主治医の所見を踏まえて行っている。

　よって、産業医の判断と傷病手当金分の損害（？）の間に相当因果関係が認められにくい。なお、傷病手当金の支給・不支給にかかる労務の可否についての産業医の判断は、尊重されるべきだが、決定的要素ではないことを示唆する通知もある（「傷病手当金の支給に係る産業医の意見の取扱いについて」（平成26年9月1日付け全国健康保険協会あて厚生労働省保険局保険課通知））。

② 産業医は、個々の労働者の健康と共に組織の健康も図る役割を負っており、休職者の復職判定に際して、疾病性（罹患した疾病の性格や軽重）と共に事例性（罹患した疾病により生じている現実の問題）を考慮することは当然とも言える。

　また、疾病性等の判断について、医師には一定の裁量があり、その濫用に当たるような場合でなければ、違法とはならない。

③ そもそも、支給が停止された傷病手当金を法的に損害と言えるか疑問である。社会保障制度なので、主治医等が再び疾病休職の必要ありと診断すれば、先の支給対象疾病と同類の疾病であって一定期間を経ていなければ残余の期間、一定期間を経ている（＝新たな発症と認められる）か、異種の疾病であって、別の保険事故だと保険者に認められれば、改めて18か月間、支給され得ることによる。以上から、産業医Eの復職不可の判断を法的な過失として、損害賠償が命じられるとは考えにくい。

> **問5** 本件のような事件の有効な予防（未然防止・事後対応）策について述べよ。

この問いに正答はないが、以下のような回答が考えられる。

未然防止策として

① 採用者側（で指示する業務）の特性（cf. 業務の質量は重いが、和気あいあいとしている、相談相手には恵まれている）をなるべく明確にして適切な応募者を募集し、採用者を選定する。

② 採用の前に、実験的に就業させて、職務や職場の関係者との相性を十分に観察する。特に、過去にミスマッチが判明した従業員がつまずいた点についてテストする。

③ 労使が、職場の問題を共に建設的に解決するためのグループディスカッションを定期的に行う。

④ 労使間に、仕事と人間関係に関する調整・仲介役を設ける。

⑤ 服務規程を整備して、問題行動を制御する。

事後対応策として

① 本人の気持ちに寄り添う母性的対応を行う人物とダメなことはダメとけじめをつける父性的対応を行う人物をあてがい、本人の問題行動を抑制する。

　組織内の人物の特徴を把握し、どのような問題をどのような人物に対応させれば解決が近づくかを判断できる人物を用立てる。

② 期限を設けて観察すること等を条件に周囲の職員を説得して組織内での人間関係面での受入れ体制の整備に努めたうえ、実験的に復職させて虚心坦懐に経過をみる。

③ 使用者として可能な職場環境整備を尽くし、必要な教育指導を行っても、本人側の行状が改まらない場合、服務規程に則して処罰を重ね、それが積み上がったところで退職措置を講じる。

III

職場での健康情報等の取扱いと法（1）

1 はじめに

　職場における適正かつスムーズな健康情報等の取扱い[1]と良好な健康管理は、表裏一体の関係にある。適正さが担保されなければ、労働者の不信を招き、健康管理上必要な情報の取得等の取扱いが困難となり、かといって、必要な場面でプライバシー（権）を重視し過ぎれば、必要な健康管理がかなわなくなるばかりか、情報（のやりとり）による労働者の人格的成長、組織内での信頼関係形成を阻害することもあるだろう。この課題は、労働者との信頼関係が壊れた際、産業医等が最も問責されやすい課題の一つである。

　よって、まずは真正な本人同意に基づく情報取扱いが求められる。特にメンタルヘルス対策では、労使間の信頼関係（"風通しの良い"職場環境形成）が一次予防策の要となり得るため、真正な本人同意を得やすい職場づくり自体が有効なメンタルヘルス対策となり得る。

　メンタルヘルス情報[2]は、健康情報の中でも社会的偏見を受けやすく、生育歴、家庭事情、生活事情等のプライバシー情報とセットであることが多く、特に機微な情報である半面、実効的なメンタルヘルス対策のためには、管理者や人事労務部門による把握と理解が求められるという特質がある。

　よって、その隘路（あいろ）を縫えれば、ほとんどの健康情報の取扱いに応用できる。

　そこで、メンタルヘルス情報を焦点として、その取扱いと法の関係を取り上げ、健康情報の取扱い全般に通じる情報提供と関係課題解決策の探求を図る。

　なお、こうした情報の取扱いの適正化には、まさに国の法令や法理（＝既存の法令を解釈して生み出された理論）を踏まえつつ、事業の特質を踏まえた事業場ごとのルール形成がよく貢献する。その意味でも、法の活用を重視する産業保健法学の趣旨が活かされやすい課題である。

1）「取扱い」は、収集、入力、蓄積、編集・加工、更新、消去、出力、利用、提供等、情報に関わる一切の行為を指す。

2）本稿に言うメンタルヘルス情報は、単にメンタルヘルス不調の病名や症状等を示す情報のみならず、そうした不調状態の原因や遠因等、それらに密接に関連する情報も含む。

2　予備知識

1　人事労務関係者等のメンタルヘルス情報の取扱いに関する法知識の実際

「厚生労働科学研究による社会調査」によれば、人事労務担当者を中心とする全回答者[3]のうち、従業員のメンタルヘルス情報の取扱いに関する法規制を「よく知っている」(5.4%)、「おおむね知っている」(23.3%)と回答した者は、合わせて3割弱にとどまり（ただし、これら2つの選択者を対象に現行の法規制のありようについて所感を尋ねたところ、「おおむね妥当」が最多で約64％を占めた）、「全く知らない」(15.4%)、「ほとんど知らない」(27.7%)の合計を大きく下回った**(図4)**。重要課題であるにもかかわらず、おそらくはその複雑さや多層性ゆえに、理解が浸透してい

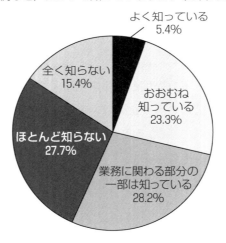

Q29.従業員のメンタルヘルス情報（：メンタルヘルスに関する個人情報）に関する法規制（憲法、刑法、特別刑法、民法、個人情報保護法などの国の法律とその解釈例規、裁判例など）について知っていますか。（お答えは1つ）（N=429）

- よく知っている　5.4%
- おおむね知っている　23.3%
- 業務に関わる部分の一部は知っている　28.2%
- ほとんど知らない　27.7%
- 全く知らない　15.4%

出典：諸外国の産業精神保健法制度の背景・特徴・効果とわが国への適応可能性に関する調査研究. 厚生労働科学研究費補助金　健康安全確保総合研究　労働安全衛生総合研究. 研究代表者：三柴丈典. 2013（平成25）年度研究報告書. p743. 厚生労働科学研究成果データベース https://mhlw-grants.niph.go.jp/system/files/2013/134021/201326002B/201326002B0037.pdf （2024年5月7日アクセス）

図4　人事労務関係者等の法知識

ない実態がうかがわれる。

2　メンタルヘルス情報の特質

　メンタルヘルス情報には、以下のような特質がある。

　一方では、以下のような理由から、厳格な保護が求められる機微な情報（要配慮個人情報等）としての性格を持つ。

① 　生存する個人を特定できる情報であり、「個人情報の保護に関する法律」（以下、個人情報保護法）の適用を受ける個人情報であることが多い。

② 　個人情報の中でも、健康に関わる情報であって、機微な情報に当たることが多い。

③ 　社会的偏見を受けやすく、秘匿性（＝プライバシー法理による保護の必要性）が高い。

④ 　不調に関する情報そのものと、秘匿性の高い他のプライバシー情報（生育歴、家庭事情、生活事情のほか、上司による人事評価の結果等）がセットになっていることが多い。

　他方では、以下のような理由から、上司や人事労務部門等の関係者による把握と理解が求められる。

ⓐ 　使用者は、労働者本人のみならず、その影響を受ける関係者（顧客や取引先の従業者らを含む）に対して安全・健康配慮義務を負っている。

ⓑ 　裁判例の中には、使用者による労働者の不調への積極的な"気づき"を求めるものもある。例えば、三洋電機サービス事件2審（東京高判平成14年7月23日労働判例852号73頁）は、本人に異常な言動がみられ、精神的不調をうかがわせる診断書が示されている条件下ではあるが、上司は、労働者の「心身の状況について医学的見地に立った正確な知識や情報を収集し、休養の要否について慎重な対応をすることが要請されていた」などと述べている。

ⓒ 　メンタルヘルス指針（「労働者の心の健康の保持増進のための指針」（平成18年3月31日付け健康保持増進のための指針公示第3号。送付案内：基発第0331001号、最終改正：平成27年11月30日付け同指針公示第6号）にも示されているとお

---

3) この調査の回答者の職種は、人事・労務・総務スタッフが過半数を占めたが、産業医科大学の卒業生が中心となって運営されている産業医学推進研究会の協力を得たこともあって、産業医等の産業保健スタッフが約1割を占めたほか、その他の職種（経営、営業・営業管理、生産管理、財務・経理、教職など）も35％を超えており、幅広い職員の意見が反映されている。

り、メンタルヘルス不調への実効的対応に際しては、就業上の配慮や、より一般的な人事労務管理上の対策が求められることも多いため、人事労務部門の関与が求められる。

よって、一律的な方針による取扱いの適正さの確保は難しい。以上のうち、機微情報となる理由の①②（一部は③④）、関係者による把握が必要となる理由のⓐⓑ[4]は、健康情報一般にある程度妥当するため、同様のことが言えよう。

3 基本原則

これまでの調査研究を踏まえ、筆者が集約した健康情報一般の取扱いに妥当する基本原則は以下のとおり（**表2**）。

表2　健康情報一般の取扱いに係る基本原則

① 利益衡量の必要性
　一律的な情報統制でも情報共有でもなく、場面に応じて"さじ加減"を量る必要がある。
② 法規制の相対性
　一つの事柄に複数の法規制が適用されることが多く、ある法規に照らして合法でも、他の法規には違反することがある。適用可能性がある法規や法理として、個人情報保護法、刑法第134条、保健師助産師看護師法第42条の2、労働安全衛生法第104条、憲法と民法に基づくプライバシー権法理等がある。
③ ①②等を踏まえ、これまでに行政がガイドライン等で繰り返し示してきた「健康情報等の取扱い4原則」（以下、「行政による健康情報等の取扱い4原則」）を踏まえつつ、事情に応じて操作（アレンジ）する必要性
　ここでの4原則とは、
　1）本人同意の取得
　2）産業医等産業保健の専門家（できる限り法律上の守秘義務を負う者）による生情報の管理
　3）産業保健の専門家以外の者へ情報を渡す場合の情報加工
　4）衛生委員会等での審議を踏まえた規定の整備
を指す。これらはあくまで原則なので、事情によって求められる条件は変わり得る。例えば1）が満たされなくとも、その努力をしたうえ、他の原則を満たせば足りることもあり得る。厚生労働省が近年公表した「労働者の心身の状態に関する情報の適正な取扱いのために事業者が講ずべき措置に関する指針」（平成30年9月7日付け労働者の心身の状態に関する情報の適正な取扱い指針公示第1号。以下、本指針）と「事業場における労働者の健康情報等の取扱規程を策定するための手引き」（以下、手引き）に示された取扱いの分類は、個人情報保護法の改正を踏まえ、労働安全衛生法令に基づき、この4原則を展開したものである[5]。
　また、
　1）偏見を生じやすいか（情報共有相手の理解の程度にも左右される）
　2）情報を得たことで就業上の配慮ができるか
　3）職場秩序（自他の労働生産性）に影響するか
の3視点から、1）：×、2）3）：○の情報なら、「行政による健康情報等の取扱い4原則」に基づく手順を緩やかに踏み、1）：○、2）3）：×の情報なら、保護の必要性が高いので、

その手続きを厳格に踏むべきである[6]。
④ ①～③を基礎として、「手続的理性（＝直面する課題に応じ、解決を導くための合理的な手続きを考案し、公正に運用すること）」を尽くす必要性

1　法規制の相対性について

　健康情報の取扱いに適用可能性のある法規・法理の第一は、個人情報保護法である。2003（平成15）年に公布され、一般によく知られた法律だが、起草の際、情報の流通と個人情報保護のバランスを考え、その適用範囲は慎重に検討され、適正範囲に限定されている。にもかかわらず、実際には規定の内容や趣旨を理解しない者等による過剰反応や恣意的な運用が生じている（古くは、内閣府国民生活審議会個人情報保護部会「個人情報保護に関する主な検討課題」（平成18年7月）で指摘され、その後も同旨の指摘をする報告書が複数作成されている）。2015（平成27）年9月9日に、「個人情報の保護に関する法律及び行政手続における特定の個人を識別するための番号の利用等に関する法律の一部を改正する法律」（平成27年法律第65号。通称：個人情報保護法とマイナンバー法の一部を改正する法律）が公布されて一部改正され、要配慮個人情報については、取得に際して本人同意が求められることになったが、同意のとり方について、特段の規制はない。2020（令和2）年の法改正（令和2年法律第44号）では、保有期間が6か月以上か否かによる個人データと保有個人データの区別がなくなり（ただし、個人情報取扱事業者がコントロール権限を持つ個人データを保有個人データとする形で、両者の区分がかろうじて残されている）、利用停止等を求め得る条件が拡充される（従前の法に、①利用目的を超えた取扱い、②不正取得の場合のほか、③不適正な利用がなされている場合が加えられた）などしたが、やはり本稿の説明に本質的な変更を加えるものではない。

　第二は、刑法第134条であり、これは医師、薬剤師、弁護士等、列挙された専門職に業務上知り得た人の秘密につき守秘義務を課している。その主な趣旨は、当該専門職へのクライエントの信頼を保護することで、安心して依頼できるようにすることにあり、当該専門職の社会的地位を保障する役割も果たしている。特別刑法に当たる保

4）ⓑについては、法定内外の健診、会社の就業規則等に基づく長期欠勤や休職の際の診断書の提出等を通じて、関連情報が義務的に使用者に提供されることが多いため、むしろ身体疾患において該当性が高いと言えよう。

5）岡村久道編『対談で読み解く サイバーセキュリティと法律』（商事法務、2019年）296頁（岡村弁護士との座談会における筆者発言）。

6）三柴丈典「個人と組織の健康測定・情報管理と法」日本労働研究雑誌762号（2024年）4-14頁。

健師助産師看護師法（以下、保助看法）第42条の2、労働安全衛生法（以下、安衛法）第104条も、同様の趣旨を、コメディカルや、法定健診、長時間労働者対象面接、ストレスチェックの実施事務に従事する者に応用したものである。安衛法第104条を除く条規は、正当な事由がある場合の例外を定めており、特に高度専門職の場合、その専門性の高さゆえに、クライエントの利益を図るために必要な場合等に、一定の情報を適切な対象に提供する高度な判断が求められる場合もあることが予定されている。

　第三は、プライバシー権法理であり、これは憲法第13条に基づく人格権の一環として、民事上ほぼ確立した法理論である。通説では、私的な領域を侵されない権利（いわゆる「放っておいてもらう権利」）、自己情報（自分に関する情報）を自ら支配できる権利などと理解されているが、いまだその内容や限界には不明確さが残っている。

　「行政による健康情報等の取扱い4原則」は、これらの法規・法理の履行を支援する（ための具体的方策を示す）とともに、それにとどまらず、まさに産業保健の確保・推進や労働者のプライバシー（法的に保障されるプライバシー権より広い）の保護などを図っている。詳細は後述するが、実務上は、たとえその完全な履行が困難でも、それを参照ないし実情に応じてアレンジすることで、法的にも適正な措置を講じやすくなるなど、有用性が高い。複雑な法規や法理の関係性を踏まえた実務上の水先案内の役割を果たしている。ただし、情報の取扱いに労働者の同意が得られない場合等、クリティカルな場面についての示唆は限られており、策定者の含意（裏の意図）を読み込む必要がある。

2　個人情報保護法の適用対象

　上述したとおり、個人情報保護法の適用対象は、ME化・IT化の進展による情報の悪用・漏えい等のリスクの増加や社会的なプライバシー意識の高まりへ対応しつつ、必要な情報の流通を阻害しないなどの同法の立法趣旨との関係で、適正な範囲に限定されている。

ア　人的適用対象

　個人情報保護法が適用される*個人情報取扱事業者とは、「個人情報データベース等を事業の用に供している者（国の機関［*等］を除く）をいう」（法第16条第2項）。

［*部分と下線は筆者付記］

　また、個人情報データベースとは、生存する個人を特定できる情報（個人情報）を

データベース化（検索可能な状態に体系化するなど）したものである（法第16条第1項）。

　よって、例えば一般私人や労働者個人、通例あり得ないだろうが、事業者であっても個人情報をデータベース化していない者は、適用対象にはならない。ただし、労働者であっても、事業者の業務の履行を補助・代行する際には、法第184条の両罰規定の適用を受け、違反に際して、事業者と共に処罰される可能性はある[7]。

イ　物的適用対象

　個人情報保護法は、物的適用対象となる個人情報を次の3種類に分け、それに応じて規制の内容を分けてきた（表3）。

　総じて、体系化され、現に情報保有者がコントロールできる個人情報については、

表3　個人情報保護法の物的適用対象となる個人情報

情報の種類	対応する条文と定義	対象とする条文と規制内容
個人情報	生存する個人を特定できる情報で、所定のもの（法第2条第1項）[8]	・第17条（利用目的の特定） ・第18条（利用目的による制限） ・第19条（不適正な利用の禁止） ・第20条（適正な取得） ・第21条（取得に際しての利用目的の通知等）
個人データ	体系的にデータベース化された個人情報（法第16条第3項）	・第22条（データ内容の正確性の確保） ・第23条（安全管理措置） ・第24条（従業者の監督） ・第25条（委託先の監督） ・第26条（漏洩等の個人情報保護委員会への報告等） ・第27条（第三者提供の制限） ・第28条（外国にある第三者への提供の制限） ・第29条（第三者提供に係る記録の作成等） ・第30条（第三者提供を受ける際の確認等） ・第31条（個人関連情報の第三者提供の制限等）
保有個人データ	個人データであって、個人情報取扱事業者がコントロール権限を持つもの（法第16条第4項）	・第32条（保有個人データに関する事項の公表等） ・第33条（開示） ・第34条（訂正等） ・第35条（利用停止等） ・第36条（理由の説明） ・第37条（開示等の求めに応じる手続）

7）民間の学習塾の元講師が生徒の容姿を撮影していて、性的姿態撮影処罰法と共に本法が適用されて刑罰が命じられた旨の報道があった（産経新聞のウェブサイト https://www.sankei.com/article/20240326-J2HZ44FFBFILVBOQKHSHHUV2FQ/ 2024年3月26日アクセス）。元講師は個人だが、おそらく両罰規定が適用されて、本法による処罰に至ったものと思われる。違反法条は、第20条（適正取得）、第21条（取得に際しての利用目的の通知等）、第19条（不適正な利用の禁止）等ではなかろうか。

本人による支配を担保し、そうでない単なる個人情報については、利用目的に沿った適正利用[9] を取扱事業者に課し（≒委ね）、その中間に当たる情報保有者のコントロールが困難な個人情報については、適正管理措置を課す／委ねる方針がとられている。

したがって、メンタルヘルス情報の中でも、相談記録のように個別性が高い情報は、仮に個人情報保護法の適用を受ける場合にも、取扱事業者が利用目的を（ある程度）特定し、それに即した取扱いをすれば足りる。取扱いの中でも最も問題となりやすい第三者提供の制限は、体系化された個人情報のみを対象としている（法第27条第1項）。取得については、当初、どの類型の個人情報も、（利用目的の通知等は求められていたが、）取得自体は規制されておらず、取得の本人への通知も義務付けられていなかったが、2015（平成27）年の法改正（平成27年法律第65号）で、病歴等[10] の機微な情報（要配慮個人情報）については、本人同意を得ない取得が原則的に禁止され

8）2015（平成27）年の法改正（平成27年法律第65号）により、第2条とその関係規定が定義する個人情報の範囲は若干拡大した。大別すると、氏名、生年月日、連絡先、勤務先での職位等の情報であって、単体またはその組み合わせないし他の情報との組み合わせにより個人を特定できるもの（第1項第1号情報）と、個人識別符号を含むもの（第1項第2号情報）の2種類である。このうち第1号情報は、基本的には旧法第2条の定めを引き継いでおり、氏名はそれのみで、生年月日、連絡先、勤務先での職位等は、その組み合わせないし他の情報との組み合わせにより個人を特定できる場合に該当する（個人情報保護委員会「個人情報の保護に関する法律についてのガイドライン（通則編）」（平成28年11月、令和5年12月一部改正。以下、個情法ガイドライン）5-6頁））。

　第2号に言う個人識別符号については、第2条第2項及び個人情報の保護に関する法律施行令（平成15年政令第507号、最新改正：令和6年政令第22号）第1条、個人情報の保護に関する法律施行規則（平成28年、個人情報保護委員会規則第3号、最新改正：令和5年個人情報保護委員会規則第5号）第2条〜第4条に定められ、個情法ガイドライン6-10頁で解説されているが、要するに、指紋や顔などの身体の一部や声紋、DNAのように個人を特徴付ける情報をコンピューターが読み取って電子データ化したものと、健康保険証やパスポート等の公的な証明証、民間の店舗が顧客に発行するカードなどに記載された個人ごとの番号などが該当する。

　2020（令和2）年改正（令和2年法律第44号）では、情報の利用促進のために特別に定義し、個人情報の加工により、個人の特定を困難としたものを仮名加工情報（同条第5項）と匿名加工情報（同条第6項）として、規制緩和を図った（仮名加工情報（取扱事業者）につき第4章第3節、匿名加工情報（取扱事業者）につき同第4節に個人情報（取扱事業者）より緩やかな別の定めを設けた）。このうち仮名加工情報は、氏名・生年月日等で個人を特定できる情報につきその一部を削除したものや、個人識別符号を含む個人情報につき個人識別符号を削除したものであり、匿名加工情報は、そうした仮名加工情報であって、当該個人情報を復元できないようにしたものである。

9）「利用」との文言について、2000（平成12）年7月14日労働省（現・厚生労働省）公表「『労働者の健康情報に係るプライバシーの保護に関する検討会』中間取りまとめ」3(5)は、「健康情報の『利用』とは、当該事業場における＊事業に関連して使われることをいい、健康情報の『提供』とは当該事業場における＊事業に関連しない活動等に供することをいう」として、第三者提供とは区別していた。［＊下線は筆者付記］しかし、個人情報保護法上は、第三者提供も含む幅広い概念として使われており、本稿でも、そのように理解する。

10）病歴の解釈については、砂押以久子「近時の法改正と労働者の個人情報の取扱い」季刊労働法253号（2016年）148-150頁等を参照されたい。

た（法第20条第2項）。

ウ　違反の効果

　個人情報保護法は、情報の保護と流通の必要性を慎重に調整して策定された経緯から、適用対象の段階化に象徴されるように、規制内容に複雑（よく言えば綿密）な面がある。そこで、違反に際しても、まずは当事者間の協議（法第40条）、認定を受けた民間の第三者機関による苦情処理（法第47条）、地方公共団体、国によるあっせん等（法第14条）による解決が予定されている（国は仲裁や調停等のADR（Alternative Dispute Resolution：裁判外紛争解決手続）も行えるが、他の法令との関係からも、対象は特に重要な消費者紛争等に限られる）。

　これらの手段では対応しきれない悪質性、社会的広がりを持つような重要な事案を想定し、個人情報保護委員会に関与（報告の徴収及び立入検査（第146条）、指導及び助言（第147条）、勧告（第148条第1項）及び命令（第148第2項に基づく2項命令（緊急命令）と第3項に基づく3項命令（通常命令）がある）の権限を付与し、第178条において、それに従わない自然人及び法人に対する罰則を設けているが、現在まで罰則の適用例は確認できないし、行政処分も、データ管理上の不備による大量の顧客データの漏えい等の深刻なケースに限られ、報告徴収の実施例は、例年若干件数あるものの、その他の措置はほとんどか全く実施されていない（消費者庁／個人情報保護委員会・各年度「個人情報の保護に関する法律施行状況の概要」を参照した）。個人情報保護法違反に基づく民事上の過失責任の認定例はあるが（HIV感染に係る個人情報の目的外利用につき、個人情報保護法違反を指摘しつつプライバシー権侵害として損害賠償を命じた例として、社会医療法人甲会事件福岡高判平成27年1月29日労働判例1112号5頁（原審：福岡地久留米支判平成26年8月8日労働判例1112号11頁））、まれである。実質的には、信頼関係の破綻を前提として"あら探し"の結果、本法違反が指摘される。

　同法自体、条規の多くで、人の生命・身体・財産の保護、公衆衛生上の必要がある場合で本人同意をとりにくい場合等には、原則規定に反する取扱いも法違反とならない旨を明記している。メンタルヘルス情報を含む健康情報の取扱いでは、そうした条件に該当する場合も十分にあり得るので、手続的理性（ここでは、専門家の意見を踏まえること・専門家が生データを取り扱うこと、合理的なルールに基づくこと、情報加工するなどして最小限の情報にとどめること、本人同意の獲得に努めること等）を尽くして臨むことで違法評価を免れ得る。

　いずれにせよ、同法は、健康情報の取扱いに際して、関係者を不必要に委縮させるような設計はされていない。

3　プライバシー権の本質と健康情報への応用

　プライバシー権に関する通説的な理解は上述したとおりだが、この権利の本質（≒社会的・法的必要性）については、憲法学者が実務にも応用可能な様々な議論を交わしてきた。中には、他者からの評価を受けない自由の保護だと唱える学説もあったが[11]、保護の対象となる情報が事実ならば、評価自体不当とは言えないし、現実的に他者の評価の回避は困難だろう。筆者が最も説得力を感じたのは、棟居快行教授が唱えた、仮面の付け替えによる社会生活の保護を図る説[12]である。筆者の解釈では、人は、社会生活を円滑に送るため、心理学で言えば「ペルソナ」に当たる仮面の付け替えを行うことが多く、同一人物でも、職業人、家庭人、地域社会人、血縁関係者の一員など、様々な"顔"を持っている。仮にプライバシーが保護されなければ、その付け替えが困難となり、社会生活を営みにくくなる、という趣旨と解される。たしかに、人はそれぞれ限定され、偏った視野、一定の価値観で対象を評価することが多く、意図的に情報を悪用することもあり、事実だからといって、特定の人物に関わる情報を正当かつ公正に評価するとは限らない。よって、対象に応じた仮面の付け替えは法的にも保護されるべきという理論には、応分の説得力があろう。

　これを健康情報に応用すれば、たとえ難病を抱える人物でも、職場で"歯を食いしばって"働いている以上、"無用に"関係者に健康情報を明かさず、その状態を維持させるべきということになる。逆に言えば、偏見等を持たずに情報を有効活用しようとする相手方との関係では、プライバシー保護にこだわる必要性は減殺される。

4　刑法上の医師の守秘義務は産業医にも適用されるか

　上述したとおり（39ページ）、医師は、刑法第134条により、医療の前提となる受益者の医師への信頼を守ろうとの趣旨に基づいて、医師という身分ゆえに、業務上の取扱いにより知り得た人の秘密の漏示を禁じられている。

　そこで、産業医による産業保健業務で取り扱われた労働者の秘密の漏示が同規定の適用範囲かが問われる。この点に関する法務省刑事局の見解は、「産業医も同条にいう医師に当たるが、個々の産業医業務が同条にいう業務に該当するかは、事情によ

11）佐伯仁志「プライヴァシーと名誉の保護（四・完）」法学協会雑誌101巻11号（1984年）1675頁、1739頁。

12）棟居快行「プライヴァシー概念の新構成」神戸法学雑誌36巻1号（1986年）1頁以下。

る」とのことであった（2015（平成27）年12月24日、筆者の照会への回答）。これは、同条の適用対象となる業務は、主に医行為とする趣旨と解される。となれば、医行為とは何かが問われる。

医行為について、法律上の定義はなく、個々の事案に応じて判例で示されてきた。行政解釈には、以下のようなものがある。

「医師の医学的判断及び技術をもってするのでなければ人体に危害を及ぼし、又は危害を及ぼすおそれのある行為」（平成17年7月26日付け医政発第0726005号）[13]

要するに、投薬、手術などの治療行為等に直結する診断や、医療技術を要する治療行為を筆頭に、公的なスクリーニングによって担保された専門的な知識・経験や技能を持たなければ、人体にリスクを及ぼしかねない行為と解される。

すると、産業医が安衛法に基づき行う保健業務のうち、健診や診断を伴う面接指導、疾病性（どのような疾病にどのレベルで罹患しているか）に関する診断を踏まえた事業者への勧告などは、医行為に該当する場合もあろうが、その他はほとんど該当しないと解される[14]。

筆者自身は、保助看法第42条の2で、保健師の保健業務についても守秘義務が定められていることとの対比からも、産業医による産業保健業務にも基本的には刑法第134条の適用が及び、必要な情報の流通には、同条に定められた「正当な理由」がある場合の例外を活用すべきと考えている。もとより労働者に自傷他害のリスクがある場合のような重大かつ切迫した事情がある場合には、刑法第37条（緊急避難）が適用され得るが、正当事由による例外を活用すれば、そこまで至らないグレーゾーン・リスクへの対応も可能になる。すなわち、組織に深く関わって保健業務を遂行する産業

---

13) タトゥー施術行為が医行為に当たるか否かが問われた最2小判令和2年9月16日最高裁判所刑事裁判例集74巻6号581頁は、以下のように医行為概念の相対性を述べ、結論的にタトゥー施術行為の医行為該当性を否定した。

医師法第17条は、「医師の職分である医療及び保健指導を、医師ではない無資格者が行うことによって生ずる保健衛生上の危険を防止しようとする規定である」。

よって、「医行為とは、医療及び保健指導に属する行為のうち、医師が行うのでなければ保健衛生上危害を生ずるおそれのある行為をいうと解するのが相当である」。

もっとも、「ある行為が医行為に当たるか否かについては、当該行為の方法や作用のみならず、その目的、行為者と相手方との関係、当該行為が行われる際の具体的な状況、実情や社会における受け止め方等をも考慮した上で、社会通念に照らして判断するのが相当である」。

「タトゥー施術行為は、装飾的ないし象徴的な要素や美術的な意義がある社会的な風俗として受け止められてきたものであって、医療及び保健指導に属する行為とは考えられてこなかった」ので、医行為には当たらない。

14) 2016（平成28）年、日本医師会は、安衛法に基づく産業医業務等にも、同医師会による医師賠償責任保険制度の適用を拡充する方針を表明した（https://www.med.or.jp/nichiionline/article/004369.html）。これは、産業医業務が、医療行為を主な対象とする従前の責任保険制度の適用範囲から外れる場合が多いことを前提にしているとも解し得る。

医だからこそ、リスクの性格や大きさを的確に把握し、正当事由を説明しやすくなると解される。

現に、業務上の過重負荷が認定された事案にかかる民事判例ではあるが、産業医が行った問診の結果等を職場上司と共有して本人の健康に配慮すべきだった旨を述べる例も出ている（東芝（うつ病・解雇）事件東京高判平成23年2月23日労働判例1022号5頁、X請求一部認容。上告審は、最2小判平成26年3月24日裁判所時報1600号77頁、原判決一部破棄差し戻し）。

ただし、手続的理性を果たさない不適正な情報提供は、たとえ刑法違反に当たらなくても、プライバシー権侵害と評価されやすい。

5 「行政による健康情報等の取扱い4原則」と事情に応じたアレンジの必要性

前述したとおり（38ページ**表2**）、従来の行政文書がほぼ一様に示してきた健康情報等の取扱い4原則は、以下のとおり[15]。

```
          行政による健康情報等の取扱い4原則

1）情報の取扱いに際しての本人同意
2）産業医等、衛生管理者等による情報の集中的管理
3）産業医等、衛生管理者等から使用者への情報提供に際しての情報の加工
4）衛生委員会等での取扱いルールの策定
```

この原則は、関係法規や法理も踏まえつつ、その履行を支援する（ための具体的方策を示す）とともに、産業保健の推進や労働者のプライバシー保護を図るなどの積極的な意味を持っている。よって、あえて性悪説に立った表現は避けられているが、眼光紙背に徹し、策定者の意図をくめば、労使間で利害が対立する場面に係る示唆もくみ取れる。

例えば、行政のガイドライン等は、おおむね1）の本人同意がとれない場合には触れていないが、そのような場合、使用者側は、まずは本人同意の獲得に努める。すな

15）健康情報等の取扱い方について示唆した主な行政文書の一覧は、三柴丈典『労働者のメンタルヘルス情報と法』（法律文化社、2018年）100-103頁に示した（もっとも、その後改訂されたものもある）。最近、本指針と手引きがより詳細な取扱指針を示したが、上記4原則を展開したものであることに変わりはない。

わち、拒否されることが明らかな場合を除き、情報の利用目的や必要性、取得後の管理方法等を説明して同意をいざなえばよい。それでも同意を得られない場合、その経緯を記録に残せばよい。そのうえで、残る２）３）４）を実施すれば、おおむね手続的な理性（合理的手続）は尽くされる。

　ガイドライン等の内容は絶対的なものではなく、実情に応じてアレンジする必要がある。例えば、人事労務部門であっても、健康管理の中心を担っている場合、健康情報等を扱わざるを得ないし、関係者に提供する情報の加工についても、提供の相手方の知識や信頼性に応じて生データに近づけてかまわない。上述のとおり、労働者の健康情報等に偏見を持たず、有効な活用が可能で、なおかつ情報が適切に管理される者が扱う情報を加工する必要性は乏しい。

　この際、時代の変化が言われながらも、日本企業が労使にとって第二の家族のような役割を担い、産業保健職でなくても労働者の健康情報等を取り扱うべきと考えられてきたことを示す、以下のデータ（図５）を参照されたい。

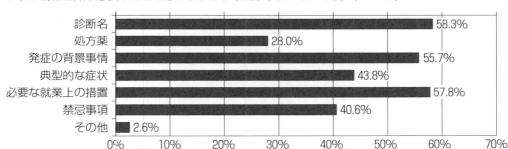

Q26.不調者の快復を図るうえで、企業の人事労務担当者や直属の上司は、不調者について、どのような情報を知る必要があると思いますか。（お答えはいくつでも）（N＝429）

出典：諸外国の産業精神保健法制度の背景・特徴・効果とわが国への適応可能性に関する調査研究．厚生労働科学研究費補助金 健康安全確保総合研究 労働安全衛生総合研究．研究代表者：三柴丈典．2013（平成25）年度研究報告書．p742．厚生労働科学研究成果データベース https://mhlw-grants.niph.go.jp/system/files/2013/134021/201326002B/201326002B0037.pdf（2024年5月8日アクセス）

図５　企業が知るべき健康情報

6　手引きが示す健康情報等の分類と取扱いのあり方

　「働き方改革を促進するための関係法律の整備に関する法律」（働き方改革関連法）の一環として行われた2018（平成30）年の安衛法改正（平成30年法律第71号）では、第104条[16]で健康情報等の取扱原則が定められた（罰則はない）。本条は個人情報保護法の特則であり、

　第1項で、事業者が、本法令に基づく健康管理措置の実施に際して、本人同意がある場合と正当事由がある場合を除き、まさに健康管理の必要範囲内、その目的範囲内で、「心身の状態の情報（健康情報等）[17]」を取り扱う（収集・保管・使用）べきことを定め、

　第2項で、事業者が、健康情報等を適正管理するための必要な措置（体制づくりを含む人的管理や物的管理等）を講じるべきことを定め、

　第3項で、厚生労働大臣が、第1項や第2項の履行支援のための指針を公表することを定め、

　第4項で、厚生労働大臣に、事業者らに向けて、指針に基づく指導を行う権限を付与している。

　法第104条が「心身の状態の情報」とする健康情報等の具体的内容は、手引き32頁の別表1に記されており、

- 法定健診結果、それに基づく医師の意見・事後措置・保健指導の内容等
- 長時間労働面接指導の結果、それに基づく医師の意見・事後措置の内容等
- ストレスチェックの結果、それに基づく医師の面接指導の結果、それに基づく医師の意見・事後措置の内容等
- 法定外健診／検診[18] 結果
- その他（任意に労働者から提供された病歴等）

等、様々なものが該当する。

16）じん肺法でも同旨の改正が行われた（同法第35条の3が安衛法第104条に相当し、第35条の4が安衛法第105条に相当する）。

17）法文上の「心身の状態の情報」は、後掲の「手引き」では、「健康情報等」とも呼ばれている。よって、ここでは主に「健康情報等」と呼ぶ。
「健康情報」とは、労働者の心身の状態の情報のうち、要配慮個人情報に該当するものを指す。
「健康情報等」の呼称は、「心身の状態の情報」では長すぎるため、関係検討会の委員であった筆者から厚生労働省に提案したものだが、筆者自身は、より前段階で提案していれば、法第104条以下の文言も健康情報等としていただけたのにと後悔している。

18）健診はより一般的に健康状態を検査するものであり、検診は特定の疾患を疑って、ある程度項目を絞って行う診査であり、前者の方が医療的性格が強い（筆者による）。

表4 「事業場における労働者の健康情報等の取扱規程を策定するための手引き」・別表1の要約

	情報の種類	情報の収集場面	取扱原則
第1類型	安衛法令上事業者が取り扱う必要がある情報	1）健診の受診・未受診 2）長時間労働者の面接指導の申出の有無 3）ストレスチェックでの高ストレス者の面接指導の申出の有無 4）健診結果・長時間労働面接・ストレスチェック後の面接指導に基づく医師の意見等	取扱い目的に即した取扱いが必要（それさえ踏まえれば当然に取扱い可能）
第2類型	取扱いはマストではないが、安衛法令上の根拠[20]があり、本人同意なく取得可能な情報	1）健診結果（法定項目） 2）再検査結果（法定項目） 3）長時間労働面接指導結果 4）ストレスチェック結果に基づく高ストレス者対象の面接指導の結果	事業場内外の専門家／専門機関への委託が可能であり、必ずしも事業者が直接把握する必要はない情報なので、情報取扱者の専門家等への制限、それ以外の者への情報の加工提供など、労使合意に基づく取扱規程の策定により適正な取扱いを担保する。
第3類型	安衛法令上の根拠はなく、原則として取扱いに本人同意が必要な情報	1）健診結果（法定外項目） 2）再検査結果（法定外項目） 3）保健指導の結果 4）健康相談の結果等	そもそも本人同意に基づく取扱いが原則となる情報であり、本人同意がないが必要な場合の取扱いを正当化するためにも[21]、事業場内の誰がどのように扱うかをはじめとして、適正取扱いを担保する取扱規程を策定し、運用する。

手引きは、これらを3種類に大別している（**表4**）[19]。

手引きによれば、健康情報等の取扱担当者として、以下の者が想定されている。

① 監督的立場にある直接的な人事権者：社長、役員、人事部長等

② 産業保健業務従事者：産業医、保健師・看護師、衛生管理者、衛生推進者等

③ 管理監督者：所属長等

④ 人事部門事務員：人事部の長以外の者

このうち医師、保健師等以外は法令上の守秘義務が課されていないので、取扱規程等で規定することが望ましいとされている（手引き5頁）。

個人情報保護法では、同じ法人内での個人情報の取扱いには、利用目的範囲内という以上に制約をかけていないが、安衛法に基づく手引きは、これらの者につき、**表4**の情報の種別ごとに可能な取扱い範囲（いわば"壁づくり"）の目安を示している（個人情報保護法上の利用目的による利用制限と解釈することはできる）。その基本的基準は、安全配慮義務や健康確保措置の履行に必要か否かである。

7　本人の同意のとり方

　健康情報等の取扱い上、実務上も講学上も重要な意味を持つのが、本人同意のとり方である。

　特にメンタルヘルス情報の多くが属する**表4**第3類型の情報の取得に始まる取扱いでは、

① 　法令に基づく場合

② 　人の生命・身体・財産のため必要で本人同意を得がたい場合

等を例外として、本人同意が求められるが、その獲得の方法は複数考えられる。

　例えば、第3類型の情報を本人から事業者が書面や口頭で直接取得する場合、本人同意の存在は自明であり、ストレスチェック制度下で、高ストレス者が事業者に面接指導を申し出た場合も、同意ありとみなし得る（「心理的な負担の程度を把握するた

19）なお、関係検討会の委員でもあった筆者は、上述のとおり、「行政による健康情報等の取扱い4原則」として、1）本人同意の取得、2）産業医等産業保健の専門家による生情報の管理、3）それ以外の者へ提供する情報の加工、4）衛生委員会等での審議を踏まえた規定の整備を求めてきたとし、これらはあくまで原則なので、例えば1）が満たされなくとも、その努力をしたうえ、他の原則を満たせば足りることもあり得ると論じた。

現に、本指針と手引きに示された分類は、個人情報保護法の改正を踏まえ、労働安全衛生法令に基づき、4原則を展開したものと評し得る（岡村久道前掲編著『対談で読み解く サイバーセキュリティと法律』296頁）。

また、最近公表された別稿において、近年における事業者らによる健康情報等の取扱いの必要性の高まりに応じて、

① 　偏見を生じやすいか（情報共有相手の理解の程度にも左右される）

② 　情報を得たことで就業上の配慮ができるか

③ 　職場秩序（自他の労働生産性）に影響するか

の3視点から、

①：×、②③：〇の情報なら、「行政による健康情報等の取扱い4原則」に基づく手順を緩やかに踏み、

①：〇、②③：×の情報なら、保護の必要性が高いので、その手続きを厳格に踏むべきと提言している（筆者前掲論文「個人と組織の健康測定・情報管理と法」4-14頁）。

20）本指針も手引きも、これに事業者の努力義務を含めている。筆者は民事上の安全配慮義務（労働契約法第5条）も、事情によって含まれると考えている（筆者前掲書『労働者のメンタルヘルスと法』169-170頁）。

行政指針が健康情報等の取扱いに際して、その履行の必要性を示してきたこと（古くは、労働省「労働者の個人情報保護に関する行動指針」（平成12年12月20日）が、日本では、事業者が医療上の個人情報を「幅広く収集」する必要がある点で欧米諸国と異なる旨明記していた）、健康問題にかかる規制は、かなりそれに依存していること、努力義務に基づくガイドラインの内容がかなり反映されてきたこと等による。

21）例えば、メンタルヘルス指針7は、「メンタルヘルス不調の労働者への対応に当たっては、労働者の上司や同僚の理解と協力のため、当該情報を適切に活用することが必要となる場合もある」としている。

めの検査及び面接指導の実施並びに面接指導結果に基づき事業者が講ずべき措置に関する指針」、平成27年4月15日付け心理的な負担の程度を把握するための検査等指針公示第1号。最終改正：平成30年8月22日付け同指針公示第3号11（3））。

　問題は、個別同意ではなく、就業規則による包括的同意（同意の擬制）で足りるか否かである。

　手引きでは、労使協議のうえで健康情報等に関する取扱規程を就業規則に盛り込み、労働者に周知し、内容等を丁寧に説明していれば、労働者が本人の意思で情報提供したことをもって、本人同意ありと推定してかまわない旨が記されている。

　この文言調整に際しては、厚生労働省労働衛生課と個人情報保護委員会の間で調整が行われ[22]、筆者も深く関与した。本人の意思を尊重する書きぶりではあるが、少なくとも、健康管理上必要な情報であれば不提供への不利益措置（業務軽減措置、休職命令の発令、懲戒処分等）による強制は可能な趣旨である。

　あるいは、労働者本人が自らの意思で就業規則（取扱規程）に定めた情報を提出した場合には、その提出をもって当該情報の取扱いに同意する意思を表示したものと解する旨の規定を取扱規程に定めることで（手引き30頁の取扱規程のひな型を参照されたい）、就業規則の規定内容が労働契約の内容となり（労働契約法第7条、第10条）、当該規則規定により個人情報保護法第20条第2項の同意は得られたものとして、情報の取得に始まる取扱いにつき、労働者の個別の同意の獲得は不要となるとの解釈も可能だろう。

　ただし、筆者が整理した「行政による健康情報等の取扱い4原則」、すなわち、

　　1）本人同意（取得のための説明・説得）

　　2）医療職種等の適任者による生データの取扱い

　　3）それ以外の者への情報共有に際しての情報の加工

　　4）情報取扱いルールの設定

について、可能な限りの履行が求められる。もっとも、情報加工は相手方の信頼性、情報の必要性によって度合いを調整すべきであろう。また、前述のとおり、（38ページ**表2**）

　　①　偏見を生じやすいか（情報共有相手の理解の程度にも左右される）

　　②　情報を得たことで就業上の配慮ができるか

　　③　職場秩序（自他の労働生産性）に影響するか

の3視点から、求められる本人同意の個別性や情報加工の程度等を決定すべきと解される[23]。

---

22) 個人情報保護委員会は、本人の個別同意の徹底を図る立場、労働衛生課は、プライバシー保護は必要ながら、あくまで健康管理の促進のためであり、それに必要な健康情報等は産業保健職や（一定の条件や手続きの下で）事業者が取り扱えるようにすべきとの立場であった。

4 「職場におけるメンタルヘルス対策の あり方検討委員会報告書」の示唆

　現段階ではメンタルヘルス情報の取扱いにつき最も詳しい指針となっているのが、中央労働災害防止協会（厚生労働省委託）「職場におけるメンタルヘルス対策のあり方検討委員会報告書」（平成18年3月。以下、「あり方研報告書」）の中の個人情報取扱い関係部分である。

　表5にその要約を示す。［＊枠内の下線及び＊部分は筆者付記］

表5　「職場におけるメンタルヘルス対策のあり方検討委員会報告書」の要約

① メンタルヘルス情報は、
　(a) 個人情報の中でも誤解や偏見を受けやすい特に機微な健康情報であること、
　(b) 家族関係などに関する附帯情報を伴うことが多いこと、等から、＊<u>特に取扱いに注意を要する情報</u>である。
② プライバシーの保護は、メンタルヘルス対策に労働者の協力を得るうえでの要である。
③ しかし、＊<u>過剰な個人情報保護は、目的に沿った利用を阻害しかねない。自傷他害のおそれがある場合等には、本人同意の獲得に努めたうえで、積極的に利用すべき。</u>
④ カウンセラー等、法的な守秘義務を負わない者による情報取扱いにつき、事業者は社内規程によって規整（一律的で厳格な規制ではなく、ルールによる適正な取扱いの確保）すべき。
⑤ 厚生労働省の「医療・介護関係事業者における個人情報の適切な取扱いのためのガイドライン」（平成16年12月24日付け通達。通称：医療介護ガイドライン）によれば、カルテ等は、作成者にとっても個人情報に当たる。他方、必要の際の医療個人情報の第三者提供は、当該医療機関にその旨を掲示するなどしていて、患者から明示の留保の意思表示がなければ、その「黙示の同意があった」と解釈されている。
　　また、法定健診は事業者が実施するものであり、その結果の事業者への提供については、法が予定しているうえ、黙示の本人同意ありと解釈される。
　　ただし、場合によって慎重に対応すべきであり、特に事業者側が医療機関から医療個人情報を入手しようとする場合には、予め利用目的を伝える等の配慮が必要である。
⑥ 職場上司の「気づき情報」も同人にとって個人情報となる場合があるなど、メンタルヘルス情報の多面性に留意する必要がある。
⑦ 「雇用管理分野における個人情報のうち健康情報を取り扱うに当たっての留意事項」には、「行政による健康情報等の取扱い4原則」が示されている。
⑧ 情報取扱者が一人二役以上（産業保健スタッフ＋人事労務部員等）の役割を果たす場合、その場面で当人が果たす役割を明示し、情報の取扱いに際しては情報の使い分けを行う（＝ジキルとハイドを演じる）必要がある。
⑨ 2005（平成17）年の「障害者の雇用の促進等に関する法律」（以下、障害者雇用促進法）の改正（法律第81号）により、精神障害者も雇用率の算定対象となり、事業者が精神保健福祉手帳を持つ労働者を確認する必要が生じたため、厚生労働省の「プライバシーに配慮した障害者の把握・確認ガイドライン」（平成17年11月14日）に従い、適正に情報管理すべき。
⑩ ＊<u>産業保健スタッフが相談等の際に取得した個人情報を同一事業場内で取り扱う場合、個人情報保護法上、第三者提供には当たらないが、医療職等に課せられた守秘義務を遵守する必要がある。よって、事業者へは情報の加工提供が求められる。</u>
　　とはいえ、＊<u>労働安全衛生上の措置に必要な場合等で、本人の同意を得にくい場合等には、必要な情報を提供すべきである。</u>

⑪ 産業保健スタッフは（臨床医療と同様に）チームで対応すべきなので、いずれかが取得した相談情報などは共有すべき。

特に、産業保健スタッフが相談者から得た情報のうち医学的判断が必要なものは、「本人の承諾の有無にかかわらず」チームの医師に報告し、事後措置等に活用すべき。

⑫ 相談記録の取扱い方法については、衛生委員会［＊等］で審議し、医療職による管理等を含めて社内の情報取扱規程などに定めて労働者に周知すべき。

⑬ 労働者の相談に当たる産業医は、労使の両者に指導や助言を行う立場である（≒場合により使用者に必要な情報提供を行う可能性がある）旨を相談者に伝え、十分に納得したうえで同意してもらうようにすべき。

⑭ 事業者がEAP（Employee Assistance Program：従業員支援プログラム）等の外部支援機関との労働者の個人情報の取扱いについて委託契約を締結し、そうした情報について共同利用の形態をとれば、その外部支援機関は、個人情報保護法上、事業者にとって第三者には該当せず、本人同意を得ずに情報のやりとりができるが、取扱いを委託する情報の範囲や提供方法等を契約書に明記するとともに、労働者に共同利用について周知する必要がある。

⑮ 医師等が事業場内でもっぱら診療を行う場合や、心理職が独立的な専門職として労働者と面接する場合には、事業場外のスタッフとして扱われる。

事業場外のスタッフが事業場内の産業保健活動に携わる場合には、事業場内の産業保健スタッフと連携し、事業者の安全配慮義務を分担する必要がある[24]。

同じ医師等が産業医と診療医を兼ねる場合には、立場ごとに人物を分けるか、それが困難ならば、取り扱う情報を分ける（＝ジキルとハイドを演じる）必要がある。

⑯ 疲労・ストレスチェック［＊今般法制度化されたものではなく、以前に任意でなされていたもの］は、受検自体を本人の任意としたうえで、その結果は、本人同意を必要条件として、産業保健スタッフが加工して事業者に提供するのが「望ましい」。

集団分析に際しては、無記名調査等により個人特定を不可能にする必要がある。

疲労・ストレスチェックの実施に際しては、本人の意思を尊重するが、産業保健スタッフが、生命・労働安全衛生上の緊急性や重要性を考慮して個別に判断すべき。

⑰ 加療中の労働者を就労させる場合（≒治療と就労の両立を支援する場合）には、産業保健スタッフと医療機関の連携が特に重要になる。医療個人情報の取り交わしには本人同意が必要だが、健康保護との関係で必要となる場合に備え、就業規則等で本人同意を得ずに医療機関に情報提供する場合がある旨を定めておくのが望ましい[25]。

⑱ 産業保健スタッフは治療者とは異なるため、家族との連絡の際には、労使双方に責任を持つ立場（＝場合により使用者に情報を提供する可能性がある立場）であることを伝えるべき。

⑲ 医療職が関与していない事業場では、衛生管理者、健康保険組合の医療職、地域産業保健センターの活用、企業グループ本部での一括管理などの代替策が考えられる。

---

23) 以上の論述は、近刊の筆者編（日本産業保健法学会協力）『コンメンタール労働安全衛生法』（法律文化社）にも記した。

24) 本人同意がない場合の情報共有も期待されていると思われるが、その真偽や法的根拠は不明である。

25) 2015（平成27）年の個人情報保護法改正（平成27年法律第65号）により、個人情報取扱事業者が病歴等の機微な個人情報を取得する際には、本人同意を得ることが義務付けられた。筆者は、合理的な就業規則の内容は、労働契約の内容とする労働契約法第7条からも、このような場合の情報提供がそこに規定された場合、その定めは合理的であり、個別的な本人同意がなくても認められると解する（おそらく反対の見解として、砂押以久子「近時の法改正と労働者の個人情報の取扱い」季刊労働法253号（2016年）148頁がある）。

5 メンタルヘルス情報の取扱いに関するQ&A

　以下では、以上で述べた法知識を踏まえ、メンタルヘルス情報の取扱いについて関係者が抱きやすい疑問への回答に努める。

> Q_1　一般に、企業等で就業するカウンセラーは、その企業等の労働者に対するカウンセリングで知り得た個人情報を、どこまでその企業等の人事労務担当者や産業保健スタッフ、直属の上司などに提供することが許されるか？

　A_1　企業等で就業するカウンセラーは、おおむね、当該企業等がカウンセラーを直接雇用して就業している場合（図6）、当該企業等がカウンセラー個人と締結した業務委託契約等に基づいて就業している場合（図7）、当該企業等が業務委託契約等を締結した業者に雇用され、その指示に基づいて当該企業等で就業している場合（図8）、のいずれかに該当する。
　その前提で、以下ではまず、回答に際して踏まえるべき基礎知識を掲げ、それに基づいた回答を試みる。

ア　踏まえるべき基礎知識

① 　メンタルヘルス情報は、機微な情報として、他の多くの個人情報よりも相対的に保護の必要性が高いが、有効な対策のため、関係者によるアクセス及び活用の必要性も高い。

② 　メンタルヘルス情報の取扱いは、HIVや肝炎に関する情報とは異なり、利用目的等を知らせたうえで本人同意を得られれば、原則として他者への提供に法的な問題は生じない。

③ 　個人情報保護法では、図6の場合におけるカウンセラーへの情報の伝達は、当該企業等への情報伝達と同じ意味を持つ。

　　すなわち、同じ法人内での情報伝達は、同法上、第三者提供には該当しない。また、図7、図8の場合にも、委託者である企業等がカウンセリングにかかる情報管理をカウンセリング業者やカウンセラー個人に委託し、その取扱いを適正に管理している限り、その企業等にとって業者やカウンセラー個人は、第三者には当たらない。よって、当初設定して本人に通知した利用目的範囲内であれば、当該企業とカウンセラー（が雇用された業者）間の双方向の情報伝達について、同

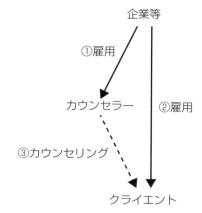

図6 企業等がカウンセラーを直接雇用して就業している場合

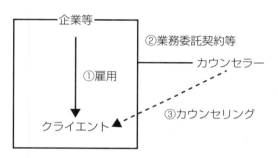

図7 企業等がカウンセラー個人と締結した業務委託契約等に基づいて就業している場合

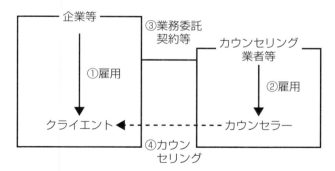

図8 企業等が業務委託契約等を締結した業者に雇用され、その指示に基づいて当該企業等で就業している場合

法上の制限はかからない。そしてその利用目的は、健康管理などとしておけば、人事目的であっても、健康管理に実質的に関わる限り、利用は可能である。何となれば、その見分けを産業医等に委ねる旨を就業規則に定めて実践すれば、目的適合性が認められやすい。

④　図6のカウンセラーは、民法上、事業者の履行補助者ないし履行代行者（＝いわば手足）としての位置付けにあることからも、当該カウンセラーへの情報提供は、事業者への情報提供と同視される。図7、図8の場合も、企業等によるカウンセラーに対する指揮命令の実態が認められる場合には、当該企業等の事業者の履行補助者等とみなされることもあり得る（前掲の「あり方検報告書」の要約⑮（53ページ）を参照されたい）。

⑤　もっとも、たとえ個人情報保護法上は合法でも、労働者の機微な個人情報については、プライバシー権の法理に照らした慎重な取扱いが必要となる。

⑥　カウンセラーには、医師や保健師・看護師等とは異なり、法律上、その職業ゆえの守秘義務は課されていなかったが（もっとも、1974（昭和49）年5月に法制審議会総会で決定された改正刑法草案第317条第1項では規制対象に含まれていた）、公認心理師法（平成27年9月16日法律第68号）の制定により、同法所定の公認心理師であれば、その第41条により守秘義務を負うこととなった。公認心理師ではないカウンセラーの場合、企業等やクライエントとの契約において個別に設定されなければならない。

　　もっとも、日本臨床心理士会や日本産業カウンセラー協会などの職能団体に倫理規定があり、カウンセラーがカウンセリングに際し、倫理の趣旨を超えて、その遵守をクライエントにあえて"約束"するなどすれば、法的にも一つの特約（個別の契約）として、拘束力を認められる可能性はある。

イ　Q1への回答の試み

①　まず、当該クライエントによる自傷他害や自身の症状の悪化、他者による当該クライエントの生命・身体・財産への危害等、本人やその関係者の重大な被害が予想される場合、カウンセラーは、図6～8の類型の如何を問わず、必要な情報を対応可能な関係者に提供することを正当化されるのみならず、事業者との契約上の義務、あるいはクライエントとの関係での注意義務として、そうする必要が生じる。このような場合、たとえ本人から守秘を依頼されていたり、本人との間で守秘の約束を交わしていたとしても、影響は受けない。

②　他方、**そこまでに至らないが、一定のリスクがうかがわれる健康情報等については**、まず、法律上の守秘義務を負う産業医等の産業保健スタッフに提供するこ

とは正当化されるだろうし、むしろそれが望まれる。つまり、体制的に産業保健スタッフの傘下に入るということである。そうしておけば、**本人直属の上司等から照会があっても、自身では対応できないので、産業保健スタッフに照会を行うよう求めることもできる。**

③　他方、適当な産業保健スタッフがいない事業所などでは、次善の策として、必要な情報に限定して、自ら情報を加工する（ex.「○○さんが疲労で不調状態にあるので配慮してあげてほしい」等）などして伝達することが正当化されるとともに、リスクの程度により、そうした対応も求められる。この点も、**図6〜8**の類型の如何を問わない。

④　もっとも、カウンセラーは、自身がどのような立場（産業保健スタッフの一員か、外部の独立的な専門職か等）でカウンセリングを行うのかについて、あらかじめクライエントとなる労働者に告知しておくことが求められる。

　　たしかに、「必要な場合には、私の判断で関係者に情報提供します」などと告知すれば、カウンセリング自体が成立しにくいので、説明の仕方に工夫が必要だが、自身が"企業等の産業保健スタッフの一員"なのか"独立した外部の専門職"なのか等の最低限の情報は伝えておく必要がある。

Q2 採用の際、精神疾患等の既往歴や現病歴等（以下、病歴等）を調べることは法的に可能か？　また、病歴等を詐称ないし秘匿して入社した者を、入社後に解雇することは法的に可能か？

A2　　■ア　踏まえるべき基礎知識
　たしかに、厚生労働省が発出した通知は、採用前の健康調査は原則として行われるべきではないとしている（平成5年5月10日付け事務連絡「採用選考時の健康診断について」、平成13年4月24日付け事務連絡「採用選考時の健康診断に係る留意事項について」）。

　ただし、いずれも法的根拠は定かではなく、たとえプライバシー権を根拠としていても、そればかりを強調するのが正当とは限らない。企業等による採用時の調査に関わる当事者の法益を憲法に遡ってみると、第22条（職業選択の自由）・第29条（財産権の不可侵）が支える企業側の採用の自由と、第13条（個人の尊重、幸福追求権）が支える応募者側のプライバシー権の調整の問題となるからである。

　そして、著名な三菱樹脂本採用拒否事件最高裁大法廷判決（昭和48年12月12日最高裁判所民事裁判例集27巻11号1536頁）は、採用の失敗が企業の秩序等に与える影響の大きさを考慮して、採用の際の思想調査すら可能としている。

すなわち、「企業者が雇傭の自由を有し、思想、信条を理由として雇入れを拒んでもこれを目して違法とすることができない以上、企業者が、労働者の採否決定に当たり、労働者の思想、信条を調査し、そのためその者からこれに関連する事項についての申告を求めることも、これを法律上禁止された違法行為とすべき理由はない。もとより、企業者は、一般的には個々の労働者に対して社会的に優越した地位にあるから、企業者のこの種の行為が労働者の思想、信条の自由に対して影響を与える可能性がないとはいえないが、法律に別段の定めがない限り、右は企業者の法的に許された行為と解すべきである」。

「また、*企業者において、その雇傭する労働者が当該企業の中でその円滑な運営の妨げとなるような行動、態度に出るおそれのある者でないかどうかに大きな関心を抱き、そのために採否決定に先立ってその者の性向、思想等の調査を行なうことは、企業における雇傭関係が、単なる物理的労働力の提供の関係を超えて、一種の継続的な人間関係として相互信頼を要請するところが少なくなく、わが国におけるようにいわゆる終身雇傭制が行なわれている社会では一層そうであることにかんがみるときは、企業活動としての合理性を欠くものということはできない」、と。［*下線は筆者付記］

要するに、採用時には、応募者のプライバシー権よりも企業等の採用の自由を優先すべきこと、よって、企業側はその思想、性向等をかなりの程度調査できることを説いており、この解釈論は、企業での労働能力（当該企業等やその職務との関係での適性を含む）や企業秩序に影響するものである限り、健康情報にも適用可能であろう。

たしかに、採用時であっても疾病・障害による差別は好ましくないが、特に日本の雇用慣行を踏まえれば、企業等が、相当な方法で、事例性（罹患した疾病が労働能力や職場秩序等にどのような影響を及ぼすか）や"それに関わる"疾病性について、的確な情報を"得ようとすること"自体は正当かつ合法である。もっと言えば、採用の自由は、採用差別の自由でもある。

もっとも、採用場面での応募者のプライバシー権が消滅するわけではないので、調査の対象は、あくまで採用後に就業させる職務の遂行に直接・間接に関わるものに限定されねばならない。

また、たとえ障害者として特別枠を設ける形式でも、以下の障害者雇用促進法第5条を考慮する必要はある。努力義務ではあるが、事件によっては民事上の公序などと解される可能性があることによる。

「すべて事業主は、障害者の雇用に関し、社会連帯の理念に基づき、障害者である労働者が有為な職業人として自立しようとする努力に対して協力する責務を有するものであつて、その有する*能力を正当に評価し、適当な雇用の場を与えるとともに適正な雇用管理を行うことによりその*雇用の安定を図るように努めなければならな

い」。[＊下線は筆者付記]

　加えて、平成25年法改正（平成25年法律第46号）で設けられた障害者雇用促進法第34条は、募集・採用場面での障害者の差別的取扱いを禁じている。これは基本的には同等の能力を持ちながら、障害者であること等に基づきなされる差別（いわゆる直接差別）を禁止する趣旨であり、コミュニケーション能力を含め労働能力自体が劣る者の救済を図る趣旨ではない。しかし、採用時に障害と労働能力の関係を適正に測るスクリーニングを行わなければ、差別と評価される可能性が生じる。

　もとより、多くの脱工業国の法制度上、人格権侵害等にあたるような方法でなければ、労働能力に関わる調査は、どの時点であっても当然に可能であり、なおかつ精神障害等のスクリーニングとコミュニケーションにかかる労働能力のスクリーニングは重なる場合が多い。採用前であればなおさらに、応募者に対して入社後に行わせる業務の一部を行わせるなどして、業務や職場秩序に影響する精神障害等の有無を（間接的に）確認することはできる。その意味で、実質的に"ある種の"精神障害等をスクリーニングすることは"ある程度"可能だが、あくまで労働能力の確認によらなければならないということである。

　他方、採用後の仮用者による情報取扱い場面では、労働者らの安全配慮との調整は求められるが、労働者のプライバシー権保護の優先度が飛躍的に高まる。象徴的なのは、2000（平成12）年12月20日に労働省が公表した「労働者の個人情報保護に関する行動指針」（以下、行動指針）であり、労働者の医療上の個人情報につき、以下の場合を例外として、収集禁止の原則を定めている（行動指針第2・2(5)）。

╭─── 医療上の個人情報収集禁止の例外 ───╮

①法令に定めがある場合、及び

②就業規則等において、個人情報処理に従事する者が、業務上知り得た個人情報の内容をみだりに第三者に知らせたり、不当な目的に使用してはならない旨を明記してある場合

③次に掲げる目的の達成に必要な範囲内で情報を収集する場合

　イ　特別な職業上の必要性

　ロ　＊労働安全衛生及び母性保護＊に関する措置

　ハ　＊その他労働者の利益になることが明らか＊であって、医療上の個人情報を収集することに相当の理由があると認められるもの　[＊以上、下線は筆者付記]

　収集禁止の原則に反して労働者が質問を受けた場合には、**回答拒否を理由とする不利益措置を禁止する旨の規定**も設けられている（行動指針第2の2(6)）。これらの制

限除外に該当する場合にも、直接収集原則の適用は維持されるとした規定もある。

　また、裁判例（富士電機E&C事件名古屋地判平成18年1月18日労働判例918号65頁）では、採用後の労働者について、現行労働安全衛生法令や、被告会社の就業規則（安全衛生規程）の定めから被告会社の負う安全配慮義務について検討を加える中で（そうした規定があるので、使用者は原告の精神状態を積極的に調べるべきだったとの原告の主張に応えて）、以下のように述べられている。

　「確かに昨今の雇用情勢に伴う労働者の不安の増大や自殺者の増加といった社会状況にかんがみれば、使用者（企業）にとって、その被用者（従業員）の精神的な健康の保持は重要な課題になりつつあることは否めない」。

　「しかしながら、…精神的疾患については、社会も個人もいまだに否定的な印象を持っており、それを明らかにすることは不名誉であると捉えていることが多いことなどの点で＊プライバシーに対する配慮が求められる疾患であり、その診断の受診を義務付けることは、プライバシー侵害のおそれが大きいといわざるを得ない」、と。

［＊下線は筆者付記］

　このように、従来の判例や行政解釈は、企業等による採用に際しては、応募者の労働能力や適性に関わる限り、健康情報等であっても収集を緩やかに認め、採用後のメンタルヘルス情報収集には、誤解や偏見を受けやすい機微な情報であることを重視して、慎重姿勢を示してきた。

イ　Q2への回答の試み

　以上の前提を踏まえると、**採用後の業務に関する限り、採用時における病歴等の調査自体は可能だが、病歴等の詐称、秘匿等を理由とする入社後の解雇は、原則として許されない**と解される。

　ただし、私傷病に当たる精神障害のゆえに、職務遂行に具体的な支障が生じた場合、使用者側が配置転換、休職、勤務軽減など一定の解雇回避努力を尽くしてもなお雇用を継続できない事情があれば、解雇が正当化される場合もある（一例として、英光電設事件（大阪地判平成19年7月26日労働判例953号57頁）は、精神障害が職務遂行に支障を生ぜしめる蓋然性があり、長期間にわたる通院の継続と回復の見込みが立たないなどの条件を満たした労働者の解雇を正当としている）。

　また、使用者が調査できない病的素因を秘匿している以上、たとえ通常人ならば耐えられる業務によりそれが増悪して何らかの災害に発展したとしても、一般に、使用者側の予見可能性が否定され、過失責任は問われ得なくなる（好例として住友林業事件名古屋地判昭和56年9月30日労働判例378号64頁）。

Q_3 消化器系の不調を示す内科医の診断書に基づいて、断続的に欠勤を繰り返す社員がいる。産業医は、同人に産業医面談や精神科受診を勧めているが、産業医に敵対的で聞き入れない。産業医面談や精神科受診を強制することはできないか？

A_3 **ア　踏まえるべき基礎知識**

脈絡によるが、受診命令の要件は厳しく、実施しても実効性があるとは限らないので、それにこだわる必要はない。

すなわち、安衛法に定められた「医師選択の自由」（第66条第5項など）や民法（原理的には憲法）に基づくプライバシー（権）等に照らすと、一般的に産業医面談や同人への受診を会社が強制することはできない[26]。

しかし、医師選択の自由やプライバシー権も絶対ではなく、以下のような事情が認められれば、例外的に、受診命令とそれに従わない場合の懲戒処分等の不利益措置も認められ得る[27]。

例外的に受診命令等が認められ得る事情

(a)就業規則等に受診命令を根拠付ける合理的な規定がある。

(b)「客観的に」（精神的な）不調をうかがわせる事情がある。

(c)的確に事情を把握した産業医等の専門家が受診の必要性を認めている。

(d)緩やかな受診勧奨をしても本人が同意しない。

(e)会社による本人の健康管理や職場秩序維持の必要上、（精神的な）不調の有無やその性質について知る必要性がある。

(f)入手した情報の管理や分析を医師等の専門家のみが行い、必要な情報のみが事

---

26) 精神疾患との関係で同旨を述べた判例として、ボーダフォン（ジェイフォン）事件（名古屋地判平成19年1月24日労働判例939号61頁）が挙げられる。本判決は、業務上の事由により既にうつ病が発症していた被災者が、当該発症を認識しないまま配転措置をとろうとしてなされた使用者からの説得に憤激し、実際の配転の後、自殺に至ったという事案につき、以下のように述べている。

すなわち、Xらは、安全配慮義務の具体化として、「健康管理義務、すなわち、必要に応じて、メンタルヘルス対策を講じ、労働者の精神的健康状態を把握して健康管理を行い、精神障害を早期に発見すべき義務を負う旨を主張する。使用者が労働者の精神的健康状態に配慮すべき義務があることはXら主張のとおりであるが、労働者に異常な言動が何ら見られないにもかかわらず、精神的疾患を負っているかどうかを調査すべき義務まで認めることは、労働者のプライバシーを侵害する危険があり、法律上、使用者に上記健康管理義務を課すことはできないというべきである」、と。

これは、異常な言動がみられる場合等を除き、事業者が労働者のメンタルヘルスを調査することは許されないし、その義務も負わないとの示唆と解される。

業者に提供される仕組みが整備されている。

このうち(a)の例の筆者による試案は以下のとおり。

⟨ 受診命令に関する規定の試案 ⟩

○×株式会社　就業規則

第30条

①会社は、以下の場合、当該従業員に対し、会社が指定する産業医その他の医師への受診を命じることができる。

　一　類似の疾患等による欠勤が○日以上継続した場合

　二　1か月に類似の疾患等による欠勤が○日以上となった場合

　三　疾患罹患をうかがわせる異常な言動が認められた場合

　四　この規則に基づいて疾病により休職させる場合

　五　この規則に基づいて復職させる場合

　六　その他必要性が認められる場合

②従業員は、合理的な理由を示さない限り、前項に定める会社の指示に従わなければならない。

第99条

　会社は、第○条、第△条、第30条第2項……に違反した者に対し、その情況に応じて、○△の懲戒処分を下すことがある。

この際、**基本的には許されない行為を合理化ないし正当化するため**、以下の条件を満たす必要がある。

① 　休復職の前、休復職を繰り返している、異常な言動がみられる場合など、**一般に受診の必要性が認められる場面に限定すること**。

② 　**本人の主治医とは別に、産業医や会社指定医への受診をさせる必要性・合理性**があること（主治医の診断に偏りがあること、産業医等が本人の職務や事例性をより詳しく知っていることなど）。

順序としては、いきなり受診を義務付けるのではなく、**まずは受診等を勧奨**すべきである。

また、産業医面談等を直接的に強制するのではなく、産業医等の専門性を前提に、面談等を復職等の条件として社内規則に規定し、それを前提に説得する方法もあり得よう。

いずれにせよ、根拠となる社内規則もなく、合理的な場面の特定もなく、必要性を

うかがわせる事情もなく、受診等を強制することはできない。

また、(b)の「客観的事情」は、相応のものでなければならない。このケースでは、

① 内科医による消化器系の不調を示す診断書

② 断続的な欠勤

③ 産業医による勧奨

といった事情は認められるが、産業医面談はともかく、精神科受診を「強制」する根拠としては不十分であろう。職場で奇声を発する、異常な言動を繰り返すなど、より説得的な事情が必要と思われる。

イ Q3への回答への試み

結局、このような場合、使用者側として取り得る一定の手続きを尽くしたうえで、本人に対応を任せる方が賢明な場合が多いと思われる。

すなわち、使用者側は、受診勧奨をしたが拒否された経緯につき、いわゆる5W1H（いつ、どこで、誰が、何を、なぜ、どのように）を明らかにして文書等に記録し、その後の対応は本人に委ねれば、万一本人の状態が悪化するなどしても、使

---

27) 周知のとおり、電電公社帯広電報電話局事件最高裁判所第1小法廷判決（昭和61年3月13日労働判例470号6頁）は、就業規則等に基づき発せられた頸肩腕症候群の精密検査（法定外検診）を公社の指定病院で受診すべき旨の業務命令に労働者が従わなかったこと等を理由とする懲戒（戒告）処分の効力が争われたケースにつき、職員の健康保持義務、健康管理従業者の指示に従う義務などを定める公社の健康管理規程等の定めは、「いずれも合理的なものというべきであるから、右の職員の健康管理上の義務は、公社と公社職員との間の労働契約の内容となっている」として、その効力を認めていた。
その後、精神疾患の調査については、前掲の富士電機E&C事件名古屋地判やボーダフォン（ジェイフォン）事件名古屋地判のように、特段のプライバシー保護の必要性から消極的に述べる下級審判例もあったが、最近になって示唆的な最高裁の判例が現れた。すなわち、日本ヒューレット・パッカード事件最2小判（平成24年4月27日裁判所時報1555号8頁。1審：東京地判平成22年6月11日労働判例1025号14頁、2審：東京高判平成23年1月26日労働判例1025号5頁）は、妄想などの精神的不調がうかがわれる労働者につき、医療受診命令の根拠となる就業規則規定の存在を前提に、解雇に先だって精神科受診を指示すべき旨を述べた。
また、派遣労働者（Z）が特段過重な負荷のない業務（原子力発電所での空調設備の監理業務等）に就業中にうつ病に罹患し、その旨の診断書を派遣先・元に提出しないまま自殺したところ、その妻子が、派遣元とその代表取締役、派遣先とその管理職（所長）を相手方として、安全配慮義務違反を根拠に、慰謝料等を請求したティー・エム・イーほか事件において、東京高裁（平成27年2月26日労働判例1117号5頁）は、使用者側にZのうつ病についての認識はなかったが、休暇取得状況や早退の頻度等から、Zの体調不良を認識できていた以上、派遣元及び派遣先「は、それぞれ従業員に対する安全配慮義務の一環として、……Zや……家族に対して、単に調子はどうかなどと抽象的に問うだけではなく、……不調の具体的な内容や程度等についてより詳細に把握し、必要があれば、……産業医等の診察を受けさせるなどした上で、Z自身の体調管理が適切に行われるよう配慮し、指導すべき義務があった」との判断を示した。
結局、メンタルヘルス健診といえども、一律的な制限ではなく、その趣旨目的を勘案したうえで、個別事情を踏まえた合理性判断を行う必要があることが示唆される。

用者側が免責される可能性は高まる。その際、上述のとおり、就業規則上、休復職等の判断に際して産業医受診を命じ、その意見を尊重する旨の規定を設け、それに基づき、「いずれ産業医の意見を聴くことになるのだから、今面談を受けておいた方がよい」などの説得をすることが有効に働くだろう。

ただし、消化器系の不調は明らかになっているので、面談がなされたか否かを問わず、そこから推定される症状等への可能な対応は求められる。

なお、そもそも当初の疾患への罹患が使用者の過失に基づく場合、使用者側が一次的な過失責任を負うことは避けられないが、たとえ本人の協力を得られなくても、**事後的な対応を万全にして記録に残せば、それ以後の責任の負担は免れることが多い。**

6 おわりに

本稿やこれに関連する拙著[28]や拙稿[29]の帰結は以下のとおり。

① 収集について

使用者が当該情報がなければ適切な健康管理措置を講ずることが困難で、自発的な情報提供等の前提条件を整備しているのに、労働者が守秘を貫いて、情報提供等の指示に従わない場合、またはそれが本人らの健康障害や職場秩序の紊乱等を招く危険性がある場合、本人の個別同意のない収集、懲戒等の不利益措置が正当化され、就業に関わる健康障害等の損害を招いた場合、使用者は免責され得る。

② 利活用について

保健目的で収集した情報は、その目的と実質的に関連する限り（そしてそのことを産業医等が判断する旨の就業規則規定に基づく等の条件を満たす限り）、人事労務管理目的での利用に転用できる。共有情報の情報加工の程度は、共有相手の知識と信頼性により調整できる。

③ 第三者提供について

事業者が保有する情報の外部医療機関、専門機関、家族等への提供については、健康管理、職場秩序の維持等の必要性があれば、本人の個別同意がなくても正当化され得る。事業者が取得した健康情報等の利用目的を健康管理目的である旨本人に通知等することや、就業規則等で健康管理目的での第三者提供を規定することで、その正当性が補強される。

28）筆者前掲書『労働者のメンタルヘルスと法』。
29）筆者前掲論文「個人と組織の健康測定と法」。

〈追記〉

　筆者による健診情報の取扱いに関する解説は、三柴丈典「安全で効果的な記録の保存法—健康情報保護と安全配慮義務の視点から」産業看護5巻5号（2013年）33-38頁を参照されたい。その他、Ⅳ章の林幹浩、淀川亮、清水元貴、三柴丈典「職場での健康情報等の取扱いと法（2）」（初出は産業保健と看護2020年3号204-225頁、加筆修正版は産業医学レビュー33巻2号（2020年）123-140頁）等も参照されたい。

IV

職場での健康情報等の取扱いと法（2）

本章は、林幹浩、淀川亮、清水元貴、三柴丈典「シーン別ストーリーで学ぶ 産業保健スタッフの情報管理と守秘義務」（産業保健と看護2020年 3 号所掲）[1] を加筆修正したものである。産業保健職の直面する課題について情報提供してくださった西園寺直之弁護士（伝馬町法律事務所）ほか、執筆にご協力いただいた方々に、厚く御礼申し上げる。

本章では、前章の解説を前提に、健康情報等の取扱いについて産業保健スタッフが抱える疑問を収集し、Q&A形式で上記課題への対応を試みる。

1　健康情報等の取扱い

Q1 法定健康診断は、労働安全衛生法等に基づき事業者が実施するものだが、事業者は、その健診結果を労働者本人の同意なしに把握できると考えてよいのか。その再検査の結果についてはどうか。

A1 労働安全衛生法令に基づく法定項目の健診結果及びその再検査結果であれば、事業者が労働者本人の同意を得ずに収集できる。再検査の実施及び受診は、一部の特別規則に基づく場合を除き任意だが、健診結果の精密化を目的としているため（健康診断結果に基づき事業者が講ずべき措置に関する指針2(5)ハ）、その結果は健診結果と同様に取り扱える（厚生労働省「事業場における労働者の健康情報等の取扱規程を策定するための手引き」2019年3月（以下、手引き）、7頁）。ただし、その取扱いの目的の達成に必要な範囲内で取り扱う必要があるため、事業場の状況に応じて、情報を取り扱う者を限定し、それ以外の者への提供には適切に情報を加工すること（ただし、前章で述べたとおり、伝達相手の知識や必要性、信頼性等に応じて加工レベルを調整すべきだろう）等を取扱規程に定めて運用する必要がある。

Q2 Q1が可の場合、直接結果を見ることのできるのは、事業者の構成員のうち具体的には誰か。社長はどうか、人事業務の責任者（人事部長等）はどうか、本人の上司に当たる管理監督者はどうか。そのうち一部が可とした場合、その間はどのように線引きされるのか。

A2 情報を取り扱う者について、これまでの行政の指針等は、産業医等、産業保健の専門家（できる限り法律上の守秘義務を負う者）ないし衛生管理者等といった、産業保健業務従事者とするよう求めてきた。

その示唆に従えば、社長、人事業務の責任者、管理監督者らは、事業者の代表ないし一員なので、労働安全衛生法（以下、安衛法）上、健診結果の帰属者兼管理者では

1）加筆修正版として、産業医学レビュー33巻2号（2020年）123-140頁がある。

あるが、個人情報の利用目的制限（個人情報の保護に関する法律（以下、個人情報保護法）第18条）やプライバシー保護の観点から、法定項目の健診結果・その再検査結果については直接見るべきではなく、産業保健業務従事者が、必要に応じて適切に加工したものを使用すべきこととなる。ただし、上述のとおり、加工の方法、程度は一律ではなく、事業者側の産業保健に関する理解の程度、現実の必要性等に応じて調整されねばならない。

Q₃ 法定健診に併せて法定外の項目が検査される場合はどうか。

A₃ 法定外の項目の健診結果は、労働安全衛生法令上、事業者による直接の取扱いが予定されていないため、個人情報保護法等の関係法令やプライバシー権との関係で、原則として、あらかじめ利用目的を伝えたうえで、労働者本人の同意を得て、収集、利用等の取扱いを行うことが求められる。ただし、事業場ごとの取扱規程により、健康管理を目的とした産業保健の専門家等による適正な取扱いが定められ、その定めが周知され、現に当該目的での取扱いの必要性が認められる場合には、個別的な同意を得なくても、取り扱うことができる。個別同意を得て収集した法定外健診結果も、その後の利用、提供等の取扱いについては、事業場ごとの取扱規程に基づき、適任者によって、利用目的の範囲内で行うことが求められる。

任意の保健指導の結果や職場復帰のための面接指導の結果も、安衛法に基づく指針（「労働者の心身の状態に関する情報の適正な取扱いのために事業者が講ずべき措置に関する指針」平成30年９月７日労働者の心身の状態に関する情報の適正な取扱い指針公示第１号。以下、指針）では、法定外健診結果と同様に第３類型（49ページ**表４**）、すなわち「労働安全衛生法令において事業者が直接取り扱うことについて規定されていないため、あらかじめ労働者本人の同意を得ることが必要であり、事業場ごとの取扱規程により事業者等の内部における適正な取扱いを定めて運用することが必要である心身の状態の情報」に分類されており、それらと同様に取り扱うべき情報に当たる。

Q4 ストレスチェックの結果に基づく医師の面接指導内容や、その後に示された医師の意見についてはどうか。

A4 指針によれば、医師の面接指導内容は、Q1の健診結果（法定項目）と同様に第2類型（49ページ**表4**）、すなわち「労働安全衛生法令に基づき事業者が労働者本人の同意を得ずに収集することが可能であるが、事業場ごとの取扱規程により事業者等の内部における適正な取扱いを定めて運用することが適当である心身の状態の情報」に分類されており、それらと同様の取扱いとすべき情報である。他方、面接指導の事後措置について医師から聴取した意見は、指針上第1類型（同前）、すなわち「労働安全衛生法令に基づき事業者が直接取り扱うこととされており、労働安全衛生法令に定める義務を履行するために、事業者が必ず取り扱わなければならない健康情報等」に分類される。

――〈解説〉――

事業者は、安衛法、じん肺法に基づき実施する健康診断や、労働者の健康確保措置のための活動等を通じて、様々な労働者の心身の状態に関する情報（以下、健康情報等）を保有しているが、そのほとんどが個人情報保護法第2条第3項に規定する「要配慮個人情報」に該当する（要配慮個人情報に該当する健康に関する情報を、以下、健康情報）[2]。健康情報等の取扱いをめぐっては、複数の法規制や法理が適用される（その趣旨と適用範囲については、**図9**を参照されたい）。また、職場に現れる様々な不調者を想定し、安全配慮義務の履行、職場秩序の維持など様々な法益間での利益衡量（さじ加減を量ること）が必要になる。

安衛法は、労働者の健康確保やそのための適正配置等のため、事業者が労働者本人の同意を得ずに法定健診や面接指導の結果を収集・保管し、使用すべき旨を定めている。ただし、だからといって、その利用目的やプライバシー保護の観点では、社内の誰もが特定個人の健診結果にアクセスしてよいわけではない。健康診断や面接指導の実施の事務に従事した者は、その実施に関して知り得た労働者の秘密を漏らしてはならない、という身分上の規制もある（法第105条）。例えば会社の上司は、事業者の内

2）本稿では、手引きの定義に倣い、事業者の保有する労働者の心身の状態の情報のうち「要配慮個人情報」に該当する情報を「健康情報」と言い、「要配慮個人情報に該当しないもの（例えば健診の受診・未受診の情報など）を含めたものを「健康情報等」と呼ぶこととする。法令上の「心身の状態の情報」は健康情報等と同義だが、健康情報等とされなかった一方で、手引きでは健康情報等との文言となった経緯については、前章の脚注17）を参照されたい。

部の者なので個人情報保護法上の第三者には当たらないが、健診結果を本人の同意なくとも収集できる「事業者」に当たるとは限らない。

そこで、上司に当たる者が自ら健康診断の結果をそのまま収集することが、当該労働者に対する健康確保措置の実施や民事上の安全配慮義務の履行等の目的の達成に必要かどうかが問われるが、管理監督者だから直ちに必要とまでは言えない。その者の産業保健の知識、部下の健康管理に配慮する姿勢など、健康確保措置に貢献する度合いとの関係で、相対的に考える必要がある。そうした知識や姿勢がうかがわれない場合、例えば産業保健業務従事者が、当該健康情報等の取扱いの目的の達成に必要な範囲内で使用されるように加工（検査結果を踏まえた意見に置き換えるなど）して、管理監督者等に提供すべきと解される。

では、具体的には事業者の中の誰が、どのように健康情報等を取り扱うべきか。この点については、指針にその原則が示されている。

指針では、健康情報等を性質によって3つに分類し、それぞれについて取扱いの原則を示している（49ページの**表4**を参照されたい）。これは原則であって、事情によって逸脱も許されるし、法的な拘束力もないが、本章の回答も、この原則を尊重している。

また、前掲の厚生労働省の手引き（69ページ）には、健康情報等の種別ごとに取り扱い得る者をきめ細かく整理したうえで、どのように扱うかを示した取扱規程のひな型が示されている。指針は、この規程について、適切な健康確保措置等のための慎重な健康情報等の取扱い方法の明確化を図るものであるとして、労使で検討のうえ定め、組織内で周知するよう求めている。

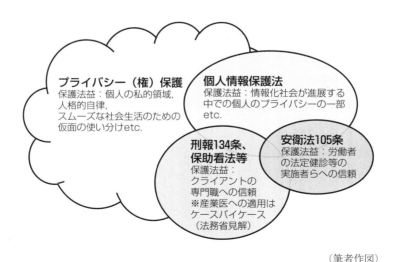

（筆者作図）

図9　健康情報等の取扱いに適用される法規制等

コラム●健康情報等の取扱いに関する指針と取扱規程について

　個人情報保護法の改正（2015（平成27）年）、そのガイドラインの公表（個人情報保護委員会「個人情報の保護に関する法律についてのガイドライン（通則編）」平成28年（平成29年一部改正））などを受け、雇用管理の分野で取り扱われる健康情報等についても、その取扱いについて、「働き方改革を推進するための関係法律の整備に関する法律」（以下、働き方改革関連法）の一環として、安衛法が2018（平成30）年に改正され（施行は2019（平成31）年４月）、これに基づき指針が公表された。

　従来から、事業者は労働者の健康情報等を機微な情報として慎重かつ適正に取り扱うこととされており、2018（平成30）年の改正は、従来の規律水準を変更してはいない。この指針は、事業者が健康情報等を取り扱う際の原則を改めて示し、従来から行政が通達や指針等で策定を求めていた組織としての「取扱規程」について、その必要性をより体系的に位置付けて強調しつつ、具体例を示したところがポイントの一つである。事業者は、健康情報等の適正な取扱いのために、労使の協議により、各種情報を取り扱う目的、方法、取扱者の権限等について取扱規程に定め、労働者に周知する必要があることが、具体的な方法の例示も含めて示された。

　筆者[3] が整理したとおり、もとより、従来から行政の指針等には、健康情報等の取扱いに関して「行政による健康情報等の取扱い４原則」とも呼ぶべき考え方があった。すなわち、

　　１）情報取扱いに際しての本人同意の獲得
　　２）産業医や産業保健師、衛生管理者等による情報の集中管理
　　３）そこから事業者等への情報提供に際しての情報の加工
　　４）衛生委員会等での取扱いルールの策定

である。この指針や手引きは、この考え方をより体系的かつ具体的に展開したものと捉えることができる。

　指針には、取扱規程の策定の目的の一つは、労働者が不安を抱くことなく安心して健康相談等を受けられるようにすることと記されている。

3）三柴丈典『労働者のメンタルヘルス情報と法』（法律文化社、2018年）103－104頁。

2 産業保健スタッフ間での情報共有のあり方について

Q1 産業医や産業保健師など、産業保健スタッフは、個別に社員の相談に応じたり保健指導を行ったりすることがあるが、その結果については産業保健スタッフ間で共有しておくべきか。

A1 産業保健スタッフは個々の人や課題にチームで対応すべきであり、いずれかが取得した相談情報などは共有すべきである。特に産業保健スタッフが相談者から得た情報のうち医学的判断が必要なものは、「本人の承諾の有無にかかわらず」チームの医師に報告し、事後措置等に活用すべきである。これは、個人情報保護法や職業や仕事に伴う守秘義務規定、プライバシー権法理との関係でも、本人の同意を推認できるか、本人の健康上の利益との関係で正当事由が認められること等によると解される。健康管理という利用目的とも矛盾しない。

Q2 産業心理職などカウンセラーの場合も同じと考えてよいか。事業者が外部の EAP（Employee Assistance Program：従業員支援プログラム）等と契約していて、その外部機関に所属する心理職がカウンセリングで得た個人情報について、産業保健スタッフは共有可能か。

A2 産業心理職等のカウンセラーは、契約形態にもよるが、情報の保護と安全配慮義務の履行などの両立を図るため、事業者に雇用されているか外部委託者かを問わず、基本的に産業保健業務従事者として位置付けられることが適切と考えられる。すなわち健康情報取扱いについては、事業場内の産業保健スタッフのチームの一員として情報管理をすること、また事業者へは情報を適切に加工して伝達すること等が求められる。外部委託者の場合は、その旨（事業場内の産業保健スタッフとの情報連携、それ以外の者に対する情報の守秘、事業者へ伝達する情報の加工等の原則）を業務契約等で担保すべきと考えられる。

Q_3 事業者は、本人の同意なく外部のカウンセラーが保有する情報にアクセスできる場合があるか。そうした場合に用いられる「集団的守秘義務」とはどのような概念か。

A_3 元は学校臨床などの分野で用いられ始め、最近は産業保健でも、「集団的守秘義務」という用語が用いられることがあるようだ。法的概念ではないが、産業保健スタッフを中心とするチーム以外に正当な理由なく秘密を漏らさないようにし、事業者に伝達する際に適切に情報を加工するといった情報管理を行う義務を指すと考えられる。要するに、正当な事由なく、産業保健スタッフ以外には労働者の健康情報等を漏らさないよう意思統一をするための用語と考えられる。

　それが硬直的な運用に偏らなければ、法的にも問題ないだろう。ただ、産業保健スタッフは、法的には事業者の安全配慮面・健康管理面における履行補助者・代行者であり、個人情報保護法上、事業者と一体の関係にある。個人情報保護法による利用目的内での個人情報の取扱いの規制（第17条、第18条）や、プライバシー権法理による制限はかかるが、本人に自傷他害のリスクがある場合はもとより、情報を取得した際に設定し、本人に通知等した利用目的（この場合、健康管理目的）の範囲内であれば、情報共有しても問題はない。法的根拠はA1で述べたとおり。ただし、スタッフ以外への情報伝達に際しては、必要な情報に限定して加工することが求められるとともに、組織内のどこまでの範囲の人が事業者として情報を取扱い得るのかを、労使協議を経て「取扱規程」に定め、事業場内に周知しておくことが求められる。

――〈解説〉――

　従来から行政文書等では、産業医とその他の産業保健スタッフは、健康情報についてチームとして対応する必要があるため、いずれかが取得した相談情報などはチーム内で共有すべきとしてきた。

　例えば、「平成17年度職場におけるメンタルヘルス対策のあり方検討委員会報告書」（中央労働災害防止協会（厚生労働省委託）、平成18年3月。以下、あり方研報告書）は、労働者への健康確保措置の実施や安全配慮義務の履行の観点から、事業場内の産業保健スタッフが相談者から得た情報はすべからく相談記録に残し、スタッフ間で共有する必要があり、その管理は守秘義務を負うスタッフが行うべきであり、また、その取扱い方については、衛生委員会で審議しルール化して労働者に周知し、当該記録情報の事業者への伝達は、特別な職業上の必要性がある場合、労働安全衛生に関する措置のため必要となる場合に限られるべきと示唆していた[4]。

　産業保健業務従事者のチーム（筆者は「産業保健ボックス」と呼んでいる[5]。以

下、産業保健ボックス）内での情報共有の目的は、チームワークによる実効的な健康管理と労働者の健康情報保護の両立である。

一方では、臨床と同様に、チームを組んで、医師またはその問題に詳しい者の指導の下、有機的な情報交換を行い、機動的で一貫した対応を図る必要がある。よって、あり方研報告書も、産業保健スタッフが相談者から得た情報のうち医学的判断が必要なものは、「本人の承諾の有無にかかわらず」チームの医師に報告し、事後措置等に活用し、労働者への十分な健康確保措置を実施すべきとしている（あり方研報告書別紙５．１）。情報共有する仕組み（ファイル共有システム等）の構築も求められる。他方では、産業保健ボックスが関係者から信頼されるよう、不必要な情報が外部へ不当に漏れないよう、内部情報の管理を規律をもって行う必要がある。

カウンセラーは、事業者が直接雇用している場合と、事業者の組織の外部にあって、カウンセラー個人ないしカウンセラーが所属する企業等（以下、カウンセリング業者）と業務委託契約等を結んでいる場合とがある[6]。前者を内部カウンセラー、後者を外部カウンセラーと呼ぶこととする。また、事業者の外部で、特に事業者と契約せずに独立してカウンセリングをしている者を独立カウンセラーと呼ぶこととする。

内部カウンセラーの場合は、民法上、事業者の履行補助者ないし履行代行者としての位置付けにあることからも、当該カウンセラーへの情報提供は、個人情報保護法上は、事業者への情報提供と同視される。ただし、同法上も、利用目的による制限（法第17条、第18条）からも、健康情報について取り扱うことができるのは産業保健ボックスの一員と位置付け、ボックス外への伝達は、取扱規程に基づき、基本的には健康管理目的に照らし、必要の限度で、可能な限り加工して行うのが適切と考えられる。この措置により、カウンセラーが公認心理師であり、同職として業務に従事する場合であって、業法である公認心理師法（平成27年法律第68号）上の守秘義務規定（第41条）の規制がかかる場合にも、本人同意を推認したり、「正当な理由あり」と説明しやすくなる。

外部カウンセラーの場合、事業者と情報の共同利用や管理委託といった一体的な関係にあれば、その履行補助者とみなされ得る。メンタルヘルス不調に関する個人情報が、極めて機微な情報であるとともに関係者によるアクセス及び活用の必要性も高いことから、内部カウンセラーと同等の位置付けにするよう、契約等で担保することが

4）筆者前掲書『労働者のメンタルヘルス情報と法』142頁。
5）三柴丈典、岡村久道「対談　平成30年改正労働安全衛生法による労働者の心身の状態に関する情報の保護」岡村久道編『対談で読み解く　サイバーセキュリティと法律』（商事法務、2019年）297頁（筆者発言部分）。
6）三柴丈典「産業保健と法3　職場でのメンタルヘルス情報の取扱いと法(3)」産業医学ジャーナル40巻2号（2017年）20－22頁。

望ましい[7]（あり方研報告書第3の2(2)イや「労働者の心の健康の保持増進のための指針」（メンタルヘルス指針。平成18年3月31日付け健康保持増進のための指針公示第3号、最新改正：平成27年11月30日付け同指針公示第6号）7(3)は、事業場ごとの規程でその旨定めることを求めていた）。

　また、公認心理師以外のカウンセラーには、医師（刑法第134条）や保健師・看護師・准看護師（保健師助産師看護師法第42条の2）とは異なり、制定法上その職業ゆえの守秘義務は課されていない[8]。臨床心理士や産業カウンセラーなど、職能団体等の自主的な倫理規定はあっても、制定法上の守秘義務が課されていない専門職については、同職を産業保健ボックスの一員と位置付けるためにも、契約等により、その事業で生じ得るケースを想定した適切な守秘義務を課し、労働者らに周知しておくことが有意義だろう。もっとも、専門家とは、専門知識と倫理に基づいて、情報を適切に取り扱えるからこそ専門家なのであって、ただ一律に対象者の個人情報を保護することが職責でも法の要請でもないことは、明記する必要がある。

　前述のとおり、個人情報保護法上は、内部カウンセラーによる同じ法人内での情報伝達は第三者提供には該当しない。外部カウンセラーの場合も、事業者が情報管理をカウンセリング業者やカウンセラー個人に委託したり、彼らと共同利用している場合には、その業者やカウンセラー個人にとって事業者は第三者には当たらない。あくまで、取得当時に特定し、本人に通知等した利用目的範囲内での取扱いが求められるにすぎない。また、就業規則等でその旨を規定し、産業医等の判断を得れば、実質的に健康管理目的が含まれる限り、人事労務管理目的で取り扱うことも許されると考えられる[9]。

　もっとも、個人情報保護法上、利用目的範囲での取扱いが求められるし、同法とは

7）事業者が外部カウンセラーに業務を委託するものの、外部カウンセラーは、事業者に相談者の個人名やカウンセリングの内容などの個人情報等を一切通知しない（例えば一定期間における相談件数のみしか通知しない）条件で契約が締結されることがある。その場合、事業者としての適切な健康確保措置や安全配慮義務の履行が十分に行えない可能性が生じる。外部カウンセラーは、事業者と契約関係にあり、現にカウンセリング活動を行う以上、相談者である労働者に対して一定の配慮義務を負い、自傷他害のおそれがある場合等には、事業者への必要な連絡をする義務を負う場合があるだろうし、事業者も、他に労働者の不調や悩みを聞き取る適当な手段を講じていないのであれば、外部カウンセラーから健康管理に必要な情報の提供を受けるための措置を講じる義務を負うと解される場合があるだろう。

8）ただし、カウンセラーと相談者との間に、医師と患者との間の治療契約に類似した心理治療契約とも言うべき契約が成立したと解される場合、カウンセラーは当該契約上当然に相談者に対して守秘義務を負わねばならず、カウンセラーがその相談内容を仮名とはいえ具体的かつ詳細に出版物において記述し、その記述内容から、相談者を知る者にとっては、記述されている人物が相談者であると容易に知り得るときには、カウンセラーは上記契約上の守秘義務違反責任を負うことになる旨を説いた裁判例がある（東京地判平成7年6月22日判例時報1550号40頁）。

9）筆者前掲書『労働者のメンタルヘルス情報と法』240-244頁。

別に、憲法規定に基づく民法上の法理としてプライバシー（権）の法理があり、労働者の個人情報、とりわけ機微な情報については、その法理に照らした慎重な取扱いが必要となる。

したがって、カウンセラーに関しては、対象者の個人情報の保護と安全配慮義務の履行の両立を図る観点から、社内に雇用されているか否かを問わず、社内規則などで産業保健業務従事者としての位置付け、社内の産業保健ボックスでの情報管理と、ボックス外への伝達に際しては必要に応じて加工することが適切であり、外部の場合はこれを業務契約等で担保すべきと解される。

では、業務委託契約などで、外部カウンセラーと事業者内の産業保健スタッフ等で情報共有させる場合、どのような条件とすべきか。

まず、当該対象者による自傷他害を筆頭に、当該対象者の症状の悪化を含め、当該対象者や関係者の生命・身体・財産への危害が予想される場合、カウンセラーは、内部か外部かを問わず、必要な情報を対応可能な関係者に提供することを正当化されるのみならず、むしろその責務を負う。このような場合、たとえ本人から守秘を依頼されていたり、本人との間で守秘の約束を交わしていたとしても、影響は受けない。

他方、そこまでに至らないが、そのリスクがうかがわれる健康情報等については、本人同意を得る努力をしたうえで困難が生じれば、カウンセラーが、まず制定法上の守秘義務を負う産業保健スタッフに提供することは正当化されようし、むしろそれが望まれる。そうしておけば、本人直属の上司等から照会があっても、改めて産業医等の産業保健ボックスの責任者に照会を行うよう対応することもできる。情報提供を受けた産業医等は、自身の専門知識と倫理に照らし、必要な情報を必要な限り関係者に伝達し、対応上の連携を図る。制定法上の守秘義務を負う産業保健スタッフがいない事業場等では、必要な情報に限定して、自ら情報を加工する（ex.「○○さんが疲労で不調状態にあるので配慮してあげてほしい」等）などして伝達することが求められるとともに、正当化される。加工の程度・方法は、保護を図る本人らの利益との関係で決定する。この点も、カウンセラーの所属先の如何を問わない。

こうした「集団的守秘義務」の考え方を、労使協議を経て「取扱規程」に定め、社内に周知しておくことが重要である。こうした手順を踏むことで、手引きが示す「適正な取扱いが確保されることで、労働者が不安を抱くことなく、安心して自身の健康に関する情報を事業者に提供できる環境を整備すること」にもつながる。

使用者が、強化される労働者の健康管理責任を果たすには、相応の健康情報等を取り扱う必要が生じるが、それには、適正に情報管理と健康管理を果たし、労働者が安心して情報を提供できる条件を整備する必要があるという趣旨を、事業者の「情報取扱い前提条件整備義務」として法理論化したのが、筆者[10] である。実際に、従来の判

例学説や行政解釈等に照らすと、そうした趣旨を述べたものも散見される[11]。

　産業保健における集団的守秘義務の概念は、この前提条件整備義務の一環と捉えることもできる。相談した内容について、秘密が守られなければ、相談者は相談できなくなるだろう。しかし、情報が相談を受けた者以外に共有されないと、相談者の健康を守るための適切な措置をとるうえでの妨げとなる。この両者の要請を満たすためには、集団的守秘義務の規定と履行が求められる。そこで、情報の共有範囲、共有の条件等を、事業場の健康情報取扱規程等で定めるとともに、EAP等の外部機関との業務委託契約等にあらかじめ盛り込み、労働者に周知する必要がある。その際、事業者と相談者の間に利益相反が生じた場合の対応方法も規程等に定める必要がある[12]。

　なお、カウンセラーが相談者に対して、たとえ情報を加工するにせよ、必要に応じて関係者に情報を提供するなどと告知すると、カウンセリングそのものが成立しなくなってしまうのではないかという危惧があり得よう。

　これについては、取扱規程等として衛生委員会で審議してルール化され、労働者に周知されている以上、カウンセリングに入る時点で、事業者と契約しているカウンセラーであることが明示されていれば、本人からインフォームド・コンセントを得られていると解することもできるだろう。

　筆者[13]は、「事業者と外部の医療機関、EAP等の専門機関等が個人データの管理委託契約を締結しており、事業者による適切な監視がなされている場合や、彼らと共同利用の関係にある場合、これらの機関は第三者には該当せず、よって本人同意のない情報の授受も違法評価を受けない。もっとも、プライバシー権法理の適用を受ける可能性は残る」としている。ただし、これは主に個人情報保護法との関係での論述であり、公認心理師や保健師・看護師等、制定法で守秘義務が課せられている者については当該守秘義務のほか、職業倫理やそれを踏まえた契約解釈にかかる問題も生じ得る。

　インフォームド・コンセントを重視した心理臨床を実践することは、単に法的・倫理的原則を満たすだけではなく、心理臨床家に対するクライエントの印象をより好意的なものにし、より良い臨床家-クライエント関係へとつながっていく可能性が高い旨の指摘もある[14]。

　しかし、臨床心理の枠組みばかりでは、産業における使用者の安全配慮義務の履

---

10)　筆者前掲書『労働者のメンタルヘルス情報と法』。
11)　筆者前掲書『労働者のメンタルヘルス情報と法』290 – 294頁。
12)　秀嶋ゆかり「『秘密保持』と『手続の透明性』を巡って：守秘義務」臨床心理学17巻1号（2017年）43頁。
13)　筆者前掲書『労働者のメンタルヘルス情報と法』289頁。
14)　金沢吉展『臨床倫理学の倫理をまなぶ（初版）』（東京大学出版会、2006年）216頁等。

行、職場秩序の維持、労使間の信頼関係の構築等は論じ切れない。そこで、筆者による「情報取扱い前提条件整備義務」の法理が提唱された経緯がある。筆者[15]が述べるように、プライバシー権は絶対ではなく、あくまで他の法益と比較考量されるべきものである。制定法上の守秘義務も正当事由があれば免除される。職業倫理も、あくまで倫理にすぎないし、その本来の目的がクライエントの中長期的利益にあるとすれば、事業者と外部機関との契約内容は、事業者の安全配慮義務等が果たされるように設定するか、適当な契約条項を、集団的守秘義務の考え方も踏まえて現実に見合うように解釈すべきだろう。

コラム●心理臨床における集団的守秘義務

　学校臨床場面についてではあるが、集団的守秘義務について、以下のような説明がなされている。

　「個人カウンセリングとは異なってスクールカウンセラー（以下、SC）一人がクライエントの情報を守秘義務下に占有するのではなく、それに関わる者が必要な情報を共同に持ち、かつ厳密な守秘をするということが第一の意味である。そこでは、子どもを援助するという最大の目的のために、どの情報を誰と共有するかという、SCの判断力が問われることにもなる。またこのことは、『守秘、守秘』という守り姿勢だけではなく、情報を相互に共有することを含む、援助システムをどう組むのかという積極的な問題でもある」[16]。

　このように、集団的守秘義務とは、ただ集団内での守秘を図るのではなく、専門家としての専門性と良識に基づいて、集団をどう構成し、（おそらくは）集団と連携すべき相手についても適切に"判断"することを通じ、クライエントの心理的健康と秘密の保護の両立を図る概念と解される。

　むろん、集団的守秘義務も絶対的な概念ではない。その趣旨目的を考えて、柔軟に解釈される必要がある。

---

15) 筆者前掲書『労働者のメンタルヘルス情報と法』。
16) 長谷川啓三「集団守秘義務の考え方」臨床心理学3巻1号（2003年）123頁。

3 産業保健スタッフが作成する記録の本人への開示

Q 産業保健スタッフが同スタッフ内での情報共有のために作成している記録や、同スタッフ個人が作成している記録について、本人から情報開示請求があった場合、すべて提供すべきか。そうでないとしたら根拠は何か。具体的にはどのようにするのが適切か。

A 面談記録の内容のうち、個人情報を検索できるよう体系化しての保有を予定しており、個人情報取扱事業者によるコントロール（開示、訂正、利用停止、削除、消去等）が可能なものの場合、原則として、本人からの開示の求めには応じなければならず、例外とされるのは本人の命などに関わる場合や、他の法令による場合など限定されている。

ただ、産業保健における記録は、事業者の健康確保義務・安全配慮義務の履行のための記録であって、記録者にとっての個人情報という面と、本人の個人情報でもあるという両面を持つため、一部非開示とすることが正当化されるとも考えられる。もとより、そのことを意識して記録を作成すべきだろう。

───〈解説〉───

個人情報保護法では、個人情報取扱事業者は、保有個人データ（第16条第4項。個人情報を検索できるように体系化しての保存を予定しており、一部の例外（その存否が明らかになることにより公益等の利益が害されるものとして政令で定めるもの）を除き、個人情報取扱事業者がコントロール権限を持つもの）については、原則として本人からの開示の求めには応じなければならず、例外は、本人の生命、身体、財産などに関わる場合や、他の法令による場合などに限られる[17]。それらの例外に該当しない場合は、対象者に対し、面談記録のうち保有個人データに当たる部分については、開示しなければならない。

医療機関等におけるカルテ等の診療録の情報は、医師の保有個人データだという側面があるにしても、原則本人に開示しなければならないとされている[18]。対人援助としてのカウンセリングもこの位置付けとなり、本人への開示義務は、面談者の個人的メモであったとしても免除されないため、本人に見せられないような記録は一切残すべきではないという見解もある[19]。

他方、産業保健での面談記録はやはり、本人の個人情報であるとともに、記録作成

者の個人情報であり、事業者の健康確保義務・安全配慮義務の履行のための記録である。よって、本人開示についても一部を不可とすることができるとも考えられる。

　例えば、対象者が上司に当たる面談者に対して、「最近眠れず、集中力に乏しく、頭痛があって、精神科に通院している」と語り、その面談者が、「対象者は、以前も同様の症状を示しており、今後も改善は期待できない」と記録していたとする。この場合、そのような「上司による評価等が記載された個所は、その上司にとっての個人情報に当たる可能性が高く、同様に面接者の見解等が記載された部分は、その面接者にとっての個人情報に当たる可能性が高いので、その部分のみに付箋を貼るなどしてコピーし、部下本人の発言内容のみが見える状態にしたものを開示することが適当」との見解がある[20]。

　筆者の私見だが、産業保健での面談記録は、本人の個人情報としての性格を持つとともに、会社による健康管理や人事管理、企業秩序など会社の利益に関わるものでもある。そのため、すべてが本人開示されなければならないとすると、面談者が相談記

---

17) 個人情報保護法第33条第1項は「本人は、個人情報取扱事業者に対し、当該本人が識別される保有個人データの電磁的記録の提供による方法その他の個人情報保護委員会規則で定める方法による開示を請求することができる」と定め、第2項で、
　「個人情報取扱事業者は、前項の規定による請求を受けたときは、本人に対し、同項の規定により当該本人が請求した方法（当該方法による開示に多額の費用を要する場合その他の当該方法による開示が困難である場合にあっては、書面の交付による方法）により、遅滞なく、当該保有個人データを開示しなければならない。ただし、開示することにより次の各号のいずれかに該当する場合は、その全部又は一部を開示しないことができる。
　一　本人又は第三者の生命、身体、財産その他の権利利益を害するおそれがある場合
　二　当該個人情報取扱事業者の業務の適正な実施に著しい支障を及ぼすおそれがある場合
　三　他の法令に違反することとなる場合」
と定めている。例えば、病名等を開示することにより、本人の心身の状況を悪化させるおそれがある場合は、上記「一」により、開示しないことができる。
　なお、面談記録のうち、個人情報保護法第16条第4項の「保有個人データ」に該当しない部分についても、プライバシー権が自己情報コントロール権（自身に関わる情報は自身でコントロールできる権利）と理解されるようになってきたことや、健康情報等が機微な情報であることとの関係上、同様に考えるべき場合もあるだろう。

18) 個人情報保護委員会・厚生労働省「医療・介護関係事業者における個人情報の適切な取扱いのためのガイダンス」（平成29年4月14日、令和6年3月一部改正）は、「診療録の情報の中には、患者の保有個人データであって、当該診療録を作成した医師の保有個人データでもあるという二面性を持つ部分が含まれるものの、そもそも診療録全体が患者の保有個人データであることから、患者本人から開示の請求がある場合に、その二面性があることを理由に全部又は一部を開示しないことはできない。ただし、法第33条第2項各号のいずれかに該当する場合には、法に従い、その全部又は一部を開示しないことができる」としている。

19) 八木亜紀子『相談援助職の記録の書き方—短時間で適切な内容を表現するテクニック』（中央法規出版、2012年）30-34頁。

20) 三柴丈典「安全で効果的な記録の保存法—健康情報保護と安全配慮義務の視点から」産業看護5巻5号（2013年）445-450頁。

録に本音や会社利益に通じる事柄を書けなくなるおそれがあるとも言え、個人情報保護法第33条第2項第2号等の例外規定に当たり得ることを考慮する必要が生じる。医療機関に保管された個人データは、基本的には本人利益のみに関わると解される点で、性格が異なると解される。

このように、産業保健情報と医療情報では、本人開示に係る対応に相違が生じ得る。産業保健での面談記録は、記録者にとっての個人情報であり、事業者の健康確保義務・安全配慮義務の履行の記録であるとともに、対象者本人の個人情報でもあることを意識して作成すべきだろう。

4 情報取扱いに係る前提条件整備の必要性

近年の働き方改革関連法による安衛法改正や、関係指針等では、38ページ**表2**の「行政による健康情報等の取扱い4原則」が、より体系的に具体化された。その実質の一つは、4原則のうち第1原則である「情報取扱いに際しての本人同意の獲得」が困難な場合に、産業保健スタッフを生情報の取扱い権限者として介在させ、労働者の健康管理や事業利益の確保と、労働者の健康情報等の保護を調整ないし両立させようという点にある。まずは産業保健スタッフ自身が労使双方の信頼を得られるようなバッファーの役割を果たし、ひいては労使間の信頼関係を取り結ぶ役割を求めることで、有効な健康管理の促進を図ったとも言える。

特に、メンタルヘルスに関連する健康情報等は、事業者への伝達などについての本人同意の取得に困難が伴うケースが少なからず生じる。

それでもなお、事業者の健康確保措置や安全配慮義務の履行を十全たらしめるためには、事業者の側から、労働者が安心して自身の健康に関する情報を提供できる環境を整備することが重要となる。「産業保健スタッフ等による情報の集中管理」、「事業者等への情報提供に際しての情報の加工」、「衛生委員会等での取扱いルールの策定（と周知）」といった第2〜4の原則は、そのための具体的方策と捉えることもできる。

78〜79ページで論じたように、筆者が提唱する、「情報取扱い前提条件整備義務の法理」（事業者に情報の取扱いに係る前提条件を整備する義務を課し、それが果たされる限り、労働者には健康管理に必要な情報を提供する義務を課すべきとする考え方）は、過去の判例学説や行政解釈等ともおおむね整合する、信義則上の法的義務である。以前は、情報収集後の段階で事業者に求められてきた、取扱規程の策定、取扱い権限者の指定などの情報管理策や、経営責任者による有効な健康管理策の表明や実

際の実施などの健康管理策を、情報収集前の段階に前倒しして事業者に求めることにより、労働者が安心して健康情報等を提供できる前提を整備し、労使間の信頼関係醸成を図っており[21]、紛争の事後解決基準にもなるが、予防法学的な法理と言えよう。

こうした考え方が、労使間の信頼関係を重視する日本的な雇用慣行や、昨今の事業者責任の強化といった文脈の中で何らかの形に定着していくことが、トラブルの未然防止のためにも組織活性の向上のためにも重要だと考えられる。では、その定着を図るうえで、どのような課題があるだろうか。

産業保健スタッフやカウンセラー等の産業保健業務従事者にとって、集団的守秘義務の履行、すなわち情報の集中管理と事業者等への情報提供に際しての情報の加工等は、法的守秘義務と安全配慮義務の双方への通暁と、メンバー個々人のバランス感覚やチームマネジメントを必要とする、比較的難度の高い組織内業務である。しかもそれは、通常の組織内の指揮命令系統とは独立した意思決定システムを持っていなければ機能しない。

これを十全に行える産業保健業務従事者やそのチームが、現実にどれだけ存在するかという課題がある。

以前、筆者らが厚生労働科学研究費補助金を得て企業等でメンタルヘルスに関わる方々を対象に実施した社会調査[22]で、産業医のメンタルヘルス業務への関わりについて調べたところ、産業医は、専属、嘱託を問わず、健診での問診、健診、職場巡視、衛生委員会への参加、不調者への就業上の措置に関する意見のほかは、組織（集団）への啓発、休復職判定などを目的とする従業員との個別面談、主治医との連絡などのコミュニケーター的な役割を担っている場合が多いが、不調者に寄り添ったり、その環境調整に力を入れるような直接的な関与はできていない場合が多く、また、社内規程づくりへの関与や、経営上層部への就業条件の本質的な改善提案等もほとんどできておらず、法政策上は果たすべきとされているメンタルヘルス情報の管理も実施されていない場合が多いことなどが判明した。

これは、事業者から彼らへの役割期待の問題でもある。事業者が、そのチームに然るべき役割期待を持ち、その任に堪える意欲と能力を持ったスタッフを選任し、その評価軸でスタッフを評価することが一つの理想形だが、一般に現実とは開きがあろう。

2018（平成30）年に成立した働き方改革関連法は、長時間労働の抑制と共に図られ

---

21) 筆者前掲書『労働者のメンタルヘルス情報と法』291頁。

22) 諸外国の産業精神保健法制度の背景・特徴・効果と我が国への適応可能性に関する調査研究. 厚生労働科学研究費補助金. 健康安全確保総合研究. 労働安全衛生総合研究事業. 研究代表者：三柴丈典. 2013（平成25）年度研究報告書. 653-659頁。

た労働密度の向上の健康面でのセーフティーネット兼推進役として産業医を位置付けることで、その意義を高めようとしている。つまり、重要な政策の推進に産業医を関係付けることで、産業医の社会的意義、認知度の向上を図るとともに、就業先での役割期待を法的に高めようとしている。

　その狙いの本質は、産業医らと労使の信頼関係の向上にあり、その主な方法は、関係者との対話と不調者の適応支援ではないかと思われる。産業保健の課題が労働者の生き方や働き方に深く関わるようになるほど、労使ほか関係者間の対話と適応の促進を図ることが業務の本質になってくる。つまり、個々の労働者も事業組織も個性を持つ存在なので、対話を通じてそれら個性のありようを探りながら、対話を通じて適応を図ることが産業保健の大きな役割になってきている[23]。

　少なくとも政策は、医師ら産業保健スタッフにそうした役割を期待している。

　しかし、実際には、有力な産業保健人材の不足もあって、信頼に足る産業保健ボックスを築けない事業者がほとんどなので、そうした事業者は、外部機関や専門家の支援を受けつつ、自ら労使間の信頼関係を築くほかはない。

　産業保健スタッフは、その事業者や事業の個性と特質を把握したうえで、産業保健を活用するメリットを簡潔明快に事業者に説けるよう、その役割をわかりやすく説明するとともに、果たせる役割の拡大に努める必要がある。

　職域の健康情報等の取扱いも、もめるのは、おおむね労−産業保健者−使間の信頼関係が破綻した時である。したがって、そうしたトラブルは、産業保健機能の失敗とも言える。もっとも、試行錯誤を重ねなければ、有力な産業保健スタッフは育成されないようにも思われる。

23）三柴丈典「産業医制度はなぜ必要なのか〜働き方改革関連法の施行を踏まえて改めて考える〜」DIO（連合総研レポート）357号（2020年）4−5頁。

V

難治性疾患と就業上の合理的配慮義務

1 日本における合理的配慮義務化の背景

　少子高齢化や個人尊重社会の到来等を背景とした疾病・障害者の就業継続支援や治療と就業の両立を支援する政策や判例の傾向を背景に、疾病障害者の就業上の配慮の決定（職務や職場への適応支援）や就労判定が産業医の重要業務となりつつある。

　特に、「障害者の雇用の促進等に関する法律」（以下、障害者雇用促進法）の一部改正法（平成25年法律第46号。以下、改正法）により、2016（平成28）年4月から合理的配慮の提供義務規定（改正法第36条の2～第36条の6。以下、改正法による合理的配慮義務）が施行されたことで、すべての企業規模の事業者と産業保健スタッフに、障害者への手厚い就労支援が求められ、就業不可の判断も容易ではなくなった。

　そこで本章では、障害と紙一重の難治性疾患罹患者に対する合理的配慮をテーマとし、関係判例を素材として、実務上求められる具体的措置と、それが奏功しない場合の、いわば"ギリギリの"就業判定の方法について論じる。

　その前提として、民事上の安全配慮義務（以下、安配義務）と労働安全衛生法（以下、安衛法）上の危害防止義務、解雇回避努力義務、障害者基本法（以下、障害者法）上の合理的配慮義務の相違について述べる。

　このうち安配義務は、（業務上疾病の発症や私傷病の業務による増悪を含む）**労災を防止するためのリスク管理義務**であり、業務に潜在する様々なリスクを可能な限り調査して対策を講じる非定型的な義務であり、安衛法上の危害防止義務は、実際の災害事例等を踏まえた**再発防止策を基準化**した仕様基準（なすべきこと・なすべきでないことを特定した定め）や、法定の手続きの履行や体制の構築を図る定型的な義務である。解雇回避努力義務は、たとえ疾病・障害を持つ者であっても、解雇を最終手段だとして、それを避けるために、配置・職務割当、治療機会の提供、相当期間にわたる経過観察など**相応の手続きを尽くす義務**である。

　対して障害者法上の合理的配慮義務は、**マイノリティー（＝就労を困難にする相対的に少数の特性を持つ者）に対して、本人の求めに応じ、無理なくできるオーダーメードの就労支援義務**であり、非定型である。

　もっとも、一方では、安配義務が、素因（＝疾患の発症を招きやすい要素）や基礎疾患を持つ労働者への増悪防止措置（＝健康配慮）も含むようになり、安衛法上も健康保持増進対策として、本人の健康状態を基準とした健康管理措置が充実化され（典型例は法定健診結果を踏まえた事後措置（法第66条の5）など）、個体的要因を持つ者への配慮も求めるようになってきた。解雇回避努力義務は、もとよりそうした者への配慮も含んでいるので、障害者への合理的配慮義務と実質的内容が近づいてきたと

も言える。

　もとより、日本資本の大手製造メーカー等では、コンプライアンスの要請のほか、従業員を大切にする経営文化などからも、実質的に合理的配慮に当たる措置を講じることが多く、これらの法的義務はかなり尽くされていたと察せられるが、今般の障害者雇用促進法改正や合理的配慮に関する指針の策定などを通じて、企業規模を超えた配慮が求められるようになった。

2　近年の関係判例

　まずは、合理的配慮に関わる近年の判例を２例示す。１例は、身体障害に関し、改正法による合理的配慮義務規定の施行前に出されたもの、もう１例は、アスペルガー症候群に関し、同義務規定の施行後に出されたものである。

1　通知なく勤務配慮を打ち切った会社の対応が労働契約承継法違反に当たると認められた例

阪神バス（勤務配慮）事件神戸地尼崎支判平成26年４月22日判例時報2237号127頁

───〈事実の概要〉───

　X（原告）は、1992（平成４）年に訴外阪神電鉄に入社し、バス事業を営む部門で就労していたところ、1997（平成９）年に腰椎椎間板ヘルニアに罹患して手術を受けたが神経障害が残り、それによる排尿・排便障害を発症した。このうち排尿障害は翌年に改善したが、排便障害は残り（2003（平成15）年頃までには毎朝起床後３時間以上かけて便を出しきる習慣がつき、2013（平成25）年頃までには排便時に完全直腸脱の症状を呈するようになった）、1998（平成10）年１月に復職する際の協議で、Xからの希望を入れて、勤務シフト等で必要な配慮が行われることになった。さらにその後の協議で、2003（平成15）年４月以降、午後出勤で、原則として時間外勤務に就かせない旨の合意が成立し、2009（平成21）年３月までの６年間、それに従った勤務配慮（以下、本件勤務配慮）が行われた。

　しかし、Xが勤務していたバス事業部門が1995（平成７）年来赤字続きだったこと等から、訴外阪神電鉄は、当該事業部門をY（阪神バス）に分割承継（以下、本件会社分割）して、同部門に所属する従業員も原則として退職のうえでYに転籍させ、一定水準内にある基本給等を除き、Yの労働条件で処遇することとして、2008（平成

20）年６月に、Ｘも加入していた阪神電鉄労組との間で、その旨の大綱合意を締結した。また、その翌月に成立した、大綱合意に基づく訴外阪神電鉄、阪神電鉄労組、Ｙ、Ｙ労組の４者間の合意（以下、４者合意）には、従前の労働条件や慣行になっていた「勤務配慮は原則として認めない」と記載された。また、訴外阪神電鉄は、同年10月には、翌2009（平成21）年１月以降は現行の勤務配慮を全廃し、原則として半年を超える勤務配慮は行わないこと等を内容とする新たなルール（以下、本件新ルール）を施行し、会社分割によりそれをＹに承継した。もっとも、実際には、Ｘの希望により、同ルールの施行後も（2010（平成22）年12月31日まで）従前の勤務配慮が継続された。例えば、2009（平成21）年４月から翌年末までにＸが担当したシフトは計13種類だったが、その始業時間は午後０時半から午後５時半頃、勤務時間は５時間から８時間20分程度で、時間外勤務は計４時間弱にとどまっていた（勤務配慮停止後の３か月間の合計は約27時間）。

　そして、2009（平成21）年４月に、本件会社分割が行われ、ＸもＹに転籍した。この際、訴外阪神電鉄は、Ｘに対して、労働契約承継法（以下、承継法）第２条第１項第１号、第４条等の定めに基づき**従前の労働契約をそのまま承継できることを伝えず**、ⓐ大綱合意に基づき訴外阪神電鉄を退職のうえＹに転籍する、ⓑ同じく訴外阪神電鉄を退職する、ⓒ訴外阪神電鉄に残留する、という３つの選択肢のみを提示したところ、ⓐが選択され、Ｘよりその旨の同意書が提出されていた。

　それから約１年９か月後の2011（平成23）年１月になり、ＹがＸへの勤務配慮を停止したところ、その２か月後にＸが地位保全仮処分申請を行い、ひとまず、翌2012（平成24）年３月末を限度におおむね従前どおりの勤務配慮を行うべき旨（ただし、Ｘも当日欠勤等をしないよう努める旨）の和解が成立したが、その後もＹがＸに通常勤務シフトでの就労を求めたため、Ｘが従前と同様の勤務配慮等を求め、本訴を提起した。なお、勤務配慮期間内外のＸの勤怠状況は芳しくなく、2006（平成18）年度〜2008（同20）年度の間、乗務日前日22時以降の欠勤連絡だけでも毎年20回程度あり、Ｙへの転籍後の2009（同21）年度は７回、2010（同22）年度も５回あり、勤務配慮の停止期間中（2011（同23）年１〜７月）は、計26回に及んだ。

──〈判旨　〜Ｘ請求認容、一部棄却〜〉────────────────

　Ｘ−Ｙ間の合意の下で、本件排便障害等を理由に、約６年という長期間、Ｘに本件勤務配慮が行われてきたこと、４者合意等で勤務配慮が労働条件の一部とされていること等に照らし、**本件勤務配慮は**、Ｘ−訴外阪神電鉄間の**労働契約**（以下、本件労働契約１）**「における労働条件として黙示的に合意されていた**と認め」られる。

　その後、本件会社分割に際して、Ｘが、大綱合意と４者合意に基づき、本件労働契

約1を合意解約し、X-Y間で新たに勤務配慮を原則認めない旨の労働契約（以下、本件労働契約2）を締結したこと（以下、本件転籍）は認められる。しかし、会社分割は、承継される事業に主として従事する労働者の利害に大きな影響を与えるため、そうした労働者のために、承継法上、分割契約に当該労働者の労働契約の承継にかかる定めが有るか否かを通知すること、当該労働者が異議を申し立てれば当該労働契約が承継会社に承継されること等が規定されている（法第2条第1項第1号、第4条第1項等）。これらの規定に照らせば、そうした労働者には、「会社分割に当たり、……希望さえすれば、分割会社との間の従前の労働契約がそのまま承継会社に承継されることが保障されている」。

しかし、Xにはそのような選択肢が示されなかった。また、分割契約にXの労働契約の承継が盛り込まれなかった旨の通知も、承継法第4条第1項に基づく異議申出機会の通知もされなかった。

こうしてなされた本件転籍の手続きは、「本件労働契約1がそのままYに承継されるというXの利益を一方的に奪うものであり」、労働契約承継「法の趣旨を潜脱するもの」なので、本件労働契約1の合意解約、本件労働契約2共に「公序良俗に反し無効」である。

そして、承継法第2条第1項所定の通知がなされなかった結果、適法な異議申出の機会が失われた場合、当該労働者は、それが行われた場合と同様の効果を主張できるので「本件労働契約1は、……そのまま承継会社であるYに承継される」。

また、本件新ルールと4者合意のうち、前者は労働協約としての形式を満たさないので、その効力は認められないが、4者合意はその効力を有し得る。しかし、その締結の過程では、やはり、「労働契約承継法の趣旨を潜脱した手続きが積み重ねられたことが認められ」るため、「4者合意中の勤務配慮に関する条項は、公序良俗に反し無効と解するのが相当である」。

───〈くみ取り得る示唆〉───

本件は、要するに、訴外阪神電鉄（分割会社）が、赤字続きだったバス事業を会社分割を通じて整理し、人件費削減と事業の効率化を図った過程で、それまで行っていた障害者への配慮を廃止しようとして生じた事件と言える。

判決は、法律論上、障害者（X）と分割会社の間に勤務配慮を内容とする特約（＝個別の契約）が黙示に成立しており、同社が会社分割の際に、承継法上求められる手続きを履行しなかった以上、当該特約が承継会社（Y）に承継される、という説明をしているが、言外に、午後出勤と時間外労働の排除というレベルの配慮であれば継続すべきという価値判断をしていたと察せられる。なぜなら、分割会社での勤務配慮が

明文化されていなかった以上、特約の成立を認めない判断も可能だったし（そもそも日本の裁判所は、労使慣行などの暗黙のルールを正面から契約として認めることに消極的な傾向がある）、たとえ労働契約承継法が定める手続きに瑕疵があったとしても、同法が特約の承継まで予定していたとは言いきれない。4者合意が労働協約の形式を満たしている以上、その効力を認めることも可能だったと解されるからである。要するに、裁判所の価値判断に応じて、法律論の操作は可能な事案だったと解されるからである。

そうだとすれば、裁判所の念頭に、既に成立していた「障害を理由とする差別の解消の推進に関する法律」（平成25年法律第65号。通称：障害者差別解消法）や、改正法制定へ向けた動きがあった可能性は高い。

では、実務上得られる示唆は何か。判決の法律論に則れば、結局、経営悪化の際に廃止せざるを得なくなる障害者への配慮はもとよりすべきでないということになってしまう。さらには、障害者雇用の回避や、所属部門の業績悪化に基づく整理解雇等をいざなうことにもなりかねない。

となれば、判決もXによる慰謝料請求を棄却する判断の中で暗示しているように、Xのような障害者にも、その基準に応じた信賞必罰は行って然るべきだった、すなわち、Xによる頻繁な直前の欠勤連絡等については、懲戒処分を含む不利益措置で対応して本人の改善を促し、なおそれが困難な場合、普通解雇や休職命令による経過観察後の自然退職措置等を行うべきだった、ということになろう。Xはバス運転手であり、本件勤務配慮を受けてなお安定した乗務ができなければ、たとえ障害者の労務給付水準を基準としても、債務の本旨不履行に当たるうえ、職場秩序も乱すからである。とはいえ、障害者雇用スキルの学習、職場での助け合い文化の醸成、他の労働者が障害者となった場合を想定した安心感など、様々なメリットを得られる可能性もあるので、各企業の体力の範囲内で、採用と雇用の維持を図ることが望まれる。他方、障害者側にも、安定的就業に向けた治療の継続や調整の努力、関係者への感謝の気持ちの伝達などの自助努力が求められよう。

2 私傷病罹患者の職場復帰の訴えが、復職要件を満たしていないとして認められなかった例

日本電気事件東京地判平成27年7月29日判例時報2279号125頁

――〈事実の概要〉――

　本件は、私傷病（当初は統合失調症、後にアスペルガー症候群と診断された）により休職し、Y（被告：日本電気）の就業規則に定められた休職期間満了による退職措置を受けたX（原告）が、その時点で就労可能だったと主張し、労働契約上の地位の確認及び当該退職措置後の賃金・賞与及び遅延損害金の支払いを求めて提訴した事案である。

　Xは、1976（昭和51）年生まれの男性で、大学卒業後2年間浪人した後、某先端科学技術大学大学院の情報科学研究科の修士課程に入学し、25科目中21科目「優」の成績で修了して、2003（平成15）年4月に26歳で総合職社員としてYに雇用された。入社後1年間はSE（システムエンジニア）として勤務後、本人の希望で、関連会社のソフトウェア開発部門に出向し、プログラム作成等の業務を行っていたが、わずか3か月で、同社からの引き取り（以下、出向解除）の要求に応じて出向を解かれ、2004（平成16）年10月頃から2010（同22）年4月までは社内外との交渉が少ない予算管理業務に従事した。Yと関連会社の双方で、Xは関係者とのコミュニケーションがうまくとれず、納期を守れない、上司の指示を守れない等の問題があり、業務を任せられない等の評価を受け、人事評価も従事した全業務を通じて最低レベルだったが、X自身はソフトウェア業務はうまくできて、評価もされていると解釈していた。

　元同僚であり、後に上司となったDも、Xに業務を一任できず、その作業内容をチェックし、時にはすべてやり直す必要があった。

　予算管理業務への配置から2年ほど後の2006（平成18）年10月頃から、Xは体調不良を訴え、職場で「死にたい」等と独語したり、徘徊するなどの言動をとり、同年11月、上司の付き添いの下、精神科医院Kを受診して「統合失調症の疑い」の診断を受けた。その後、別の病院の精神科で統合失調症の確定診断と共に、病識がなく、自傷他害のおそれがあり、要休業等の所見を得たが、休職せず、通院・服薬も直ちに自ら停止した。

　その後も、2007（平成19）年9月頃と2008（同20）年6月頃に、ふさぎ込む、仕事中に奇異な内容の独語（「会社がつぶれればいい」、「結婚したい」等）をする、ワーッと大声をあげるなどの行動があり、同年7月に、Yの健康管理センターの医師の勧めで、先の受診先とは異なる精神科クリニックを受診したところ、アスペルガー症候群

の可能性を指摘された。

それから1年7か月ほど経過した2010（平成22）年3月頃、人事担当者やDが、Xをめぐる問題として、**業務上のコミュニケーション能力の不足（問題①）、職場内の徘徊（問題②）、入浴しないことによる体臭、服装の乱れ（問題③）、非常識な態度や言動による周囲の困惑（問題④）、業務上の成果の不足（問題⑤）**等を挙げて、健康管理センターの医師に相談した。Xにも意見を求めたところ、4～5年前の家庭のトラブルを今も気にしており、それが心理的に解消すれば業務も遂行できる旨を述べた。

翌4月、大学病院の附属病院（東病院）精神科を受診し、付き添ったDからも日常の様子を担当医に伝えたところ、統合失調症（疑い）で就労困難、1か月の休養を要する旨の診断が下された。これを受け、Xは、翌5月6日から30日まで有休を取得し、その後病気欠勤し、同年7月30日からは2012（平成24）年2月末を期限として休職命令（以下、本件休職命令）を受けた。

Xは、休務中の2010（平成22）年5月中頃から東病院への通院を開始し、同年9月13日には、同病院での主治医Hから統合失調症ではなくアスペルガー症候群との診断が下され、精神安定剤の処方も中止された。同年11月には、XとDの双方にその旨が伝えられ、社会性を習得するために、同じ大学病院の別の附属病院（烏山病院）でデイケア等を受けるよう勧められたが、しばらくは消極的な姿勢を示していた。

翌平成23年3月になり、H医師は、Yの健康管理センターの医師に対し、Xの生活リズムが整い、本人も職場復帰を希望しているため、社会性を低下させないためにも職場復帰を検討してほしい旨を伝える一方、それを受けて実施された関係者間の面談では、コミュニケーションの障害に劇的変化は見込めないため、医療側ではデイケア等で改善を図り、職場側でも配慮する必要がある旨を述べた。

同年8月に、Xは烏山病院に転院して通院を開始し、10月には、ショートケア（グループ対話、ロールプレイを含む発達障害専門のプログラム）に初めて参加し、12月には、デイケア（パソコン教室、ビジネスマナー等によるコミュニケーション能力向上のためのプログラム）に参加したが、病の症状とみられる言動が多く、病識も改善しなかった。

なお、東病院や烏山病院への通院に際しては、頼れる家族等がいなかったため、そのほとんどにDが付き添った。

以上の経過を経て、烏山病院でXを担当したC医師は、2011（平成23）年12月28日付けで、Xはアスペルガー症候群であり、翌2012（同24）年1月末まで休養を要する旨の診断書（診断書1）を作成したが、2012（同24）年1月17日には、改善がみられ復職見込みと診断し（診断書2）、同月24日には、同年3月1日より通常勤務が可能

な旨診断し（診断書３）、さらに１月31日には、診断書３につき２月20日から通常勤務可能と書き換えて、職場復帰診断書とした（診断書４）。［＊この変遷は、Ｃ医師がＹの休職期限と本人の状態との調整を図った結果と察せられる］［＊部分は筆者付記］

　Ｙでは、復職希望者を対象として産業医と人事担当者らによる数次の面談（以下、職場復帰面談）の後、試験出社を実施したうえで復職可否の判定を行う制度を採用しており、それに基づいて実施された３度の面談で、日本の総理大臣名、Ｙの代表取締役名共に回答できない、提出すべき生活記録を持参しないなどの問題が生じる一方、Ｘ自身はソフトウェア関連業務への異動を希望した。また、試験出社では、遅刻早退はなく、パソコンにウイルス対策のパッチを適用する等の軽作業は完遂したが、パッチ処理中の手待ち時間の有効活用を示唆されても従わない、自席で居眠りしながら注意を受けても居眠りを認めないなどの問題がみられた。

　こうした経緯から、Ｙは、Ｘにはコミュニケーション能力や社会性に改善がみられず、総合職としての適性がないと判断し、2012（平成24）年２月17日に休職期間満了による退職措置を本人に通告した。Ｘが希望したソフトウェア開発業務についても検討したが、納期の調整等の対人交渉が求められるなどの事情から就業不可と判断した。

──〈判旨　〜Ｘ請求棄却〜〉──────────────────────
ア　Ｘの疾病障害に関する医学的所見

　アスペルガー症候群は、DSM-V（『精神疾患の診断・統計マニュアル（第５版）』アメリカ精神医学会、2013年）に言う自閉スペクトラム症の一類型であり、言語発達や知的な面に遅れがない自閉症と言える。対人的な相互反応の障害や限定的・反復的・常同的な行動様式、すなわち、①他人の表情が読めない、②細部の記憶力が良い、③特定の習慣や過去にショックを受けた出来事等に異常にこだわる（②と相まって、時にフラッシュバックを引き起こす）、④言葉の裏が読めない、⑤作業の同時進行ができない、⑥選択的注意ができない、⑦臨機応変が苦手等の特徴を持つほか、⑧他者による評価の認識が困難なため、自己中心的にみえることもある。脳機能に偏りがある病気・障害だが、原因は不明で、根本的治療法は知られていない。

　Ｃ医師は、知能テスト（WAIS-Ⅱ）等の結果から、自閉症スペクトラム指数が低め（50点満点中29点（閾値33点））で知的レベルが平均値である高機能自閉症の疑いと診断し、デイケアを経て、上記②③や⑧などの特徴を認め、それによる治療効果が顕著とは言えないが、人懐こく素直な面が出てきたし、労働習慣に問題はないので、対人交渉の乏しい部署であれば就労可能とし、総合職に適職がなければそれを外す可能性も示唆していた。

イ　XはYの就業規則上の復職要件を満たしたか
　　〜主に事例性に関する規範的判断〜

ア）　復職要件に関するYの就業規則規定の判例法理に照らした解釈

　Yの就業規則上の休職制度は、その期間内に休職事由が消滅すれば復職、消滅しなければ自動退職となるものなので、「本件休職命令は、解雇の猶予が目的であ」る。よって、ここで言う休職事由の消滅とは、X−Y間の「労働契約における債務の本旨に従った履行の提供がある場合をいい、原則として」、（1−1）「従前の職務を通常の程度に行える健康状態になった場合」（以下、復職要件1−1）か、（1−2）「当初軽易作業に就かせればほどなく従前の職務を通常の程度に行える健康状態になった場合」（以下、復職要件1−2）を言う。また、職種非限定の労働契約が締結されていれば、「現に就業を命じられた特定の業務について労務の提供が十全にはできないとしても、当該労働者が配置される現実的可能性があると認められる他の業務に就いて労務を提供することができ、かつ、その提供を申し出ている」場合（以下、復職要件2）にも、その要件を満たす（片山組事件最1小判平成10年4月9日労働判例736号15頁参照）。

　Xの職種は総合職で、給与は月額約24万円で、本件休職命令時の職位は3級（総合職の最下位）だったので、休職事由の消滅と言うには、*Yにおける当該職能等級「として債務の本旨に従った労務の提供」と言えねばならず、「従前の職務である予算管理業務が通常の程度に行える健康状態」か、当初の勤務軽減により短期間でその状態に至る状況か、Yでその職能等級にある者の配置可能性がある他の業務の遂行能力があり、かつ、Xがその提供を申し出ている必要がある。［＊下線は筆者付記］

　なお、Xがアスペルガー症候群に罹患しているため、障害者法第19条第2項（事業主による個々の障害者の特性を踏まえた適正な雇用管理による雇用の安定化）、発達障害者支援法第4条（国民による発達障害者の社会経済参加への協力）のほか、改正障害者雇用促進法（平成28年4月1日施行）第36条の3（事業主による障害の特性に応じた合理的配慮）を考慮する必要がある。ただし、前二者は努力義務であり、後者は労働契約の内容を逸脱する過度な負担を事業主に課すものではない（同法第36条の3但書）。

イ）　Xの復職要件1−1、1−2該当性

　〈事実の概要〉に所掲の問題①〜⑤（95ページ）は、アスペルガー症候群に由来すると考えられ、同症候群に根本的治療法はなく、字義どおりに受け取るなどの認

知の障害は解消しないが、うつ病等を発症した場合の薬物による緩和やデイケアに
よる社会性の習得は可能である。

　しかし、**Xが休職期間中にデイケアに通った期間・回数は不十分で、プログラム
への参加も積極的でなく、病識も欠いたままであり、C医師も治療効果は限定的と
認識していた。**

　試験出社では、遅刻早退はなく、軽作業は完遂したが、〈事実の概要〉所掲のよ
うな問題がみられ、「*指導を要する事項についての上司とのコミュニケーションが
成立しない精神状態であった」。［＊下線は筆者付記］

　Xの従前の業務である予算管理業務は、対人交渉が比較的少ないが、そうした
「精神状態で、かつ、不穏な行動により周囲に不安を与えている状態では、……就
労可能とは認め難い」。

　したがって、復職要件1-1、1-2は満たされていない。

　Xは、上掲の障害者基本法等の趣旨から、アスペルガー症候群の対人的相互反応
の障害等の特性に応じた合理的配慮が必要であり、本件では、対人交渉の少ない部
署での就労可能性をもって、債務の本旨に従った労務の提供と解すべき旨を主張す
る。

　法律の趣旨を踏まえた配慮は当然に必要だが、これらの法律には上述の制約があ
る以上、「*雇用安定義務や合理的配慮の提供義務は、使用者に対し、障害のある労
働者のあるがままの状態を、……どのような状態であろうとも、労務の提供として
常に受け入れることまでを要求するものとはいえない」。そして、上で認定したX
の状態では、予算管理部署であっても就労可能とは認めがたい。［＊下線は筆者付記］

　Xは、試験出社の性格は任意で、遅刻・欠席・早退なく課題もやり遂げた以上、
就労可能と主張するが、Xの就労可能性「を判断するためには、上司と必要なコ
ミュニケーションがとれるか、職場でトラブルなく過ごせるか、……といった観点
を検討する必要があり」、Xはこれらの点で「相当支障があったから」、Xが挙示す
る根拠で就労可能とは言えない。

　Xは、主治医のC医師が、対人交渉の少ない部署なら就労可能としていた旨の主
張もするが、その趣旨は、「パソコンに1日中向き合うような仕事において就労可
能」というもので、Xの従事した予算管理業務はそうではなかった。

ウ）　Xの復職要件2該当性

　Xは、3回目の職場復帰面談で、ソフト開発業務の技術職への異動を希望してい
たが、現に入社2年目にYの関連会社でそうした業務に従事しながら、社内外の意
思疎通がうまくできず業務を任せられないなどと評価され、当該会社から出向解除

を求められた。にもかかわらず、X自身は自分の業務遂行について客観的に把握できていなかったので、復職要件2に該当する事実も認められない。

エ）　アスペルガー症候群罹患者の特殊な活用の可能性

　Xは、アスペルガー症候群罹患者には、一般に理数系に強いなどの特殊能力があり、Yの規模・業種ならば有効活用できる旨を主張するが、「Yにおいて総合職の配置先として、対人交渉の乏しい……部署があると容易に認め」られない。また、たとえそのような部署があっても、「上司とのコミュニケーションが成立せず、周囲に不安を与える不穏な言動があるという精神状態では、労務の提供が可能……とは必ずしもいえない」。

──〈くみ取り得る示唆〉─────────────────────

　本判決は、要するに、アスペルガー症候群という、根本的治療が困難な障害を持つ者であって、現に上司とのコミュニケーションすら困難で、職場秩序を乱すレベルにあり、現代医療による最善の措置（＝社会性習得のためのデイケア等）も奏功しなかったとなれば、少なくともYの総合職としての勤務はできず、休職期間満了による退職措置もやむを得ない、という趣旨を述べている。疾病性（罹患した疾病の性質、治療可能性）→事例性（当該疾病がもたらす就労不能、周囲への迷惑等の現実の問題）の順での判断から、債務の本旨に従った労務提供の可能性を否定する趣旨である。

　その際、片山組事件最高裁判決（以下、片山組事件最判）が示した復職要件を引用しつつ、債務の本旨に従った履行の提供がある場合として、①従前の職務を普通に行える場合、②しばらく勤務を軽減すれば①に至る場合のほか、③配置可能性のある業務への就労が可能で、それを申し出ている場合の3種類を挙げ、休職期間満了時のXはそのいずれも満たさないとした。また、障害者法や改正障害者雇用促進法等との関係でも、いずれも使用者に過剰な負担を強いるものではなく、当時のXの状態では受入れは困難だったとした[1]。この判断は、私傷病者に対する退職措置や、休職、復職拒否、解雇などの不利益措置の合法性について従来の判例が示してきた判断基準の延長線上にある。すなわち、従来の判例は、そうした不利益措置に際して、以下のような要件を示してきた[2]。

───────────

1 ）本件では、①②との関係でのみ、障害者法の適用の可否が審査された。これは、①②が使用者側による配置決定を前提としているためと思われる。しかし、障害者法の解釈に関する判旨は、③の場合にも、本人希望の受入れの調整との関係等で妥当すると思われる。

> **不利益措置を行う際に求められる要件**
>
> ①　必要条件
>
> 　措置の根拠となる就業規則上の合理的な定め
>
> ②　十分条件
>
> 　定めの適用を合理化する事情
>
> 　疾病性：疾病罹患の有無、性質と改善可能性、就労が疾病に与える影響等
>
> 　事例性：就労能力、職場秩序への影響の有無、程度

　本判決も、言外にYの就業規則の合理性を認め、その定めに基づいた判断をしている。よって、実務上、こうした就業規則規定の整備が重要な意味を持つが、実際に事件の帰趨を左右することが多いのは②である。本判決は、Yの就業規則規定の解釈論として、片山組事件最判が示した復職判定基準に依拠しつつ、②の判断基準を具体化したものと解される。

　では、その判断のポイントはどこか。

　判決は一見、Xのアスペルガー症候群という疾病性（ないし疾病性由来の事例性）の問題を決め手としているようにみえるが、実は、当該疾病の症状に加え、Xによる状況改善へ向けた努力不足（に現れたパーソナリティの問題）の双方を決め手としたとも解し得る。つまり、裁判所として、この症例では会社も対応しきれないだろうし、同情もできないとの判断があり、それを法理論的に説明しようとしたにすぎないようにも思われる。

　仮に筆者がX側代理人弁護士であれば、その前提に立ち、2点主張を加えるだろう。すなわち、第一に、アスペルガー症候群に詳しいジョブコーチ等を選任し、Xと周囲の者との"通訳"を図らせるべきだった、第二に、一般職等で就業可能なポストへの転向を"提案"すべきだった、と。いずれも、解雇に準じる非自発的な退職措置を回避するための手続きとして（根拠は労働契約法第16条）、または障害者雇用の促進や安定を図る信義則上の要請（同じく民法第1条第2項）としての主張が可能だろう。

　本件では、事案の性格上、これらの主張も裁判所に認められるとは限らないが、日本を代表する大企業の事件でもあり、傍論として措置の必要性が述べられる可能性はあるし、何より現実に奏功する可能性もあるので、実務上はその可能性を探るべきだ

2）三柴丈典「精神的不調をうかがわせる労働者への論旨退職処分を違法とした例―日本ヒューレット・パッカード事件」法律時報1063号（2013年）126-130頁。

ろう。すなわち、Xのコミュニケーション上の問題が生じた後、早い段階でこうした措置が講じられていれば、ここまで事態が悪化しなかった可能性も否定できない。

　もっとも、Xを含めてアスペルガー症候群の患者には病識がないことも多いうえ、仮にあったとしても、雇用上の不利益を恐れて申告しない例も多いと察せられる。そもそも、周囲にわがままと思われるようなコミュニケーション不全が症状の一つならば、日本の事業体で勤務可能なところは極めて限られるだろう。この点では、アメリカの障害者差別禁止法に関する判例が参考になる。すなわち、アメリカでも、合理的配慮の要請は、原則として労働者側からなされねばならないが、精神障害者の場合、障害の認識がなかったり、配慮の必要性や方法を使用者に伝達しにくい場合もある。そこで、使用者側が精神障害について認識すべき事情がある場合、「相互関与プロセス（interactive prccess）」を通じて配慮の内容を特定するなどの積極的な働きかけが必要とする判例（Bultemeyer v. Fort Wayne Cmty. Schs., 100 F. 3 d 1281（7 th Cir. 1996））がある。

　よって、結局は、適性のあるジョブコーチ等を仲介者として、使用者側が本人利益を図ることを伝えたうえで、対話の努力を重ねることが、手続的理性として求められよう。

3　改正法に基づく合理的配慮義務の具体的内容
～精神障害の事例を焦点に～

　本項では、アメリカのADA（Americans with Disabilities Act：障害を持つアメリカ人法）を参考に、改正法に基づく合理的配慮義務の具体的内容について検討する。その際、障害の内容が目に見えにくく、対応法の一律化が困難なうえ、使用者らに過度な負担がかかりやすい精神障害の事例を対象とする。これは、改正法により設けられた同義務と差別禁止措置が、障害者差別禁止に関する世界初の包括的立法であるアメリカのADAの影響を受けており、いわば本家本元に当たること、ADAも精神障害の特殊性を認め、そのための合理的配慮のありようをガイドラインで示していること、他方、日本では、まだ改正法の施行から間もなく、判例の蓄積がないことによる。

　先にADAの施行状況から言えば、法目的との関係で、必ずしも奏功しているとは言えない。後掲するように、賃金、昇格、合理的配慮等の面では差別状態の解消に一定程度貢献したが、肝心の雇用率の改善には貢献しなかったようだ。また、ADAに関する訴訟でも、障害者側勝訴件数は少なく、あっせん等を通じて連邦の雇用差別禁止法の実効性確保を図る独立的な行政機関であるEEOC（Equal Employment

Opportunity Committee：雇用機会均等委員会）への申立ての結果も、申立人に有利な形での解決は２割程度にとどまっている[3]。

　そもそも、ADA は、障害者の労働能力の活用を主な趣旨としており、「リングに上る階段（＝合理的配慮）は用意するし、障害者だから（または障害者にみえるから）といって差別はさせないので、健常者と対等に勝負せよ」、という仕組みになっている。

　エリート障害者用と言われてもやむを得ない面はある。

1　アメリカの障害者差別禁止法における精神障害者の扱い

　以下に、筆者が研究代表を務めた厚生労働科学研究の成果の一部（長谷川珠子准教授による ADA に関する調査結果を筆者が再編したもの）[4] を掲載する。

1　背景

- 　アメリカでは、障害者差別禁止法が発達し、メンタルヘルス不調者への二次予防（早期発見・早期対応）ないし三次予防（発症後のケア、再発防止）的な役割を担うようになっている。

- 　アメリカの障害者差別禁止法の淵源は、Seare-Smith Veterans' Rehabilitation Act of 1918にあり、これは傷痍軍人への職業訓練等の提供を目的としていた。その後、Smith-Fess Act of 1920により、適用対象が身体障害を持つすべてのアメリカ人に拡大され、1943年の改正で、精神障害者、知的障害者も含まれることになった。しかし、障害者への職業訓練等の福祉的なサービスを内容とする点に変化はなかったため、かえって社会的分離（social segregation）につながりやすい面があった。

3）Americans with Disabilities Act of 1990（ADA）Charges（Charges filed with EEOC）(includes concurrent charges with Title VII, ADEA, EPA, and GINA) FY 1997- FY 2020. https://www.eeoc.gov/eeoc/statistics/enforcement/ada-charges.cfm（2017年１月31日アクセス）

4）「諸外国の産業精神保健法制度の背景・特徴・効果とわが国への適応可能性に関する調査研究報告書」2013（平成25）年度厚生労働科学研究．労働安全衛生総合研究事業．研究代表者：三柴丈典．473頁以下．長谷川珠子執筆部分（加筆修正版は三柴丈典『職場のメンタルヘルスと法』（法律文化社、2020年）98-107頁を要約し、必要に応じて補充調査した）。
なお、長谷川准教授は、その後、これらの情報を『障害者雇用と合理的配慮』（日本評論社、2018年）にまとめている。

- 1964年に、公民権運動を経て公民権法が制定され、障害者の自立運動の拡大のほか、Rehabilitation Act of 1973や Americans with Disabilities Act of 1990（ADA）の制定にも影響を及ぼした[5]。

- Rehabilitation Act of 1973は、連邦政府自体と、同政府から補助を受けたり同政府と一定金額以上の契約を締結する事業等を対象に、適格性を持つ障害者（＝合理的配慮を受ければ職務の本質的機能を果たせる者）の差別や自由のはく奪の禁止（同法504条）、採用、昇進等に係る積極的差別是正措置（Affirmative Action）の義務付け（同法501条、503条(a)）を図ったが、適用範囲が極めて限られていた[6]。

- そこで、NCH（National Council on Handicapped：全米障害者評議会。現 National Council on Disability：NCD）は、1986年に「自立に向けて（Toward Independence）[7]」と題するレポートにより、包括的な障害者差別禁止法の制定へ向けた提言を行い、1988年には、「自立の入口（On the Threshold of Independence）[8]」と題するレポートにより、障害を理由とする差別の禁止と合理的配慮（reasonable accommodation）の義務付け等の提言を行い、これらが草案となって、ADAが制定された。**障害者（団体）自身が自立を促す法制度を求め、政府は財政負担軽減のためにも、その求めに乗った**ということである。

  ADAの制定過程では、障害者の隔離や差別が、貴重な労働力の喪失のみならず、社会福祉費用等により数十億ドルの国家的なコストを招いている旨が強調された経緯があり[9]、同法の下では、メンタルヘルス不調者を含め、同法の適用対象となる適格な障害者は、労働力として活躍することが期待されている。

- ADAは、2008年に改正された。これは、同法の制定以後、裁判所が、その救済対象となる障害者の範囲を狭く解釈する傾向にあり、批判の的になっていたことへの対応を主な目的としていた。

- メンタルヘルスに関連する差別禁止法として、ADAのほかに、2008年に制定さ

5）Jonathan R. Mook, Americans with Disabilities Act: Employee Right & Employer Obligations 1. 31（2002）, citing Richard K. Scotch, From Good Will to Civil Rights: Transforming Federal Disability Policy 2（Temple Univ. Press 1984）.

6）Rehabilitation Act of 1973の生成や展開の詳細は、Scotch（1984）、中川純『障害者に対する雇用上の「便宜的措置義務」とその制約法理―アメリカ・カナダの比較研究（一）』北海学園大学法学研究39巻2号（2003年）185頁以下等に掲載されている。

7）National Council on the Handicapped, Toward Independence: An Assessment of Federal Laws and Programs Affecting Persons with Disabilities with Legislative Recommendations, Feb. 1986.

8）National Council on the Handicapped, On the Threshold of Independence, Jan. 1988.

9）S. Rep. No.116, 101st Cong., 1 st Sess. at 6（1989）（Senate Committee on Labor and Human Resources）.

れた GINA（Genetic Information Nondiscrimination Act of 2008：遺伝子情報差別禁止法）がある。同法は、雇用者が被用者及び応募者の遺伝子情報を得ることを原則として禁止するとともに、雇用の全局面における遺伝子情報に基づく差別を禁止している。

2　特徴

- ADA や GINA をはじめとするアメリカの差別禁止法の施行に当たっているのは、アメリカ政府の独立的機関である EEOC であり、各種の差別問題について専門的な知識経験を持つ５名の委員から構成され、全米に53の支部を持ち、約2400名のスタッフを擁している。

　上記の連邦法に関する紛争の審査では、EEOC による調整前置主義がとられており、訴訟の前に EEOC への申立て（charge）がなされねばならない。EEOC で調整が成立すれば、申立人・被申立人・EEOC の三者間で拘束力を持つ協定が交わされるが、成立しなければ、EEOC 自身が原告となって訴訟を提起できる[10]。

- ADA の適用対象となる障害者の範囲は、多くの訴訟で争われ、法改正の要目にもなってきた。現行法では、疾病性（どのような疾病に罹患しているか）より、事例性（実際に、職業生活や社会生活上、どのような問題—機能上の障害—が起きているか）が重視される傾向にある。

　ADA は、1990年法も2008年法も、３条(1)で、（A）１つ以上の主要な生活活動を実質的に制限する身体的または精神的機能障害があること、（B）そのような機能障害の記録があること、（C）そのような機能障害があるとみなされること、の「いずれか」を障害と定義してきた。

　90年法時代から、３条(2)（A）で、「自分自身の世話をすること（caring for oneself)」、「話すこと（speaking)」等が主要な生活活動（major life activities）の一環と規定していたが、2008年法は、同条で、「読むこと、集中すること、考えること、意思疎通を図ること（reading, concentrating, thinking, communicating)」などを規定に加え、90年法よりも実質的に障害者の範囲を拡大した。また、2008年法は、第３条(4)で、障害者の概念について、以下の解釈ルールを規定した。

10）障害者職業総合センター編『資料シリーズ No.58　欧米の障害者雇用法制及び施策の現状』（2011年）125頁以下（長谷川珠子執筆部分）や EEOC ウェブサイト（https://www.eeoc.gov/（2016年６月16日アクセス））等を参照した。

> **ADA が規定する障害者の概念**
>
> A　障害の定義は広範囲の個人に有利となるよう、ADA の文言上許される最大限になされるべきこと
> B　「実質的に制限する」の解釈は、国家が差別をなくす・・・目的に沿うよう解釈されるべきこと
> C　（略）
> D　時々生じるか寛解期にある機能障害でも、発症時に主要な生活活動を制限する以上、障害に該当すること
> E　軽減措置による改善効果を考慮しないこと

　また、ADA 施行規則 §1630.2 (j)[11] は、すべての機能障害が本法に言う障害に当たるわけではないが、一般人口のほとんどの人々の能力と対象者の能力を比較する際、科学的、医学的または統計的な証拠を用いる必要はないことなどを規定している。

　そして、精神障害ガイドライン（1997年3月。EEOC Enforcement Guidance on the Americans with Disabilities Act and Psychiatric Disabilities, EEOC Notice Number 915. 002, Date 3. 25. 97）は、ADA 第3条(1)（A）が定める精神的機能障害に該当する例として、以下のものを挙げている（精神障害ガイドライン1）。

> **ADA が規定する精神的機能障害の例**
>
> ①うつ（major depression）
> ②躁うつ（bipolar disorder）
> ③不安障害（anxiety disorder）：パニック障害、強迫神経症、PTSD を含む
> ④統合失調症（schizophrenia）
> ⑤パーソナリティ障害（personality disorder）

　また、精神面での生活活動の実質的な機能障害の判断基準については、次ページのように説明されている。

11）29 C. F. R. Part 1630 Regulations to Implement the Equal Employment Provisions of the Americans with Disabilities Act（2011）.

> **機能障害の判断基準**

① 　他者との交流の障害（limitations on an individual's ability to interact with others）：単に同僚や上司と仲が悪いのみでなく、常に敵対的関係にある、社会的引きこもりである、必要なコミュニケーションがとれないなどの深刻な問題があること（精神障害ガイドライン9）。

② 　集中の障害（limitations on an individual's ability to concentrate）：疲労による一時的なものではなく、不安障害により集中できず、細かいミスを繰り返し、注意を受けても改まらないなどの状況が該当する（同前10）。

③ 　睡眠の障害（limitations on an individual's ability to sleep）：寝付きが悪かったり、時々十分な睡眠が取れないだけでは不十分であり、PTSDにより数か月にわたり睡眠薬なしではわずかしか寝られない場合や、うつ病により数か月間、1日に2〜3時間しか寝られない場合などが該当する（同前11）。

④ 　自分自身の世話の困難（limitations on an individual's ability to care for him/herself）：平均人と比較して、起床、入浴、着替え、食事の用意と摂取などの基本的活動が困難な場合が該当し、うつ病により睡眠過多となり、基本的活動が困難になる場合も含まれ得る（同前12）。

　　ただし、違法な薬物使用による精神的な機能障害は、法の適用対象となる精神的機能障害から外れると解されていることからも（精神障害ガイドライン1）、法的な価値判断が介入することがわかる。また、上記の疾病類型に該当しても、それ（ら）によって1つ以上の主要な生活活動が実質的に制限されなければ、法の適用対象から外れる（同前）。

　　「実質的な制限（substantially limits）」は、08年法と施行規則によれば、①制限の程度、②期間の長さ、の双方を参考に判断され、精神障害ガイドラインによれば、「生活活動の制限」が数か月以上（for more than several months）継続することが求められる（精神障害ガイドライン7）。

- 　ADAの救済（≒差別禁止）の対象となるのは、以上に示した「障害者」であって、なおかつ以下に述べる合理的配慮（reasonable duty of care—法101条(9)関係）があれば、またはなくても、職務の本質的機能を遂行できる個人—適格性を持つ個人（qualified individual）—に限られる（法101条(8)）。**この基準のため、実際に同法の救済を受ける障害者は、かなり制限される。**

- 　ADAは、すべての適用対象事業体を名宛人として、適格性を持つ個人につき、応募手続きから解雇に至る雇用の全局面における差別を禁じている（法102条(a)）。

ADA 施行規則 §1630.2(1)も、同法により禁止される行為に、「採用拒否、降格、休職命令、解雇、ハラスメント、その他の労働条件に関する不利益取扱い等」が含まれると定めている。

- ADA102条(b)は、同条(a)が定める差別に該当する例として、①いわゆる直接差別（disparate treatment）に当たるもの（102条(b)(1)〜(4)、(7)）、②いわゆる間接差別（disparate impact）に当たるもの（102条(b)(6)）、③過度な負担にならない限度で使用者に合理的配慮を義務付けるとともに、その不履行を差別として扱うもの（102条(b)(5)）、を列挙している。

  直接差別の例として、同じ勤務成績でありながら、障害者であることを理由として不利益に扱うことが挙げられる。間接差別の例として、業務上必ずしも必要ないのに、短期記憶の確認テストなど一見中立的なスクリーニングを行うことにより、実質的に精神・知的障害者を排除することが挙げられる。

- 合理的配慮という概念は、そもそも、1972年の公民権法第7編の改定の際に、宗教上の差別を抑制する目的で、労働者に宗教上の行為のための安息日を与えるような最小限のコストを雇用者に負担させる目的で規定されたことに起源を持つが、ADA では、そうした最小限のコスト以上の負担を雇用者に課す概念として再構成された[12]。

  ADA 第101条(9)では、（A）に施設上のバリアフリー等の物的な配慮が規定され、（B）に「職務の再構成、労働時間の短縮、勤務割の変更、空席の職位への配置転換、機器や装置の購入・改良、試験・訓練材料・方針の適切な調整・変更、資格を持つ朗読者や通訳の提供、及び個々の障害者に応じた他の類似の配慮」が例示列挙されている。

  合理的配慮の要請は、原則として、労働者や応募者の側からなされねばならないが、精神障害者の場合、自身で障害の認識がなかったり、配慮の必要性や方法を使用者に伝達しにくい場合もある。そこで、使用者側に精神障害への罹患について認識すべき事情がある場合、「**相互関与プロセス（interactive process）**」を通じて配慮の内容を特定するなどの積極的な働きかけが必要とする判例（Bultemeyer v. Fort Wayne Cmty. Schs., 100 F.3d 1281（7th Cir. 1996））もある。

  合理的配慮の必要性等を確認するため、使用者が労働者に裏付けとなる書面の提出を求めることは正当化されるが、使用者の指定医に受診を求めることは、職務関連性と業務上の必要性がある場合に限って正当化される（精神障害ガイドライン14）。

---

12) US Airways, Inc. v. Barnett, 535 U.S.391（2002）.

13) Tax Incentives Facket on the Americans with Disabilities Act.

ADA が定める「過度な負担（undue hardship）」は、著しい困難または費用を要する条件を指し、配慮の性質及び費用、使用者の財政状況、従業員数、使用者の事業の種類等、多様な基準により判断される（ADA 第101条⑽）。配慮を行う企業への公的援助制度はないが、企業規模によっては、年間5,000ドル以内の税額控除などの優遇措置制度がある[13]。

　精神障害者に対する典型的な合理的配慮について、精神障害ガイドラインには、以下のような例が記載されている（精神障害ガイドライン23以下）。

精神障害者に対する合理的配慮の例

① **労働時間の短縮、勤務スケジュールの変更、休暇の付与**
　　有給休暇や無給休暇の追加的付与、服薬等で午前中の集中力が低下する場合の出勤時間の繰下げなど。

② **職場環境・設備の変更**
　　個室やパーテーションの付与、ヘッドフォンの着用を認めること、集中力を欠く者には会議の際に録音を認めることなど。

③ **職場のルールの修正**
　　水分補給のための短時間の休憩を１時間に１回認めることなど。

④ **ジョブコーチの提供**
　　一時的にジョブコーチを付けることなど。

⑤ **配置転換**
　　配置転換が合理的配慮となるのは、現職での合理的配慮が使用者にとって過度の負担となる場合等に限られる。また、使用者が配転義務を負うのは、配転先が空席の場合に限られる。

- 　ADA に関する訴訟では、同法施行後約10年間は、障害の定義に争点が集中し、かつ原告敗訴となるものが多かったが（2009年に各巡回区控訴裁判所に提訴されたADA に関する訴訟454件のうち障害者側勝訴件数は９件。精神障害者の事例では、79件のうち障害者側勝訴件数は０件だった[14]）、2008年の法改正で障害の範囲が明確化されたため、合理的配慮の内容に争点が移行すると予想されていた。

　これまでの合理的配慮に関する判例の典型例として、Ralph v. Licent

14）John Parry, J.D., Equal Employment of Persons with Disabilities: Federal and State Law, Accommodations, and Diversity Best Practices（2011）pp.231-237.

Technologies, Inc., 135 F.3d 166（1 st Cir. 1998）と Mobley v. Allstate Ins. Co., 531 F.3d 539（7 th Cir. 2008）が挙げられる。前者は、同僚からのセクハラにより精神疾患に罹患して休職した原告が、合理的配慮として復職後の短時間勤務を求めた事案で、当該措置の合理性を認めた。他方、後者は、睡眠障害を伴う神経性疾患（おそらく私傷病）に罹患した原告が、個室での勤務や始業時間の遅延等を認められたうえに、在宅勤務等の配慮を求めた事案で、その合理性を認めなかった。

　過度な負担に関する ADA 第101条⑽との関係からか、一般に低コストで実施可能な措置が認められやすい傾向があるようだが、疾病罹患の背景（業務上か業務外かなど）も考慮されている可能性がある。

- 　ADA は、使用者による情報の取扱いについて、やや特殊な規制スタイルを採用してきた。具体的には、時期を、①採用前、②採用後・配置（就労）前、③（本来の）雇用期間中、の３段階に分け、①では、応募者に対する医学的検査や質問を含む障害に関する調査を差別として禁止する一方、②では、一定条件下で、採用者に医学的検査を義務付けたり、その結果を（遡って）採用条件とすることを認め（検査後に採用が取り消されれば、障害者差別に当たるかが改めて審査されるが、職務関連性及び業務上の必要性が立証されれば許容される）、③では、やはり、職務関連性と業務上の必要性を立証できる限り、医学的検査も障害に関する調査も許される（以上、ADA 第102条(d)）。

　EEOC は、情報取扱いについて、採用前調査ガイドライン（ADA Enforcement Guidance: Preemployment Disability-Related Questions and Medical Examinations of 1995）と採用後調査ガイドライン（Enforcement Guidance on Disability-Related Inquiries and Medical Examinations of Employees Under the Americans with Disabilities Act（ADA）of 2000）を公表しており、ここでは、病気・遺伝情報を明らかにするための血液・尿・唾液・毛髪検査は無論、精神的不調や精神的機能障害を確認するための心理テストも、医学的検査の該当例に含められている。しかし、**職務能力を測るための読解力や認識力の検査、正直さ・好み・癖などの個性を図る心理テスト、うそ発見器による検査等は、医学的検査に該当しない**とされている。

3　効果

- 　雇用率の改善には必ずしも貢献しなかったものの[15]、賃金、職責、昇格、合理的配慮等の面では差別状態の解消に一定程度貢献したことをうかがわせるデータがある（National Ccuncil on Disability（NCD）, The Impact of the Americans with Disabilities Act: Assessing the Progress Toward Achieving the Goals of the ADA, July 26, 2007）。

4 その後の展開

- 2018年2月に、共和党の Ted Poe 議員が ADA 教育改革法案（the Bill of ADA Education and Reform Act of 2017）を議会に提出した。この法案は結局可決されなかったようだが、提案者によれば、反ビジネス主義の法律家のせいで、2013年以後 ADA に基づく訴訟が3倍に増加したことを理由に、フロリダの画材店がトイレのトイレットペーパー・ディスペンサーの高さが不適当という程度の理由で訴えられるなどの例を踏まえて起案されたもので、誰であっても、ADA に基づき民事訴訟を提起する前に、まずは、所有者（owner）に対して書面で通知（written notice）を行い、その内容の確認のため60日間、対応等のためさらに120日間の猶予を与えなければならない、とするものだった[16]。

  総じて、アメリカの障害者雇用政策は、pro-business と anti-business の間を揺れながら、雇用者視点の取組み、地域的な取組み、様々な専門機関との連携など、スモールステップで有効な支援策のエッセンスを獲得していっているようにもみえる[17]。

2　では、日本ではどうすればよいのか？

　現在、日本で、講ずべき合理的配慮の内容を最も詳細に示しているのは、改正法の下で発出された通称・合理的配慮指針（平成27年厚生労働省告示第117号）である。厚生労働省が開設しているウェブサイト[18]では、関係法令と共に、合理的配慮の事例集なども公表されているので、実務上最初に参照すべき資料となろう。

　改正法自体が ADA を参考にしているので、その下に配された上記の精神障害ガイドライン等、EEOC が定める合理的配慮の例も、日本の合理的配慮指針の策定の際、参考にされたと思われる。日本では、障害者雇用割当の算定対象は、障害者手帳の所

---

15) ADA 制定前後において、障害を持たない労働者と障害を持つ労働者の賃金水準と雇用水準の変化を調査分析した結果、賃金については変化がみられないものの、雇用水準については、特に21歳から39歳の労働者について、障害を持つ労働者の雇用水準が下がったことについて報告した論文として、Daron Acemoglu and Joshua D. Angrist, Consequence of Employment Protection? The Case of Americans with Disabilities Act, 109 J. Pol. Econ. 915 (2000) がある。同様の結果を示した論文として、Thomas DeLeire, The Wage and Employment Effects of the Americans with Disabilities Act, 35 J. Hum. Resources 693 (2000) がある。

16) https://www.govtrack.us/congress/bills/115/hr620/summary （2019年6月10日アクセス）

17) 三柴丈典『職場のメンタルヘルスと法』（法律文化社、2020年）107頁。

18) http://www.mhlw.go.jp/stf/seisakunitsuite/bunya/koyou_roudou/koyou/shougaishakoyou/shougaisha_h25/index.html （2024年3月24日アクセス）

持者であって週所定労働時間が20時間以上の者に限られている（2022（令和4）年の法改正（令和4年法律第104号）により、2024（同6）年4月以降、障害特性上20時間の勤務が困難な精神障害・重度身体障害・重度知的障害者も、10時間以上働ければ障害者雇用の実雇用率の算定に含めることができるようになった）。しかし、合理的配慮義務が、差別禁止の対象と同じく、法第2条第1号に掲げる障害者の定義に該当する者（心身の機能障害により、長期にわたり、諸生活上の制限を受けている者）であれば該当することや、合理的配慮については障害者側からの要請が前提となることなどは、アメリカと同様である[19]。

　もっとも、ガイドラインの策定は、日本の国情に応じ、省設置検討会での議論も踏まえ、日本の厚生労働省が独自に行ったものである。例えば、精神障害については、**表6**のように記載されており、EEOCガイドラインとは異なり、一般的な精神障害から独立して発達障害の項目を設定しているほか、記載内容も日本の職場事情との関係で、現実的かつ実効的なものに絞られている。

　日米にそうした相違はあるが、共通項は、就労できる労働者には安定就労を図ることである。となれば、障害者への合理的配慮は、その障害状態の保持（増悪防止）ないし就労への適応を、一次予防（問題の未然防止）から二次予防（問題の早期発見、早期対応）、三次予防（問題への事後措置と再発防止）に至る総合的な予防措置としてか、それらと連携させて実施する必要がある。

　例えば、日本電気事件（94ページ）のような発達障害の例であれば、使用者に求められる一次〜三次予防策は113ページのようになろう。

　このように、発達障害を含め、難治性疾患の多くで、ジョブコーチ等その障害（者）に詳しい者による支援体制の構築が、合理的配慮の要となる。人的措置である以上、性格的な相性も重要な意味を持つ。実際に、業務の負荷に耐えられないのに、本音を打ち明けられずに自殺するようなケースもあり（富士機工事件静岡地浜松支判平成30年6月18日労働判例1200号69頁）、理解者が本人の本音を引き出す努力も求められる。

　こうした障害（者）の就労への適応支援は、解雇回避はもちろん、健康配慮とも重なる。適正条件下での就労は障害者の健康の保持増進に貢献することが多いからである。よって、使用者は、障害者法上の合理的配慮義務と健康配慮義務の連続性を念頭に、諸措置を講じる必要がある。

　他方、労働者自身も、辛くはあろうが、適切な医療機関への受診等により適正な病

19）ただし、合理的配慮指針第3の2(1)ロは、障害者の採用後は（＝募集・採用の場面を除き）、事業主側が、必要に応じて定期的に、配慮の必要性の有無を確認すべきとしている。

表6 合理的配慮の事例

障害区分	場面	事例
精神障害	募集及び採用時	・面接時に、就労支援機関の職員等の同席を認めること。
	採用後	・業務指導や相談に関し、担当者を定めること。 ・業務の優先順位や目標を明確にし、指示を一つずつ出す、作業手順を分かりやすく示したマニュアルを作成する等の対応を行うこと。 ・出退勤時刻・休暇・休憩に関し、通院・体調に配慮すること。 ・できるだけ静かな場所で休憩できるようにすること。 ・本人の状況を見ながら業務量等を調整すること。 ・本人のプライバシーに配慮した上で、他の労働者に対し、障害の内容や必要な配慮等を説明すること。
発達障害	募集及び採用時	・面接時に、就労支援機関の職員等の同席を認めること。 ・面接・採用試験について、文字によるやりとりや試験時間の延長等を行うこと。
	採用後	・業務指導や相談に関し、担当者を定めること。 ・業務指示やスケジュールを明確にし、指示を一つずつ出す、作業手順について図等を活用したマニュアルを作成する等の対応を行うこと。 ・出退勤時刻・休暇・休憩に関し、通院・体調に配慮すること。 ・感覚過敏を緩和するため、サングラスの着用や耳栓の使用を認める等の対応を行うこと。 ・本人のプライバシーに配慮した上で、他の労働者に対し、障害の内容や必要な配慮等を説明すること。
難病に起因する障害	募集及び採用時	・面接時間について、体調に配慮すること。 ・面接時に、就労支援機関の職員等の同席を認めること。
	採用後	・業務指導や相談に関し、担当者を定めること。 ・出退勤時刻・休暇・休憩に関し、通院・体調に配慮すること。 ・本人の負担の程度に応じ、業務量等を調整すること。 ・本人のプライバシーに配慮した上で、他の労働者に対し、障害の内容や必要な配慮等を説明すること。

（厚生労働省「合理的配慮指針 別表」から抜粋）

識や個性の自覚を得ること―自己条件を受容すること―が最初になすべき自助努力となろう。そのうえで、専門家の支援を得つつ自身の個性や能力の形を見極め、相対的に優れた部分の伸張を図り、社会適応に努めることが求められよう。場合によっては、降格降給や障害者雇用枠での就業を受容したうえで、捲土重来を期す必要も生じよう。

使用者に求められる一次〜三次予防策

一次予防策

　採用の前段階で、採用後に就業させる複数の典型的業務を実際に担当させるなどして、業務上必要な社会的能力を確認する。

　他方で、企業等も、当該事業体の特徴を自ら認識し、そこでの就労上求められる資質や能力などを予め明示する必要があろう。「寒さが苦手な人物に北極で働かせるのは困難だから」である。

二次予防策

　本人のコミュニケーション能力にかかる問題が発覚した段階で、本人や専門家の意見を踏まえつつ、合理的配慮指針が示唆する措置を講じ、発達障害（の疑い）の診断を得た段階で、ジョブコーチ等、本人と周囲のコミュニケーションを支援できる人物を選任する。

　その際、関係者（上司、同僚、人事部員、産業保健スタッフなど）による情報共有と対応の一貫性が必要となるため、まずは本人同意の獲得に努め、本人同意を得られない場合、いったん産業医に情報を集約し、必要限度の情報が上司ら他の関係者に伝達されるようにするとともに、偏見を招かないよう教育研修や指導を施す。

　また、就労実態に応じて、降格降給ないし障害者雇用枠への変更を行い、その分、個別的な合理的配慮の下で雇用継続を図れるようなルールや仕組みを整備する。

三次予防策

　問題がこじれた段階では、父性的な対応と母性的な対応を使い分け、退職措置も視野に入れて、手続的理性を尽くすほかない。秩序違反行為に際しては、就業規則に基づき、毅然と対応する一方、本人に係る問題に詳しいジョブコーチ等を仲介者として周囲との意思疎通を図りつつ遂行可能な業務を割り当て、自身の業務の振り返りの機会を与えるなどして、本人の就業への適応を図る。疾病休業期間中も、健康管理規程などにより、経過観察のための日誌の提出を義務付け、それらが果たされなければ復職審査で考慮するなどして、履行の確保を図る。

　この場面でも、降格降給や障害者枠への変更による雇用継続の可能性は検討されねばならないだろう。

4 難治性疾患に関する事例と筆者の法的所見

　ここでは、筆者が相談を受けた難治性疾患に関する実際の問題と対応する法的所見を示すことをもって、上述の論理の具体化に努める。

1 筋萎縮性側索硬化症（ALS）に関する相談例

　ある労働者が、ALS による体調悪化で休復職を繰り返した。2度目の休職の後、主治医からは復職が許可され、本人も強い復職意志を示したが、人事担当役員や部課長との面談の結果、会社としては所定の職務遂行能力を回復できていないと判断し、休職を延長させることとした。

　法的な問題はあったか？

1　疾病性に関する医学所見[20]

　ALS は、難病中の難病だが、その特徴の一つは、意識や思考など脳機能を残して、筋肉が衰えていく点にあるため、一概に就労不能とは言えず、基本的には、企業側から本人のかかりつけの専門医に対して、本人の状況や職務内容などを伝え、得られた所見を尊重すべき疾患と解される。

2　法的所見

　企業側は、まず、産業医等を通じて主治医に連絡し、その診断の背景を探り、疾病性と事例性を総合して復職の適否を再検討する必要がある。

　その際、法的には疾病発症についての業務上外の判断が必要だが、ALS が業務上発症するとは考えにくい。また、ALS では、転倒の危険、周囲の介助負担等から、就労困難となるケースも生じ得る。よって、産業医や人事労務担当者は、そうした点を職場側（受入れ態勢側）の事情として考慮したうえで、就労可能性を判断できる。もっとも、合理的配慮義務を果たすためにも、ジョブコーチ等による介助には可能な限り努めるべきだし、当人の配置可能なポストの中に手足をあまり用いなくても職務の本質的な部分を果たし得る知的集約型の職務があり、本人がそこでの就労を申し出

20）三柴裕子（大阪医科大学第1内科所属。総合内科専門医・指導医、糖尿病専門医・指導医（所見を得た当時））による。以下も同じ。

ているならば、配置可能性を探るべきだろう。具体的な措置の検討やその後のフォローアップに際しては、担当者を選任したうえで、関係者から成るチームを形成することが望まれる。

なお、医学的には所定業務を遂行可能な状態にあるが、職場側の特殊事情で復職させられない期間は、民法第536条第2項に基づき、所定賃金を支給すべきである。

2　末期の悪性腫瘍に関する相談例

あと半年ほどで定年を迎える末期の悪性腫瘍に罹患した医療従事者に対し、使用者としては、同人に直接・間接に関わる患者の安全を守れるかに不安があるという理由から、解雇措置はとらなかったものの、自己都合退職を促した。

法的な問題はあったか？

1　疾病性に関する医学所見

悪性腫瘍末期の病態の中でも患者のQOLや就労との関係で最も問題となり得るのは、悪液質だろう。悪液質とは、要するに脂肪と骨格筋の消耗である。がん細胞からの産物によって、慢性炎症、代謝異常、免疫異常、内分泌異常、脳神経異常などが生じ―正常な生命活動をする機能が傷害され―、体が衰弱し、精神も消耗する。通常、体重の10～20％を喪失する。

よって、転倒などの災害リスクも高まり、通常は就労自体困難と解されるが、生命末期の生き方の問題でもあり、通常の企業労働であって、企業に受入れ余地があれば、本人とその近親者らとの相談により決するべきだろう。

2　法的所見

自己都合退職を促し、雇用契約の合意解約を導いたことについては、手法が不当でなければ、特に法的な問題はない。たしかに、手法が強圧的なもの、詐害的なものであれば、民法第96条により、退職の意思表示が取り消される可能性もある。また、人格権侵害により精神的苦痛を与えたなどとして慰謝料や逸失利益の支払いを命じられる可能性もあるが、このケースには該当しないだろう。

このケースでは、症例が医療従事者ということなので、職種限定契約者と解され、その限定された職種を安全に履行できなければ、債務の本旨不履行となるし、万が一、本人が転倒して負傷したり、患者の安全を侵す事態が生じれば、使用者の安全配慮義務違反等が問われ得る。

115

とはいえ、これが通常の企業労働者であれば、本質的に法律問題というよりも、生命末期にある労働者に対する会社の姿勢の問題とも解される。

仮に、働ける限り働かせる選択をする場合、本人やその近親者等の同意を得て、その旨の誓約書を得て、転倒などで周囲に危害を及ぼさないよう、物的・人的な配慮を尽くしておけば、万が一職場で本人の生命が絶たれても事件化するとは考えにくいが、公序良俗（民法第90条）に反する可能性もあり、その誓約書自体、必ずしも法的な意味を持つわけではない。

3　白血病に関する相談例

某医療機関に期間1年の有期契約社員として勤務し、既に4回程度、契約を更新していた労働者が、白血病を発症後、勤怠状況の悪化や夜勤不能などにより周囲が困惑するなどの問題が生じたため、所属長の判断で、次期の契約更新を行わないこととした。

ただし、本人への説明では、病院経営に関わる理由が伝えられた。

なお、最新の血液検査の結果では、血小板がゼロに近く、ヘモグロビンも6台だった。

法的な問題はあったか？

1　疾病性に関する医学所見

血小板がゼロに近く、ヘモグロビン6台となれば、通常、直ちに入院を指示される状況である。貧血によるふらつき、頻脈、呼吸困難等により、本人自身も身体的に相当しんどい状態と予想される。

また、易出血性であるため、一般に就労による被災リスクは高く、通常は就労不可能と解される。

2　法的所見

このような場合、病状を理由とする契約更新拒絶はおおむね合法と解される。

たしかに、

① 契約更新回数が複数回にわたる

② 採用時に更新を前提とするような説明がなされていた

③ 契約更新手続きが形骸化していた

④ 他に契約更新を拒絶された者がほとんどいない

などの事情がある場合、契約更新の期待が法的にも評価され、更新拒絶に客観的な合理性、社会的相当性が求められることになる。また、周知のように、2012（平成24）年の労働契約法改正（法律第56号）により、2013（平成25）年4月1日以降に開始した有期労働契約が通算5年を超えて反復更新されている場合、労働者の申込みにより、無期労働契約に転換することとなった。

しかし、有期労働契約の更新拒絶は、無期労働契約者の解雇基準とは自ずから異なるし、このケースのように、①難治性疾患に罹患し、②症状が重篤で、③所定業務に影響する可能性が高い、などの条件を満たす場合の更新拒絶は、合理性・相当性を満たす可能性が高い。

更新拒絶の理由について、本人に対して実際の理由と異なる説明をした点も、①そもそも更新拒絶自体が法的に正当である可能性が高いこと、②本人が退職に合意しており、真の理由を伝えた場合の結果への影響も考えにくいこと、③真の理由を伝えることは、本人にいたずらに精神的ショックを与える可能性があること、などから、民法上の詐欺（民法第96条）等には当たらず、よって雇止めが無効となることはなく、損害賠償の根拠にもならないと解される。

障害者法の発展、健康配慮義務法理の展開などにより、使用者には、難治性疾患罹患者にも、職務・職場への適応を支援する必要性が高まっている。

これは使用者側の努力のみで成るものではない。藍澤證券事件東京高判（平成22年5月27日労働判例1011号20頁）[21] も示唆していたように、障害者側の自助努力も必要であり、特に「自分にも他者にも素直になる」努力が求められよう。

21）障害者として有期契約で雇用されたが、仕事上のミスを重ねたうえ、それを隠蔽しようとするなどした労働者が、雇止めされた事案につき、判決は、障害者の自助努力について定めた障害者雇用促進法第4条を挙げるなどして、その合法性を認めた。

VI

加害リスク内包疾患・副作用と就労可能性

1 はじめに

2011（平成23）年4月に栃木県鹿沼市でクレーン車が暴走し児童6名が死亡した交通事故、2012（平成24）年4月に京都市・祇園で軽自動車が暴走し運転者を含む19名が死傷した交通事故等を契機に、特にてんかん罹患者の自動車運転の管理に関する企業の関心が高まっている。こうした事故が起きると、雇用企業の賠償責任が認められやすく（現に、上記2例でも加害者の勤務先の賠償責任が認められた。宇都宮地判平成25年4月24日判例タイムズ1391号224頁、京都地判平成26年2月24日 Westlow Japan）、マスコミ報道等による企業の社会的評価の低下などの不利益が生じやすいこと、他方で、労働者のプライバシー保護等のため、雇用企業はすべての疾患情報を得られるわけではなく、仮に得られても、本人が運転を希望する―それを拒めば違法・不当な業務命令になり得る―、使用者も業務上運転させる必要が生じるなどの事情から、隘路（あいろ）に陥りやすい。

そして本来、このような場合の就業判定や就業条件の調整こそ、産業医等の産業保健の専門家が存在意義を発揮できる場面である。

そこで本稿では、関係判例4例（最近の代表的判例1例及びその他3例）の示唆をくむとともに、関係医学会のガイドラインに照らし、運転を制限すべき場合の判断の基準ないし方法（以下、設題）について検討する。

2 最近の代表的判例

1 業務による運転中に、てんかん発作が原因で起こした死亡交通事故の使用者責任等が認められた例
横浜地判平成23年10月18日判例時報2131号86頁（確定）

──〈事実の概要〉──

本件は、平成20年3月、Y1がY2の業務遂行のため、Y2が保有する普通貨物自動車（トラック）（以下、本件トラック）を運転中にてんかん発作を起こして意識を失って暴走させ、歩道上で信号待ちをしていた訴外亡Aを含む2名に衝突させ、うち亡Aを死亡させた交通事故（以下、本件事故）につき、亡Aの法定相続人である両親（X1、X2）とそれには当たらない祖父母（X3、X4）が、Y1、Y2とY2の代

表取締役でありＹ１の実父であったＹ３を相手取り、損害賠償を請求した事案である。うちＹ１に対しては民法第709条（不法行為の基本規定）、Ｙ２に対しては自動車損害賠償保障法（以下、自賠法）第３条及び民法第715条第１項（使用者責任の基本規定）、Ｙ３に対しては民法第709条、第715条第２項（事業監督者の使用者責任）に基づく請求を行った。

　本件では、①Ｙ１がもとよりてんかんの疾患を有し、以前にもその発作で意識を失い、物損事故を起こした経験があったこと、②主治医から抗けいれん薬を処方され、処方どおりの服薬を怠れば意識を失う危険があると厳しく指導されていたこと、よって、③Ｙ１は同薬を処方どおり服用しない状態での自動車運転を厳に控えるべき注意義務を負っていたこと、しかし、④その危険を軽視し、漫然と運転した過失により本件事故が発生したこと（なお、Ｙ１は本件事故について起訴され、禁固２年８か月の有罪判決を受けている）、よって、⑤Ｙ１に民法第709条に基づく損害賠償責任があること、⑥Ｙ２は本件トラックの保有者として自賠法第３条に基づく損害賠償責任を負うこと、⑦本件事故はＹ２の業務の執行中に発生したため、民法第715条第１項に基づく損害賠償責任を負うこと、は争われておらず、そのまま認定されている。そこで、主な争点は、Ｙ３の責任の有無に絞られた。

　その点につき裁判所は、法的判断の前提事実として、(a)Ｙ３はＹ２の創設者であり本件事故当時も代表取締役の地位にとどまっていたこと、しかし、(b)既に75歳に達しており、Ｙ１が実質的経営を行っていたこと、(c)Ｙ２は家族経営の会社であり、Ｙ３と長男のＹ１のほかはおおむね次男しか就労していなかったこと、(d)Ｙ３はＹ１が2004（平成16）年に作業現場で突然意識を失い救急搬送された事実、2006（平成18）年にもダンプカーを運転中に意識を失いバス停に衝突させた事実は知っていたが、抗けいれん薬の処方を受けていた事実は知らなかったこと、(e)Ｙ１は2004（平成16）年の救急搬送に際して自身のてんかん罹患を知ったこと、(f)Ｙ３は本件事故前夜にＹ１が酒に酔い深夜に嘔吐した事実を知っていたこと、(g)Ｙ２では毎年法定健診を実施し、Ｙ１も受診していたことなどを認定した。

参考条文（民法第715条第１項、第２項）

> 第１項　ある事業のために他人を使用する者は、被用者がその事業の執行について第三者に加えた損害を賠償する責任を負う。ただし、使用者が被用者の選任及びその事業の監督について相当の注意をしたとき、又は相当の注意をしても損害が生ずべきであったときは、この限りでない。
>
> 第２項　使用者に代わって事業を監督する者も、前項の責任を負う。

───〈判旨　～Ｘ請求認容、一部棄却～〉────────────────

ア　民法第715条第２項の要件事実について

ア）「使用者に代わって事業を監督する者」に該当するか

「『使用者に代わって事業を監督する者』（民法715条２項）とは、客観的に観察して、実際上現実に使用者に代わって事業を監督する地位にある者をいう（最１小判昭和35年４月14日最高裁判所民事判例集14巻５号863頁参照）」。

前記認定事実(a)（＝Ｙ３がＹ２の代表取締役にとどまり続けたこと）、同(c)（＝Ｙ２が家族経営的企業だったこと）等から、「＊Ｙ３は、Ｙ２の代表取締役として、Ｙ１を現実に監督する地位にあった者であるということができるから、『使用者に代わって事業を監督する者』に該当する」。［＊下線は筆者付記］

イ）「監督について相当の注意をしたとき」に該当するか

前記認定事実(b)（＝Ｙ１がＹ２の実質的な経営に当たっていたこと）の事情はあったが、同(a)の事情やＹ１らからの仕事の相談にも乗り、Ｙ３自身「の名前での仕事の注文もあったから、＊Ｙ１を現実に監督することが求められていた」。しかも、同(d)（＊＝本件事故の前２度にわたり、就労中に意識を失ったことを知っていたこと）の事情から、「その原因がてんかんであるということまで正確に認識していなかったとしても、Ｙ１が自動車の運転をするに当たって意識を失うことがあり得ることは認識していた」。「そうすると、Ｙ３は、Ｙ２の事業の執行に当たり、Ｙ１が意識を失うなどして自動車事故を起こさないように万全の注意を払うべき義務があった」。にもかかわらず、「＊Ｙ１に対して何らかの措置（Ｙ１が意識を失った原因を究明し、医師の助言に従い、一定の要件のもとに運転を認めるなど）を執ったとは認められない［＊＝１回健康診断を受けさせていたからといってその措置を執ったとは言えない］から、Ｙ３が『監督について相当の注意をした』と認めることはできない」。［＊以上、＊部分と下線は筆者付記］

イ　損害論について

ア）　亡Ａの損害

①　治療関係費と逸失利益について

治療関係費〔23万1235円〕と逸失利益（4145万8108円）は当事者間に争いがない。

②　慰謝料について

Ｙ１は、2004（平成16）年にてんかんの診断を受けて以後、「薬の服用を日常的に怠り、本件事故前も一定期間、処方どおりに抗けいれん薬を服用していな

かった」こと等の事情「からすると、てんかんの発作が頻繁に起こるものでなかったことを考慮しても、Ｙ１の過失は、……重大かつ悪質なもので、強い非難に値する」。他方、亡Ａには、「何らの落ち度もない」。「亡Ａは、本件事故により、14歳という若さで、突如としてその生命を奪われ、プロのイラストレーターになるとの夢を断たれたものと認められ、その無念さは察するに余りある」。

以上から「慰謝料の増額事由があ」り、「その他本件に現れた事情を考慮すると、慰謝料の額は2600万円をもって相当」とする。

イ） Ｘ１及びＸ２の損害

① 治療関係費

「民法709条は、損害賠償請求の主体を、直接損害を被った被害者に限定していない」。また、民法第711条は、被害者の父母による財産上の損害についての損害賠償請求を禁じていない。すると、「不法行為の加害者は、損害との間に相当因果関係が認められる限り、直接被害者か間接被害者かを問わず、その財産上の損害を賠償する責任を負う」。

そして、子が自動車事故で、若年で生命を奪われることになった場合、その親が「精神的な衝撃から心身の健康を損ない、心療内科に通院することは、通常起こり得る」から、本件でＹ３らは「その治療関係費を賠償すべき責任がある」。

なお、Ｘ２は本件事故以前から抑うつ気質で心療内科を受診しており、Ｙ３らは、Ｘ２の治療費について素因減額を主張するが、Ｘ２は、「本件事故を契機として病状に著しい変化が生じ、処方薬も増えたと認められ」、採用できない。

② 賞与・給与の減収

本件事故後、Ｘ１らが療養休暇をとったことによる賞与・給与の減収は認められるが、「子の生命が奪われた場合に、近親者が精神的衝撃を受けることは一般的であっても、その精神的衝撃から休業し、賞与や給与の減収が生じるか否かは、近親者の職業等によっても異なり、必ずしも一般的な事態とはいえない」。また、Ｘ１らによる休業には、Ｘ１らが、小学校の教諭であり、「職業上子どもと常に接する状況にあったこと」の影響が認められるが、Ｙらが、これらの特別事情について、予見しまたは予見「し得たと認めるに足りる証拠はない」。したがって、上記減収は、「本件事故と相当因果関係のある損害とは認められない」。

もっとも、賞与及び給与の減収「は、後記の慰謝料額の算定において考慮する」。

③ （略）

④ 固有の慰謝料

１）Ｙ１の過失の重大さと悪質さ、２）亡ＡはＸ１らにとって一人っ子であり、未熟児から手をかけて育てた経緯があったこと、３）Ｘ１らが元気な姿を見て次には、「片足切断、内臓破裂及び心肺停止の状態で、心臓マッサージを受けている亡Ａと対面することにな」り、「その衝撃は甚大なものであったこと」、４）Ｙ１は、刑事事件の公判で、日常的には「適切に薬を服用していたなどと虚偽の供述」をし、Ｘ１ら宅を訪れた時にも事故当日の朝に薬を飲んだと嘘をつくなどしていたこと等を考慮すると、Ｘ１らは、「本件事故により、……精神的苦痛を受けた上、……本件事故後のＹ１の言動によりその苦痛が増大したといえる。そうすると、慰謝料の増額事由があ」り、その他の「事情を考慮すると、Ｘ１及びＸ２の慰謝料の額は、それぞれ、各400万円をもって相当と認める」。

ウ）　Ｘ３及びＸ４の固有の慰謝料

「Ｘ３とＸ４は、民法711条所定の者に該当しない」が、「被害者との間に同条所定の者と実質的に同視すべき身分関係が存し、被害者の死亡により甚大な精神的苦痛を受けた者と認められるときは、同条の類推適用により、加害者に対し、直接に固有の慰謝料を請求することができる（最３小判昭和49年12月17日最高裁判所民事判例集28巻10号2040頁）」。

本件では、Ｘ３及びＸ４が、Ｘ１、Ｘ２、亡Ａと同居していたことや、一定の扶助関係があったことが認められるが、「亡Ａは、基本的には、Ｘ１及びＸ２の保護・扶養の下で生活していたものと認められ」、両名が、亡Ａとの間で、親子「関係にも比すべき家族的生活関係にあったとまでは認められない」。すると、「民法711条所定の者と実質的に同視すべき身分関係があったとまでは認められない」。

2　得られる示唆

てんかんなど、業務や服薬のありようにより第三者に危害を加える可能性があると**法的、社会的に認識されている疾患**（以下、加害リスク内包疾患）の罹患者は、医師の処方を守り、適切に服薬を行うなどの注意義務を負い、それを怠れば、被害者（ら）に対して民法第709条に基づく過失責任を負う。

そうした疾患の罹患者が、雇用者の保有する自動車の運転業務中、交通事故により第三者に危害を加えた場合、原則として自賠法第３条により雇用者に損害賠償責任が生じる。

その事故が使用者の業務の執行中に生じた場合、使用者が適任者を選任し、適切に監督していたと認められない限り（実際にはほとんど認められない）、使用者責任（民法第715条第1項）を負う。本件のような場合、被用者の法定健診を実施していただけでは、到底、適切な監督とは認められない。

　家族経営的な会社の代表取締役は、たとえ実質的に経営を他者に委ねていても、その地位や一定程度の事業との関わり（事業運営や被用者への人事・指揮命令の権限。すなわち、事業上の実権者であること）をもって、民法第715条第2項所定の事業監督者として使用者責任を負担し得る。

　事業監督者（や使用者）は、従前、就労中に突然意識を失ったなどの経緯を知っていれば、疾患名まで正確に認識していなくても、その事業の執行に当たり、加害リスク内包疾患に罹患した労働者が意識を失うなどして自動車事故を起こさないように万全の注意を払うべき義務を負う。具体的には、同人が意識を失った原因を究明し、医師の助言に従い、一定要件の下に運転を認めるなどが求められ、法定健診を受診させていた程度では、それに該当しない。

　加害リスク内包疾患の罹患者は、たとえ症状が発症した時点では行動制御が困難となっても、日常的に医師の処方を守らないなど、その原因を作出したと認められる場合、生じた被害の悲惨さなども考え併せ、慰謝料算定等の場面で、強い非難を受ける。

　被害者の父母は、被害者の死で受けた精神的ショックに起因する財産上の損害についても加害者から損害賠償を受けられる。例えば、ショックによる精神症状の治療費の賠償も受けられる。

　子を失った精神的ショック等で就労困難となり、賞与・給与等に減収が生じた場合、実損額の賠償義務は認められにくいが、慰謝料の算定で考慮され得る。

　被害者の父母には、民法第711条に基づき、精神的慰謝料の賠償請求権が認められる。事故後の加害者の態度（事故に関する不正直な発言等）は、慰謝料の増額につながり得る。

　民法第711条に定める者（被害者の父母、配偶者、子）以外でも、被害者との密接な扶助・扶養関係など、同人らと「実質的に同視しべき身分関係」が認められれば、同条が類推適用され得る。本件では、被害者に養われていなかったこと等から、その関係は認められなかった。

3 その他の関係判例

1 疾病や投薬の副作用があり交通事故を繰り返す タクシー運転手の解雇を適法と認めた例

千葉地八日市場支判平成11年9月29日判例タイムズ1064号161頁（確定）

——〈事実の概要〉—————————————————

　Xは、1992（平成4）年（50歳時）に主にタクシー業を営むYに乗務員（タクシー運転手）として採用され、老齢の父母と娘2人を扶養する一家の支柱であった。Yでは、X自身の希望により、成田空港内に待機して空港の利用客を輸送する業務（エアポート業務）に就いていた。これは、千葉県内・外と空港近郊を主なテリトリーとする3種類の運転業務を順番に割り当てられ、2乗務して1日休み、また2乗務してその日は休み（明け番）のルーチンを繰り返すもので、拘束時間が長く不規則であった。

　［＊あくまで裁判所の認定では］一般に、タクシー運転手の中には高血圧、糖尿病などの持病のある者も多く存在するが、X自身、Y入社前の1990（平成2）年頃から肝炎を患い、T病院に通院していた。1992（平成4）年頃には病状が肝硬変に進行し、1993（同5）年頃には糖尿病にも罹患した。1994（平成6）年初頭にマニラに旅行した際に体調が悪くなり、同年3月半ばから5月前半まで入院して肝硬変の治療を受けた。本件解雇当時は週に1回T病院に通院して治療を受け、1日3回、**表7**のような薬を服用していた。［＊部分は筆者付記］

　Xの肝硬変は、様々な症状を呈する非代償期（タンパクの合成、有毒物の解毒、食べ物の消化に必要な胆汁の分泌等の肝臓の機能が働かない状態）にあったが、大学病院等での外来診療で血糖、アンモニア値は安定しているという診断を得ていた。T病院は、Xがタクシー運転手であることは承知し、激務は避けるよう指導していたが、就労の可否については、XとY側の良識に任せる判断をしていた。

　Xの勤怠状況は、1995（平成7）年に、病気、体調不良、通院を理由とする欠勤が計12日あったが、1996（同8）年は以下の第4事故後の5日を含めて6日にとどまっていた。また、＊タクシー乗務員としての売上げが平均を下回ることはなかった。［＊下線は筆者付記］

　しかし、**表8**（130ページ）の4回にわたる事故等を経て、1996（平成8）年12月、Yは、従前の勤務状況に照らして職務適性を欠くとしてXを解雇した（本件解

雇）。そこで、Xは本件解雇の無効及び従業員としての地位確認並びに解雇以後の賃金の支払いを求めて提訴した。なお、Yの就業規則には、解雇事由として、心身の障害により就労能力を喪失した場合や、事故を重ねた場合などが定められていた。また、Yでは、従前、交通事故を理由に乗務員が解雇された例は確認されていないが、事故を多発させた乗務員は退職することが多かった。

表7　Xが解雇前に服用していた薬

薬品名	説　明	一般的効能	副作用（URL は参考）
アメル	カリウム補給剤		大量服用で、心臓伝導障害、筋肉及び中枢神経系の症状として、**錯感覚、けいれん、反射消失、呼吸麻痺**（横隔膜の弛緩性麻痺）が現れることがある。悪心、食欲不振等もあり得る。https://medical.nikkeibp.co.jp/inc/all/drugdic/prd/32/3229005F1102.html
アンチビオフィルス	抗菌性物質耐性乳酸菌製剤	抗生物質、化学療法剤投与時の腸内菌叢の異常による諸症状の改善	特にないが、牛乳に対してアレルギーのある患者にアナフィラキシー様症状を起こすことがある。http://www.drugsinfo.jp/2007/08/17-134800
グリチロン	肝臓疾患用剤・アレルギー用薬	慢性肝疾患における肝機能改善	**脱力感、筋力低下、筋肉痛、四肢痙攣・麻痺**などの横紋筋融解症の症状が現れることがあるという重大な副作用。https://www.info.pmda.go.jp/go/pack/3919100F1150_1_06/
スピロノラクトン	抗アルドステン性利尿剤・降圧剤	肝性浮腫等に効能	**不整脈、全身倦怠感、脱力、めまい、精神錯乱、運動失調、傾眠等**の症状が現れることがあるという重大な副作用。https://www.kegg.jp/medicus-bin/japic_med?japic_code=00062871
アルタット	H₂受容体拮抗剤	ヒスタミンがH₂受容体に結合するのを妨げ、胃酸の分泌を抑える。胃潰瘍、十二指腸潰瘍等に効能あり	まれに**可逆性の錯乱状態、幻覚、しびれ、眠気、不眠、めまい等**が現れることがあるという重大な副作用。https://www.kegg.jp/medicus-bin/japic_med?japic_code=00060440

128

マーズレンS	胃炎・潰瘍治療剤	胃潰瘍、十二指腸潰瘍等に効能	じんましんなどの過敏症状のほか、薬によって、**下痢、便秘、腹痛、吐き気・嘔吐**、腹部の膨満感、顔面紅潮、口の渇き、胸やけ、肝機能障害など。https://medical.nikkeibp.co.jp/inc/all/drugdic/prd/23/2329122D1414.html 原典は枡渕幸吉他『病院でもらった薬がわかる薬の手引き（2011-12年版）』（小学館）
フロセミド	利尿降圧剤	肝性浮腫等に効能	降圧作用に基づく**めまい、ふらつき**が現れることがある。進行した肝硬変のある患者には**肝性昏睡**（肝臓の機能低下による意識障害）を起こすおそれがある。まれにめまいが現れることがあり、時に脱力感が現れることがあるという重大な副作用。https://medical.nikkeibp.co.jp/inc/all/drugdic/prd/21/2139005F1060.html
アロプリノール	高尿酸血症治療剤		**眠気**が起きることがあるので、車の運転や危険な作業は避けるように使用上の注意がされているもので、倦怠感、手足のしびれ感等の副作用を有する。（三柴裕子（大阪医科大学第1内科所属。総合内科専門医・指導医、糖尿病専門医・指導医（所見を得た当時））による）
リーバクト	非代償肝硬変（肝細胞の多くが壊され、体が必要としている機能が十分に果たせなくなった状態。様々な症状や合併症を伴う。）の患者に分岐鎖アミノ酸を投与する薬		時に血中アンモニア値の上昇等が現れる。https://www.kegg.jp/medicus-bin/japic_med?japic_code=00057255

※ URL アクセス日：2024年5月13日（アンチビオフィルスのみ2017年8月25日）

表8　Xが運転業務中に起こした交通事故

	日時	態様	本人が報告した原因	特記事項
第1事故	平成6年9月27日18時	東関東自動車道下り線上で営業車を運転して追い越し車線を走行中、中央分離帯のガードレールに接触させ、その反動で左土手に乗り上げ、営業車の右フェンダー部分を中破させた。	当日は降雨で、道路上に部分的に水が溜まり、水たまりにハンドルをとられた旨報告。	乗客はなし。
第2事故	平成8年2月6日22時	東関東自動車道下り線上で営業車を運転して、追い越し車線を時速120kmぐらいで走行中、中央分離帯のガードレールに接触し、右フロントフェンダー部分を中破させた。	風にあおられ、溝（わだち）にはまってガードレールに接触した旨報告。	乗客はなし。
第3事故	平成8年6月29日17時	通称空港周辺道路において、空港方面に向かって営業車を運転中、道路左側の縁石に乗り上げ、椿の街路樹6本をなぎ倒した。	前方を同一方向に進行していた11tぐらいの大型トラックが、ウインカーも出さずいきなり道路右側の駐車場に入ろうと右ハンドルを切ったため、トラックとの衝突を回避しようとハンドルを左に切った旨報告。	空港周辺道路は、直線状の見通しの良い道路で、道路右側の駐車場に入るための右折専用車線が設置されており、街路樹間の間隔は約3mあった。乗客はなし。
第4事故	平成8年12月11日8時頃	前日、服務規律に違反して自宅に営業車を持ち帰ったため、該当車の返却のため、自宅を出て、一般道路上の緩い右カーブ地点を進行中、車を道路左側に逸走させ、コンクリートブロックに乗り上げて、右前輪のアームを折損させた。	前方から大型トラックが道路のほぼ真ん中を走行してきて接触しそうになったので、左へハンドルを切ったところ道路左側のコンクリートブロックに乗り上げた旨陳述。	事故直後、会社には「車がパンクした」旨連絡していた。乗客はなし。

───〈判旨　～X請求棄却～〉─────────────────────

■ア　Xの病状、服用している薬について

　「Xの肝硬変の病状について検討すると、……非代償期にあ」り、「*肝硬変としては相当病状が進行している」。

　「また、Xは、*肝硬変と糖尿病を併発していることによって、アンモニア高値、血

糖高値になると*意識混濁や糖尿病性昏睡に陥る可能性がある」。

「*さらに、問題になるのは、Xには、肝硬変、糖尿病の*症状以上に、その治療のために服用する薬の重大な副作用の危険性があることである」。「Xが服用していた薬の中には、脱力感、眩暈、精神錯乱、ふらつき、眠気等*タクシー運転手にとっては危険な副作用を有するものがあり、これらの薬を常用しながら激務であるエアポート勤務に従事すると運転中に薬の副作用による症状が発生する可能性があり、……本件第一ないし第四事故と同種の事故を再発する危険性がある。

そうすると、*Xの病状、服用薬のどちらをとってみても、XがYのタクシー乗務員として特にエアポート勤務に従事するのは、旅客にとっても、X本人にとっても極めて危険な憂慮すべき事態である」。[*以上、下線は筆者付記]

■イ 本件第1～第4事故について

第1、第2事故は、「Xが運転中に、脱力感、眠気、一時的な意識混濁等の正常な運転ができない状態に陥ってガードレールに接触したと考える方が遙かに自然である」。

第3事故は、「Xの主張するようにトラックを避けようとして……ハンドルを左に切ったというよりは、Xが運転中に、脱力感、眠気、一時的な意識混濁等の正常な運転ができない状態に陥ったため、路外に逸脱したと考える方が遙かに合理的である」。

第4事故も、「Xが何らかの正常な運転ができない状態に陥ったため、カーブでハンドルを切らずにそのまま路外に逸脱したものと認めるのが相当である」。

以上のとおり、本件第1～第4事故は、「いずれも路外に逸走した上での自損事故という共通点を有」し、「結果的に大事には至らなかったものの、*特に本件第一、第二事故は重大な結果を招来する危険性もあった」。「これらの事故は、……*Xの病状、*薬の有する副作用、*同種の事故が連続的に発生したこと等からすれば、*いずれもXが正常な運転ができない状態に陥ったために発生した事故と認めざるを得ない」。[*以上、下線は筆者付記]

■ウ まとめ

「してみれば、Xは、*その病状、服用している*薬の副作用により、*運転中に何らかの正常な運転ができない状態に陥る可能性があると認められるから、タクシー乗務員、特にYのエアポート勤務*乗務員としての適性を欠くと認められるので、……本件解雇には正当な理由があり、解雇権の濫用とはいえない」。[*以上、下線は筆者付記]

131

2 勤務時間中にてんかん発作を起こした条件付採用期間（民間で言う試用期間）中職員の免職処分が、権利の濫用であるとして取り消された例

三木市職員事件神戸地判昭和62年10月29日労働判例506号27頁（確定）

〈事実の概要〉

　Xは、1985（昭和60）年4月にY（三木市）に市職員（労務員）として地方公務員法（以下、地公法）第22条第1項所定の条件付採用制度により採用され、環境課（清掃センター）で清掃作業員として勤務していたところ、同年5月30日の勤務時間中にてんかんの発作を起こしたことを受け、身体の故障のため職務遂行に支障があるとの理由で、同年7月末をもって免職する旨の処分（本件処分）を受けた。そこで、同処分の取消しを求めて提訴した。

　なお、Xのてんかんは、1983（昭和58）年3月の交通事故で負った頭部外傷による外傷性てんかんで、[＊あくまで裁判所の認定では、]一般に真性てんかんよりも予後が良く、加齢とともに自然治癒する傾向があるとされている。また、全身けいれん・意識消失を伴う＊大発作は1985（昭和60）年5月までに2回のみでその後出現しておらず、いずれも抗てんかん剤の服用の懈怠や減量中の発症であった。数分間の手指のしびれ等が生じる＊単純部分発作はXの免職措置の約1年後の1986（昭和61）年7月までに約14回起きたが、その＊頻度は月3回程度で、1985（同60）年2月にYに採用される前の勤務先で三交替勤務から解放された後は、半年に1回程度であった。さらに、Xの場合、必ず単純部分発作から始まって全般化するため＊危険予知が可能で、＊発作間欠期の精神能力低下等の異常がなく、投薬による副作用も出ていなかった。

　他方、Xが＊実際に就いていた作業はごみ収集であり、収集作業に従事する者が他部門に配転される仕組みにはなっていなかった。また、＊3人一組での作業であり、運転業務は行っていなかった。[以上、＊部分と下線は筆者付記]

〈判旨　～X請求認容～〉

　地公法第22条所定の条件付採用制度による採用期間中は、「正式採用に至る過程にあ」り、その「期間中の職員に対する免職処分については、任命権者に一定範囲の裁量権が認められるものの、……既に競争試験を経て、現に給与を受け、正式採用される……期待を有するものであるから、……その判断が合理性を持つものとして許容される限度を越えた不当なものであるときは、裁量権の行使を誤った違法なものというべきである」。

他方、「*Xの『てんかん』の症状は極めて軽度であり、特に危険な作業を避ける限り、その発作が事故につながる可能性はほとんどない」。

また、Yは清掃作業には種々の危険が伴う旨を主張するが、特に死亡例が多いテールパッカーに挟まれる事故は、パッカーの落下を防ぐ安全装置を二重にしたり、逆転装置の装着などの物的措置で対応できるし、ごみのピット投入時の事故防止も、ピット前に停止線を設けたうえでの安全管理面での指導等で大幅に危険を緩和できる。三木市では、安全な車両の購入や、危険な交差点内のごみステーションの漸次撤去を進めていること、50代の女性、足に障害を持つ人、腰痛のある人が従事していること等からも、「*Xの従事するごみ収集の作業が特に危険な業務ということはできない」。

加えて、「Xは仕事熱心でまじめであるというのであるから、……*規則正しい服薬は充分期待できる」。

「そうすると、……本件処分は、処分理由を欠くものであり、裁量権を誤った違法な処分として取消を免れない」。〔＊以上、＊部分と下線は筆者付記〕

3　業務中の失神発作によりタクシー乗務員が起こした交通事故について、使用者の刑事責任が認められた例
東京高判昭和50年6月12日判例時報26巻6号101頁

資料から詳細は不明だが、タクシー会社の経営者（被告人）が、その従業員である乗務員（タクシー運転手）が失神発作により発生させた交通事故につき、おそらくは道路交通法（以下、道交法）第75条（自動車の使用者等の義務）違反の罪状で起訴された例。

──〈事実の概要〉──

当該乗務員は、1972（昭和47）年10月に自宅で意識を失って入院後、約半年間に2回にわたり勤務中（うち1度は乗客あり）に失神して救急搬送された。精密検査後、医師は被告人らに対し、当該失神の理由につき、脳血管の狭窄で貧血を起こすためなどと説明した。1973（昭和48）年11月には、タクシー運転中に再度失神したため、被告人が乗務停止を命じたが抵抗されたため、乗務に戻りたければ乗務を可とする医師の証明書を提出せよと命じた。この時点では証明書が出ないと予想し、それを理由に解雇しようと考えていた。しかし、意外にも「一過性脳虚血発作で加療中」ながら、過労を避ければ「日中の勤務は差し支えない」旨記載された診断書が提出されたため、乗務を継続させていた。

──〈判旨 ～被告人控訴棄却（有罪）～〉────────────

医師から提出された診断書には、たしかに上記の記載があったが、当該乗務員「が*具体的にどのような種類・程度の勤務にたえ得るかは、明確にされていない。また、*今後発作のおそれがないとは書かれていない。これに、被告人が*タクシー会社の経営者として、自社の運転手が*乗務中に３度も失神状態におちいったことを報告されており、*事故発生の危険性に充分気づいていたと思われる事情を考え合わせると、*被告人が診断書の内容に全然疑問を抱かなかったというのは不自然で、これにつき*直接医師に確かめることもしないでかねての不安から解放されたと認めることは困難である」。［＊以上、下線は筆者付記］

4 得られる示唆

以上の３例から得られる示唆は以下のとおり。

病者に対する解雇、休職命令等の不利益措置の合法性は、疾病または／及び服薬による副作用が、①労働能力、②職場秩序、③本人の治療に及ぼす影響などから判断される。

ただし、**疾患−服薬による副作用−就労の関係（≒設題）について、一律的な判断はできない。**

1）専門医所見
2）就労している作業の性質
3）過去に生じた症状やリスクの経緯
4）今後生じ得るリスクの程度
5）同様の病を抱える他の労働者が働けているか
6）当該労働者は、規則正しい服薬ができる性格か

などから総合的に判断される事柄なので、こうした確認事項をその事業の特質等に応じてフォーマット化し、適宜見直す（revise）必要がある。

4 関係医学会のガイドラインの示唆

では、医療界は、この課題にどう対応したのだろうか。

現段階で認められる学会レベルでの対応は、日本精神神経学会による「患者の自動車運転に関する精神科医のためのガイドライン」の策定にとどまる。そこで**表9**にそ

の要約を示す。［＊枠内の＊部分と下線は筆者付記］

　以上のとおり、本ガイドラインは、精神疾患罹患者による自動車運転について、基本的に、精神科主治医として／にとって望ましい考え方を示したものであり、精神疾患罹患者の生活上、職業上の利益は図られているが、患者の雇用者等、他の利害関係者との関係での中立性は担保されていない。

　よって、かえって、産業医らがより俯瞰的な視点で就業判定を行う必要性が示唆される。

表9　「患者の自動車運転に関する精神科医のためのガイドライン」（平成26年6月）
　　　（要約、一部改変）

(1)　このガイドラインは、**精神科医が主治医として患者に関わる場面用**に作成された（p.1）。

(2)　**精神神経学会は**、改正道交法、自動車運転死傷行為処罰法等、**特定の疾患を特別扱いする法制度には反対の立場**だが、精神疾患も他の疾患と同様に、増悪により**運転に支障を来し得る**（p.1）。

(3)　主治医は、患者の運転による交通事故の防止と、患者の生活上の利便性や必要性の双方に配慮せねばならない（p.2）。

(4)　患者に運転による**加害リスクがある場合**、当該リスクの家族への伝達や「任意の届出」は医師の守秘義務違反には当たらない（p.2-3）。また、主治医の適切な治療的配慮のもとでの作為・不作為は、民刑事上免責される［＊法的根拠が書かれていないが、違法性阻却事由としての正当（業務）行為という趣旨と解される］（p.3）。

(5)　現在の法制度は、精神・神経系疾患につき、以下のように、規制を過重している。

> ・まず、道交法第36条は、**過労・病気・薬物の影響下での運転を制限**し、罰則も規定している（p.4）。
> ・平成13年の道交法改正は、道交法及び同施行令が定める「一定の症状を呈する病気」の罹患者に対して、公安委員会による運転免許にかかる制限（発行せず、保留、取消、停止等）を規定した。
> 　　すなわち、法第90条及び第103条で、
> 　　第1号が、
> 　　イ「幻覚の症状を伴う精神病であって政令で定めるもの」、
> 　　ロ「発作により意識障害又は運動障害をもたらす病気であって政令で定めるもの」、
> 　　ハ「イ又はロ…のほか、自動車等の安全な運転に支障をおよぼすおそれがあがある病気として政令で定めるもの」
> 　　第1の2号が、
> 　　介護保険法第5条の2に規定する認知症
> 　　等を規定し、
> 　　同施行令第33条の2の3で、イとして「**統合失調症**」、ロとして「**てんかん**」等、ハとして「**そううつ病**」等を掲げた（p.3）。
> ・平成25年の道交法改正は、上記の病気への罹患を判断するための、①質問票の交付（第89条、第101条）、②免許を受けた者からの報告（第101条の5）を規定し、①②にかかる虚偽記載への罰則（第117条の4第2項）も規定した（p.3-4）。

(6)　平成25年の法改正では、上記の病気の罹患者で免許を所持する者にかかる**医師による届出制度**（第101条の6）も設けられたが、「**届け出ることができる**」という、医師の裁量を認める定めとされた（p.4）。

(7) 「一定の病気等に係る運転免許関係事務に関する運用上の留意事項について」（平成27年8月3日付け警察庁丁運発第185号［＊現在は、令和4年3月14日付け警察庁丁運発第68号に代えられている］）の中に運用基準が設けられ、統合失調症、てんかん、そううつ病、睡眠障害、脳卒中、認知症、アルコール中毒等につき、免許の可否などにつき、具体的な運用基準が示されている。ここでは、主治医が現在または近い将来の自動車運転能力を認めた場合には一時的な効力停止にとどめるべきこと等、免許の維持への配慮が述べられている（p.4）。

また、公安委員会提出用診断書にも、現在、患者が統合失調症やそううつ病などに罹患していても、重大な社会生活上の障害を来しておらず、急性症状が認められず、①一般的な再発リスクがない、②再発リスクがあっても安全運転に支障がない、③安全運転に支障があっても運転を自制できる、のいずれかの場合、運転可能の選択をしてかまわない旨が記されている（p.5）。

(8) 診断書の記載は、警察庁の免許にかかる判断規準や運用実態を意識しつつ［＊≒診断書が与える影響を意識しつつ］行うべきである（p.6）。

(9) 「専門医」の意味は、場面により異なる。道交法上の専門医は、公安委員会指定医を意味する（p.6）。

(10) 精神科医は、患者の運転能力の低下等を認める場合、本人同意を経ず、公安委員会へ任意の届出を行い得る（p.6-7）。捉えるべき徴表は、過去の交通ルール違反、医師の処方違反、示している症状、本人の判断能力などである（p.7）。

(11) 平成25年11月に、酒気・薬物や病気の影響による死傷事犯への対応を目し、従来の危険運転致死傷罪、自動車運転過失致死傷罪と過失致死傷罪を合わせ、精神疾患など運転上リスクのある状態での運転やそれによる致死傷を構成要件とする自動車運転死傷行為処罰法が成立した。

同法施行令第3条は、法第3条第2項にいう「政令で定める病気」として、自動車運転に支障を来す等のおそれのある統合失調症・低血糖症、意識障害等をもたらすてんかん、再発性の失神、重度の眠気を催す睡眠障害等を指定しており、やはり、精神疾患者への差別につながりかねない本質を持つ（p.7-8）。

もっとも、同法では、自動車運転に際して危険な症状が現れる具体的なおそれがあることを自ら認識していたのに、あえて運転した場合などに処罰の対象を限定している（p.8）。

(12) 急性精神疾患は、法務省の一般向けのQ＆Aでも正常な運転が困難な状態に挙げられているが、逆に言えば、そうした場合に限られている（p.8）。

抗精神病薬、抗うつ病薬、抗不安薬、睡眠薬、抗てんかん薬等には、一般的に服薬時の運転等を制約する旨の記載が添付され、道交法第66条、自動車運転死傷行為処罰法では、薬物影響下での運転を規制している。しかし、処方を受けた者全員に運転を規制する医学的根拠はなく、実態にもそぐわない。主治医は、薬物投与の開始時、増量時などに注意を促すなどの対応を行うことが適当である（p.9）。

5 おわりに

以上の論述を踏まえ、冒頭で示した設題への回答を試みる。

結論的には、「3　その他の関係判例」の「4　得られる示唆」（134ページ）で示したとおり、疾患-服薬による副作用-就労の関係について、一律的な判断はできないので、以下の確認事項をその事業の特質等に応じてフォーマット化し、適宜見直す（revise）必要がある。

1）	専門医所見
2）	就労している作業の性質
3）	過去に生じた症状やリスクの経緯
4）	今後生じ得るリスクとその程度
5）	同様の病を抱える他の労働者が働けているか
6）	当該労働者は、規則正しい服薬等医師の指示を守れる性格か

　その具体的判断に、産業医やそれに相当する産業保健の専門家がリードし、関係者が参集する判定のための会議体に委ねるとともに、症状の変化による見直し、苦情受付手続き等を整備する必要がある。すなわち、行政における障害者認定委員会制度の縮小版のようなものを社内に設ける必要がある。

　そして何より、就業規則に、合理的に必要性が認められる場合、雇用者が業務命令として自動車運転行為を制限し得る旨の規定を置き、就業規則かその一環としての健康管理規程等に、その判断の手段として、これらの体制及び手続きを規定することが求められる。

　本務や職場秩序に影響する事柄については、就業規則による規制も一定程度可能である。

　設題については、こうした対策が、筆者が本書のテーマである"産業保健と法"の指導的理念の一つと考えている手続的理性として、雇用者の法的なリスク回避はもとより、疾病罹患者の就労継続、労使間の信頼関係づくりなどに貢献すると思われる。

VII

ハラスメントの失敗学

〜裁判例を主な素材として〜

1 はじめに

本章ではハラスメントを取り扱う。その中でも、欧州ではモラル・ハラスメントと呼ばれているものに近く、和製英語であるパワーハラスメント（以下、パワハラ）を主な対象とする。

特に精神的なハラスメント対策は、一義的には管理者や人事労務担当者、経営者の役割だが、産業保健スタッフには、メンタルヘルス不調者や難治性身体疾患者の就業の判定や調整に際して、組織内外の関係者間の仲介役としての役割が求められるようになってきており、この対策への実効的な関与は、その存在意義を測る試金石とも言える。

ハラスメントは、犯罪レベルに至るほど悪質なものでなければ、人間と組織の生理現象とも言え、その予防には成熟性と戦略性が求められる。また、人の成長のため、一見ハラスメントにみえても必要なものもあろう。

にもかかわらず、ハラスメントをめぐる訴訟は増加傾向にある。

2018年に、20万件以上の判例情報を登載する第一法規法情報データベース「D1-Law.com 判例体系」[1] で「パワーハラスメント」の用語で検索したところ、当事者の主張でその用語が用いられたり、関係者の証言で言及されただけのケースを含め、390件がヒットした（2018（平成30）年2月1日時点。2024（令和6）年3月25日に、30万件以上の判例を登載する「Westlaw Japan」の判例データベースで検索したところ、1593件ヒットした)[2]。

そのうち、当事者の主張を受けた消極的な言及ではあったが、初めて判決が判断理由でその用語を用いた列は、A保険会社上司事件（東京地判平成16年12月1日労働判例914号86頁、控訴審：東京高判平成17年4月20日労働判例914号82頁、上告審：最1小判平成17年9月20日判例集未登載）で、その後数例を経て、名古屋南労基署長（中部電力）事件（名古屋高判平成19年10月31日判例タイムズ1294号80頁）が、その用語を使用して労災認定した（この判例は、当時の行政の判断指針であったハラスメントに関する記載の修正をもたらした）。

その後、パワハラの用語こそ用いなかったが、不正経理等の秩序違反行動をとった労働者への叱責の違法性を認めた前田道路事件（松山地判平成20年7月1日判例時報2027号113頁（ただし、控訴審（高松高判平成21年4月23日判例時報2067号52頁）で

1）第一法規株式会社　法情報データベース　D1-Law.com 判例体系
　　https://www.daiichihoki.co.jp/d1-law/hanreitaikei.html（2018年2月1日アクセス）。

は違法性が否定された）等の特徴的な判例を挟み、2008（平成20）年、2009（同21）年には共に約10件程度の掲載例が生まれ、2010（同22）年〜2011（同23）年にも15件弱が掲載された後、2012（同24）年にザ・ウィンザー・ホテルズインターナショナル（自然退職）事件（東京地判平成24年3月9日労働判例1050号68頁）が、パワハラが不法行為に当たる要件としての法的定義を示した（しかし、控訴審（東京高判平成25年2月27日労働判例1072号5頁）は、その定義を否定し、社会的相当性（＝いわば常識）で判断するしかないとした）。同じ2012年には30件弱の掲載例が生じ、2013（平成25）年の掲載例は約20件に減ったが、2014（同26）年は約25件と漸増し、以後も同様の経過をたどっている。

　この経過の中で徐々に、降格降給、本人の意に反する配転、退職勧奨、雇止め等、様々な労働者に対する不利益措置がハラスメントだと主張されるようになってきている。たしかに、従前から権利濫用に当たるものを含め、違法な人事上の不利益措置は不法行為等として慰謝料の支払命令の根拠とされてきたが、一部の裁判所によるハラスメントという概念の認知に伴い、その用語の活用による民事上の違法認定範囲の拡大や裁判所の心証へのインパクトが期待されてきているということだと解される。悪質なハラスメントへの法的救済の可能性が拡大しているとすれば喜ばしいが、フランス[3]で生じた"ハラスメント概念の独り歩き"現象が、日本でも生じつつあるように思われる。

　本章では、このような裁判例に加え、相当数の事例に関する見聞[4]を踏まえつつ、ハラスメントの法的な判断要素と共に、その予防策の具体化に努める[5]。また、予防

2）ヒットした390件を、以下の5種類に分類し、それぞれについて、裁判所がハラスメントという用語を積極的に活用して判断を下したか否かを目視で調査した。

　①ハラスメントについて、加害者（経営者、上司、同僚など）本人や会社などの過失責任が問われた事件。そのうち、ア）同じく、加害者本人や会社などの（いずれかまたは双方の）過失責任が認められた事件、イ）同じく、加害者本人や会社などのいずれの過失責任も認められなかった事件。

　②ハラスメントについて、労災認定（または公務災害認定）を争った事件。そのうち、ア）労災（または公務災害）と認められた事件、イ）労災（または公務災害）と認められなかった事件。

　③その他（刑事事件であったり、労働事件でないもの等）。

　その際、ハラスメント以外の問題も併せて争われている事件では、ハラスメントに関する裁判所の判断のみを基準に分類した。また、上訴されたケースでは、上級審の判断を基準に分類した。その結果、

　①ア：活用55件、活用せず27件、イ：活用70件、活用せず41件

　②ア：活用3件、活用せず8件、イ：活用7件、活用せず5件

　となった。結果にかかわらず用語を活用する傾向からも、司法での用語の定着性がうかがわれる。

3）刑法典と労働法典の双方で、罰則付きでハラスメントを規制している。

実務への貢献を図るため、論述の順序を通例とは逆にして、先に法情報の分析等から得られる示唆を示し、その後、その示唆の基礎となった法情報を示す。

2 予防実務への示唆

1 筆者による支援的介入の実践例

筆者がハラスメントに関する研修講師として企業等に招かれ、当該企業等の協力が得られた場合、以下のような支援的な介入を行ってきた。

(a) 人事労務担当者に事例に関する情報提供用のフォーマット（**図10**）を示し、当該企業等で生じたハラスメントに関する不調やトラブル事例に関する当該フォーマットに則した情報を3〜4例分収集する。

(b) 人事労務担当者から組織の上位から下位に至る各階層を代表する者や、その企業等の風土や管理者を第三者的（≒やや批判的）な視点でみられる者の紹介を受け、当該組織のハラスメントをめぐる事情について聴き取り調査する。

この際、あくまで今後のハラスメントの予防を目的とし、誰かを問責する意図がないことを伝えて対象者の警戒心を解くことと、組織の実権者が支援する調査であり、個別的な情報は秘密にするが、調査結果から示唆された対策は実現されることを伝え、真摯な回答をいざなうこと、ハラスメントの背景を調べるため、聴き取りを行いながら人物相関図を作成していくこと、適宜、(a)により得た情報や他の調査対象者から聴き取った情報にも触れて、それらの情報の立体化を図るとともに、当該対象者の発言の客観性や信頼性を測ること等に留意する。

また、対象者の中で、その後もつながりを持てそうな人物を見極めておく（その

4）例えば、筆者が創設した団体（産業保健法学研究会）では、都合50回程度の事例検討会を実施して、対応策を検討してきた。その記録は、三柴丈典、白波瀬丈一郎、高野知樹、田中克俊、佐渡充洋、佐倉健史、佐藤義哲、田中建一、寺本匡俊ら「事例で考える職場のメンタルヘルス問題への対応：産業保健法学研究会『事例検討会』より」労務事情1410号（2020年）63-67頁、1390号（2019年）78-82頁、1376号（2019年）102-105頁、1354号（2018年）120-124頁、1341号（2017年）66-69頁、1333号（2017年）74-77頁、1326号（2016年）72-75頁等に掲載されている。

5）筆者は、ハラスメントは多義的な概念なので、法形式的な判断基準の設定にほとんど実質的な意味はないと考えている。

１）当事者の属性や個性に関する情報
- 性別
- 年齢
- 学歴（出身の専門科）
- 入職年
- 入職時の成績・評価
- 入職後の配置先
- 入職前の既往、家族歴
- 性格傾向と周囲の評価

２）入職後の経過（時系列）
- 勤務内容（職種と実際の職務内容等）、就労・配属・勤怠の経過
- 入職後、不調に至るまでの労働時間
- 本人に負荷がかかる出来事（＊）の有無とその継続期間や状況の変化
- 不調やトラブルの発生後の家族との連絡状況
- 同じく主治医との連絡状況
- 不調やトラブルに至った理由についての本人の意見
- 同じく上司、同僚等の意見
- 医師の診断があれば診断名
- 組織が採った対応措置の内容
- 産業医等がいれば、同人らの対応の内容

＊「本人に負荷がかかる出来事」とは、いわゆるハラスメントのほか、労働時間、労働の体制、動機付け、教育訓練、配置、職場の人間関係、職務の設計、労働条件の急激な変化などとご理解ください。その他、以下の資料をご参照ください（ただし、裁判例は、行政の労災認定基準より若干広く、強くストレスの認定を行う傾向にあります）。厚生労働省「精神障害の労災認定」https://www.mhlw.go.jp/bunya/roudoukijun/rousaihoken04/dl/120215-01.pdf

３）休復職など不調者への対応に関する就業規則規定、健康管理規程等

４）その他特筆すべき事柄

５）現在の状況と組織として望む解決の方向性

＊ご提供頂いた情報にかかる秘密は厳守します。
＊当事者に関する情報はすべて匿名で結構です。
＊時系列の年月日は、入職年等をX年として、X＋○年△月等と記載していただければ結構です。

図10　事例に関する情報提供用フォーマット

　　人物がトラブル事例の解決担当者であって、講師（筆者）が相談相手になれる場合、積極的にその役割を担うようにするとつながりを維持しやすい）。

(c)　(a)(b)から得られた情報を基に、その組織が持つ特徴を洞察し、その組織で生じやすい、架空でもリアリティーのあるハラスメント事例を創作する。

(d)　組織の管理職層が参加する集合研修を行い、まずは次項に記す示唆と「３　法情報」（150ページ〜）に記す法情報について講義して基本知識を得させたうえ、創作

したハラスメント事例を他社の事例だとして参加者に示し、そこに示されたトラブルの未然防止と事後対応の方法について、グループを作ってディスカッションしてもらう。

(e)　導かれたディスカッションの結果を講師（筆者）がその場で箇条書きにし、「○○社ハラスメント防止の心得（案）」として整理し、必要があれば人事労務部門に修正してもらう前提で、参加者全員に配布する。この際、参加者が自主的に策定したルールだと強調して遵守を促す。

(f)　(b)で発見した『その後もつながりを持てそうな人物』や人事労務担当者など複数の人物に、定期的にその後の状況を確認する。

(g)　そうした確認等を通じて、その企業等に内在する様々な人事労務管理上のリスクの把握に努め、把握できたリスクについては適宜、人事労務担当者に伝えたうえ、自身に可能な支援的な介入があれば提案ないし実践することを通じて、信頼関係の維持と深化を図る。

これは、不十分ながら、法知識を活用した組織心理学的なコンサルティングに近い手法である。よって、一定の法知識を習得した産業保健スタッフにも活用は可能であろう。

2　法情報の分析等から導かれる予防実務への示唆

「3　法情報」（150ページ〜）で後述する法情報の分析に加え、筆者自身の見聞や経験を踏まえると、予防実務について以下のような示唆が得られよう。性質上やや穏当を欠く表現も含めるが、ご海容いただきたい。

①　ハラスメントは、**誰が加害者になっても被害者になってもおかしくない**課題である。

職務遂行能力に欠ける者の育成を図る、共感的な人物を多くして居心地の良い職場づくりを図るなど、**人として自然な行動の延長線上で生じる**場合も多い点で、典型的な刑事犯罪等と質的に異なる。

"相性"も大きく影響するため、たとえ"真面目"な性格の持ち主であっても、**価値観の異なる者同士が隣り合わせれば生じ得る**。メンタルヘルス問題全体に"価値観"が大きく影響する。価値観のずれがハラスメントを生み、価値観の相互理解がその解消をもたらし得る。

組織も個人も、自分が"常識"と信じる考え方に**相手を強引に同調させようと**か、そうしない人物を**排除しようとすると、特に生じるリスクが高まる。**

② 問題解決の担当者は、事実の経過を丁寧に調査し、慎重に判断する必要がある。**最も避けるべきは、安易な"レッテル貼り（決めつけ）"である。**複雑な背景があることが多い。相手を悪者扱いしようと画策する者も多い。

　その作業には困難を伴い、一定の技量を必要とするため、各事業場で、ハラスメントに関する**一定の知識、広い視野とバランス感覚、洞察力、行動力、冷静さをもって適切な判断を下せる人物を担当者として選任し、**各職場の構成員の人柄や能力、過去のハラスメント事例の特徴等を知り尽くさせることが望ましい。

　単にルールに詳しいだけの人物、感情的になる人物、保身の意識が強く裏表の激しい人物などは、事態を悪化させるリスクを招きかねず、**担当者として不適任である。**

③ 問題解決の担当者は、一刻も早く介入すべき問題と、**冷静に事態の推移を見守るべき問題を適切に見極めねばならない。**見極めの黄金律はなく、問題の性質や経緯、加害行為の違法性や悪質さ、当事者の性向、被害者の不調の程度などから放置のリスクの大きさを見積もる必要がある。

　人の成長や組織への適応にとって、ある程度の軋轢^(あつれき)は必要であり、不条理に耐えて活路を見いだす力も求められる。また、仮に**法や第三者の介入を得ても、本質的な解決は困難なことが多い。**

④ 被害者・加害者（とされる者）共に、記録をとることが、公正な問題解決の前提**となるか、それに大きく貢献する**[6]。特に、法的な解決を視野に入れる場合、判断の担当者は客観的な証拠に基づいて事実関係を"推認"するので、不可欠の前提となりやすい。

　本人同意のない録音等は、収集方法の違法性を理由に証拠能力を否定されることもあるが、事案の性質によって採用されることもあるので、その重要性がうかがわれる場合、**記録自体はしておいた方がよい。**

⑤ もっとも、**実質的な問題解決を図るには、人間関係や組織関係面での戦いに勝つ必要があることも多い。**

　よって、加害者・被害者（とされる者）共に、まずは不必要に事を荒立てず、ギリギリまで我慢して、相手方の攻撃方法を記録をとりながらじっくり観察しつつ、

6）筆者が自身に関わるハラスメント問題の発生リスクを感じた場合、対象者とのやりとりをなるべく電子メールで行うことで、記録を残すようにする。意図的に返信を拒む者もいるが、一方が誠実な通信を送信しているのに他方が返信を拒否すれば、そのこと自体がその者の不誠実さを示すこととなり得る。

所与の業務を淡々と遂行することが求められる。そのうえで、職場の構成メンバーを個別に説得していけば、「オセロ」ゲームのように対象者の攻撃力を弱体化できることも多い。

悪質なハラスメントの加害者や、被害者イメージの利用者は、複数の被害者を生んでいることが多いので、そうした者を見つけ出して連携することが有効に働く場合も多い。一定の裏付けを入手したうえで、組織のキーマンを説得していけば、「オセロ」ゲームで四隅を取るような効果を生み、間のコマとなる人物を味方につけることができる。

たしかに、物理的、心理的に他から閉ざされた少人数の職場内でのトラブル事例などで自主的な解決が難しい場合には、部外第三者の介入が必要になり得るが、まずは、当事者双方が信頼でき、職制上上位にある人物など、双方が解決策を心理的に受け入れやすく、継続的な介入が可能な者に頼る方がよいだろう。

なお、当事者自身は、「本当の勝ち負けは自分自身の中にある（加害者に不利益をもたらして溜飲を下げるより、俯瞰的視点に立って自分がなすべきことを見定め、やり遂げられる人物の方が本質的に強靭だ）」というような、ポジティブな発想を持つことも重要だと思われる。

⑥ 企業等の経営者や管理者は、**ハラスメント対策の最終目的は、全労働者の所属組織や担当職務への適応と成長にある**ことを、組織の全メンバーに周知する必要がある。

⑦ 法的にハラスメントとして違法となる基準は一義的に明確ではなく、定量的な評価は困難である。業務上の過重なストレスの要因として労災認定され得るものの基準も同様である。

あえて質的な説明を試みれば、**既に刑法上禁止された行為とその周辺のほか、一般的に人に耐えがたい屈辱などの苦痛を感じさせ、質的に業務として正当と言える範囲を逸脱するもの**がその中核を占める。例えば、危険な機械の前で不安全行動をとる従業員に「ばかやろう！ 危ないぞ！」と注意してもOKだろうが、その後50日間にわたって本人の名前を挙げて社員全員に伝え続けるなどすれば、質的に正当範囲を超えるだろう。

関西電力事件（最1小判昭和58年9月8日判例時報1094号121頁）からもうかがわれるように、例えば、企業の人事労務担当者等が、その企業等が排除したいと考えた労働者を離職させるために駆使してきた手法（尾行・監視、プライバシー侵害に当たるような情報収集、孤立化のための策動等）であれば、その多くが該当する。

特に、**対象者の存在（意義）やキャリアそのものを否定するような言動か否かが**

重視されるほか、表現のストレート（直截）さや、繰り返されたかどうか、精神的なフォローの（体制の）有無なども評価対象とされる。職制上上位の立場にある者の言動か否かも重視されるが、同僚や部外第三者からの暴言を放置すること等も違法評価され得る。

本人の能力・適性に見合わない業務に就けること（**能力の過小活用**）のほか、無視をすることや、合理的理由なく**監視を続けること**なども、一定限度を超えれば違法と評価され得る。

会議内での反論を許さない条件下での一方的な中傷なども、違法と評価され得る。

行為が差別的な面を持つかも重視されるが、絶対的な基準とは言えない。

過重な労働などにより疲れている者は、たとえ同じ言動でも普段とは異なる受け止め方をする（＝ささる）場合があり、そうした言動は、労災認定の理由となり得るほか、発言者側が疲労を認識すべき立場にあれば（＝予見可能性があれば）、過失責任を負うことがあるので、留意する必要がある。

⑧　上述した、既に刑法上禁止された行為とその周辺に当たる典型例は以下のとおり。

- 相手の評判を落とすような事実（「○○の前期の成績は最下位だった」など）や侮辱的な言葉（「ばかやろう」など）を、結果的に不特定多数の人々に伝わるように述べたり、個別的に伝えて回ること。

- 普通の人物なら恐怖を感じるような内容（本人やその近親者に危害を加えること、その評判を落とすような情報を公言することなど）を本人に伝えることや、それにより本人の意志に反する行動（退職届を出させるなど）をとらせようとすること。

- 殴る・蹴るのような有形力の行使のほか、そばで大きな音を出す、無理やり水に放り込む、髪の毛を無理に引っ張る、監禁するなど、普通の人なら心身に苦痛を覚えるようなことをすること。

⑨　**休憩時間や終業時間後の飲み会等での言動**でも、上司が部下を連れて行くなど**業務との関連性や一定の拘束性**が認められれば、直接的な加害者個人の責任のみでなく、**使用者の責任が認められ得る。**

⑩　対象者の利益を考えてはいたが、**言い過ぎたと感じた場合には、本人にその趣旨が伝わるようにフォローすることが有効に働く。**立場などの事情から自身で伝えることが困難と考える場合には、本人が信頼する第三者を介する方法等もとり得る。

⑪　認知が主観的に過ぎる、過敏であるなど、主に本人側の要因により、本来それに当たらない言動についてハラスメントの主張がなされる場合、裁判所は、基本的には平均的な人物を基準に過重性や違法性を判断するが、平均人のうち就労可能な者

の下限を想定して、**ある程度は個性の幅を認めた**うえで、その人物の年齢、職務経験など**多くの要素を前提条件として考慮する傾向がある**。また、疲労やストレスを生じやすい業務に就かせている場合や本人から自身の素因等（ただし客観的に理解可能なもの）について申告された場合等には、それに応じた対応（ただし合理的に可能な措置）が使用者側に求められる場合もある（例えば、高所恐怖症の労働者がその旨申告したのに高所作業に従事させれば、違法なハラスメントとなろう）。よって、予防実務では、（特に疲労やストレスを生じやすい業務に就かせている場合、）定期的に上司や産業保健スタッフが話を聴くなどして、本人の個性や感じ方の把握に努める必要がある。

なお、本人に配置上の希望があれば、期限付きで実験的に受け入れ、帰趨を確認することで本人の能力を審査し、次に講じる労務管理的な措置の基礎とする（うまくいかなければ本人の問題だと確認する）こともできる。

⑫　職務遂行能力を欠くと思われる人物の上司となった者は、**まずは時間をかけて丁寧に教育指導**を行い、それが奏功しなければ**適正配置**を図り、それでも奏功しなければ、**就業規則に則って不利益措置をとる**などの冷静な対応を図るべきである。

その場合にも、本人に丁寧に説明して同意を求める作業は求められる。

要するに、**問題解決に必要な手続きを状況に応じて考え出し、理性的に尽くしていく（手続的理性を果たす）必要がある**。

⑬　不適正な配置や昇進・昇格がハラスメントの背景となることも多い。特に、管理者としての適性を欠く人物が、一律的な昇進・昇格措置により部下の管理を余儀なくされることで生じたと思われるトラブルが多い。

よって、たとえ企業等の慣例に反するとしても、**本人同意や就業規則上の根拠規定に基づく降職・降格措置も選択肢とされるべき**だろう。

⑭　新人にはわかりにくい、その**組織独特の文化などは、できるだけ明文化して示すべき**。それが難しければ、懇親会等で、温かく、粘り強く伝えるなどの努力が求められる。

そもそも募集の段階で、その組織の特徴（長時間労働だが仕事のやりがいはあるなど）は包み隠さず公表し、相性の合う人材の応募をいざなう方が効率が良い。

⑮　本人が、不正行為を犯したり、ミスを否認するなどして厳しい叱責を受けた結果、自殺等の災害が発生した場合、裁判所も本人の自業自得として叱責者側の責任を否定することがあるが、**基本的には、言葉を荒らげず、就業規則規定等のルールに基づく労務管理的な手段で粛々と対応する方がよい**。

攻撃的な人物に対しても、まずは本人の言い分を聴き、妥当な指摘があれば、使用者側が詫びるべきを詫び、改善すべきを改善し、なお不均衡な攻撃が収まらない

場合、その言動を記録に残し、就業規則規定等や個別的な業務命令に基づき、不利益措置を講じるようにする。個別的にそうした行為を抑制させる約定を結び、その違反に基づく措置を講じる方法も有効と解される。

労働者側の言動が不誠実、策謀的、攻撃的な場合ほど、上司らは襟を正し、冷静に対応する必要がある。

3　法情報

1　ハラスメント裁判の基礎知識

別稿[7]で述べたように、ハラスメントは、EUやその加盟諸国の多くでは、精神的な暴力と理解されており、「人格や尊厳を傷つける」、「差別的である」、「敵意がある」、「不快感により雇用環境を悪化させる（場合によっては心身の健康を悪化させる）」、「ひいては雇用不安をもたらす」などのキーワードを織り込んだ条文を設けて規制している国も多い。規制法は、雇用差別禁止法か労働環境法が多いが、個別に防止法を設けている国もある。フランスの場合、刑法典と労働法典の双方で、罰則付きの規制を設けている。

他方、日本では、厚生労働省のワーキング・グループが打ち出した定義[8]が比較的よく知られているが、基本的には社会啓発・紛争防止目的であり、裁判に直接影響するものではない。2019（令和元）年の法改正（令和元年法律第24号）で新設された「労働施策の総合的な推進並びに労働者の雇用の安定及び職業生活等の充実等に関する法律」（労働施策総合推進法）第30条の2は、①職場で行われ、②優越的関係を背景とし、③業務上必要かつ相当な範囲を超えた言動であること、と定義したが、事業者に求めた対応は、相談体制の整備などの雇用管理上の措置にすぎず、罰則も付されておらず、裁判規範ではなく予防目的であることに変わりはない。

司法では、多くの民事裁判例が出され、上述したとおり、パワハラの用語を用いるものや、独自に定義を示すものも出ている（ザ・ウィンザー・ホテルズインターナ

7）三柴丈典「いじめ・ハラスメントの防止と法制度の課題」労働の科学70巻3号（2015年）1頁。

8）「職場のパワーハラスメントとは、同じ職場で働く者に対して、職務上の地位や人間関係などの職場内の優位性を背景に、業務の適正な範囲を超えて、精神的・身体的苦痛を与える又は職場環境を悪化させる行為をいう」（厚生労働省「職場のいじめ・嫌がらせ問題に関する円卓会議ワーキング・グループ報告」平成24年1月）。

ショナル（自然退職）事件東京地判平成24年3月9日労働判例1050号68頁（ただし、控訴審（東京高判平成25年2月27日労働判例1072号5頁）はこの定義を否定した）等）。裁判上は刑事犯罪の周辺で加害者本人の不法行為構成がとられることが多い。その前提で、可視的な損害が認められなくても、人格権侵害として慰謝料の支払いが命じられたりする。雇用主の安全配慮義務違反（や職場環境整備義務違反等による不法行為）の構成もとられる。パワハラ加害者"とされる"労働者への懲戒処分等の不利益措置の法的効力が争われることもあるし、人事評価や降格、配転等の人事措置がパワハラの一環としてその法的効力が争われることもある。そして何より、労災認定をめぐる訴訟が少なからず起き、判例と国の認定基準（内部通達）の相互作用を生んでいる。特に"適正な業務の範囲"の確定をめぐる価値判断が戦場となることが多い。

2 関連法規・法理

厚生労働省のワーキング・グループ報告[7]には、提示したパワハラの定義を具体化するため、以下のような行為類型が例示されている[9]。

⟨ パワハラの行為類型 ⟩

① 暴行・傷害（身体的な攻撃）

② 脅迫・名誉毀損・侮辱・ひどい暴言（精神的な攻撃）

③ 隔離・仲間外し・無視（人間関係からの切り離し）

④ 業務上明らかに不要なことや遂行不可能なことの強制、仕事の妨害（過大な要求）

⑤ 業務上の合理性なく、能力や経験とかけ離れた程度の低い仕事を命じることや仕事を与えないこと（過小な要求）

⑥ 私的なことに過度に立ち入ること

これには、(1)刑事犯罪となるもの、(2)民事上違法となるもの、(3)その他の3種が含まれる。

以下では、上の行為類型に捉われず、この3種について、簡潔な解説を試みる。

9）この6類型は、最近、「心理的負荷による精神障害の認定基準について」（令和5年9月1日付け基発0901第2号）別表1（業務による心理的負荷評価表）にも取り入れられた。

1　刑事犯罪となるもの

　もとより、刑事司法は、罪刑法定主義、可罰的違法性の考慮、起訴後に確実に有罪にする必要性などから、厳格に運用され、特にハラスメントに関わる精神的犯罪の告訴の受理や送検、起訴には慎重な姿勢がとられることが多い。

　しかし、司法は、刑事犯罪はもちろん、その周辺領域（いわば"一等前後賞付近"）を民事上違法と判断する傾向にあることからも、刑事犯罪に関する法知識は不可欠である。

■ア　名誉棄損罪（刑法第230条：親告罪）

　「○は、△課の□さんと不倫している（という噂がある）」、「○の営業成績は△課で最低だ」など、具体的な事実を公然と指摘することにより、人の社会的評価を低下させる行為を処罰の対象とするもの。不特定多数への伝達を意図していれば、個別的な伝達でも公然性の要件を満たす。人事会議など限られた者が参加する場での発言や、「○の人間性には、…の面で問題がある」といった人物評価との区別が難しい発言は、おおむね刑事犯罪とはされないだろうが、民事上は、背景脈絡との関係などから違法と判断される場合もある。

■イ　侮辱罪（刑法第231条：親告罪）

　「ばかやろう」、「お前なんか生きている価値がない」など、事実を指摘せず、ただ相手の人格をさげすむ発言やジェスチャーを公然と行うことで成立する。人の社会的評価を保護法益とする点ではアと変わらない。

■ウ　暴行罪（刑法第208条）

　基本的には、殴る・蹴るなど、人の身体に向けられた有形力の行使であり、結果的に相手が傷害を負えば傷害罪となる。もっとも、過去の判例では、毛髪を根本から切る行為は暴行罪と評価され（大判明治45年6月20日大審院刑事判決録18輯96頁）、毛髪を抜く行為は傷害罪と評価される（大阪高判昭和29年5月31日高等裁判所刑事裁判例集7巻5号752頁）など、両者は質的に区別されている[10]。

10）その他、暴行罪と評価された例として、お清めと称して食塩をふりかける行為（福岡高判昭和46年10月11日刑事裁判月報3巻10号1311頁）や拡声器を使って耳元で大声を発する行為（大阪地判昭和42年5月13日下級裁判所刑事裁判例集9巻5号681頁）等、傷害罪と評価された例として、湖に突き落として失神させる行為（大判昭和8年9月6日最高裁判所刑事判例集12巻1593頁）や暴行によりめまいや吐き気を起こさせる行為（大判昭和8年6月5日最高裁判所刑事判例集12巻648頁）等が挙げられる。

エ　傷害罪（狭義は刑法第204条、広義は同第204〜208条の２）

　暴行や傷害の意図により、傷害の結果が生じた場合に成立する。傷害について、代表的判例は、「あまねく健康状態を不良に変更する場合」と広く解しており（最１小決昭和32年４月23日最高裁判所刑事判例集11巻４号1393頁）、嫌がらせ電話による神経衰弱なども該当する（東京地判昭和54年８月10日判例時報943号122頁等）が、処罰に値する程度が求められる（名古屋高金沢支判昭和40年10月14日高等裁判所刑事裁判例集18巻６号691頁）。

　なお、監禁によりPTSDを発症させたケースに本罪を適用する例もある（最２小判平成24年７月24日最高裁判所刑事裁判例集66巻８号709頁）。

オ　脅迫罪（刑法第222条）

　「殺す」、「しばく」、「何をするかわからない」など、通常、人が大切だと思うもの（本人や親族の生命・身体・名誉・財産）に危害を加える旨を告知することで成立し、保護法益は人の意思決定の自由にある。単に相手を怖がらせる目的で「告訴する」と告知することも本罪に該当し得る。方法には態度等も含まれるので、暴力団員の同席等も含まれるほか、第三者が危害を加える旨の告知も、その者への影響可能性を伝えたと評価できれば成立し得る（最２小判昭和27年７月25日最高裁判所刑事判例集６巻７号941頁）。

　本罪は抽象的危険犯なので、被害者が実際に畏怖させられる事実は必要なく、畏怖させる言動か否かは一般人を基準に判断されるが、被害者の年齢、性別等の客観的条件は考慮される（東京高判昭和33年６月28日東京高等裁判所刑事判決時報９巻６号169頁）。

カ　強要罪（刑法第223条）

　本人やその親族への脅迫や暴行により、義務のない行為を強制したり、権利行使を妨害すると成立する。財物の提供等を目的とした強要は恐喝罪（刑法第249条）に当たる。

　よって、退職届や反省文の執筆の強制などが該当し得る。

２　民事上違法となるもの

　民事裁判は、基本的に自主的には実現できなかった私人間の利害の調整を目的としており、例えば損害賠償訴訟では、既に生じた損害の分配が図られるので、第一に問われるのは責任を負うべき事由（以下、帰責事由）の有無であって、行為の悪質さではない。

とはいえ、特にハラスメントに関する事件では、被害（人格権侵害を含む）を回避する努力を尽くしたか否かなどの観点で、裁判所は過失責任の認定に際して行為の悪質さも重視する。

ア　不法行為（民法第709条、第710条、第715条など）に当たるもの

不法行為の成立要件のうち、おおむね主な争点となるのは過失の有無であり、過失とは、おおむね、「その場面、その立場でなすべきこと（＝注意義務）をなさなかった」という法的な評価だと理解されてきた。

その注意義務について、セクシュアル・ハラスメントに関する代表的判例（福岡Q企画出版社事件福岡地判平成4年4月16日労働判例607号6頁）は、「労務遂行に関連して被用者の人格的尊厳を侵しその労務提供に重大な支障を来す事由が発生することを防ぎ、又はこれに適切に対処して、職場が被用者にとって働きやすい環境を保つよう配慮する」義務もその一環だと述べた。その後、市職員が上司らによる集団的ないじめにより自殺した事案にこの理論を応用し、使用者は、いじめについて、制止、責任者や加害者による謝罪、事実関係の調査、調査結果に基づく速やかな対応（加害者への適切な措置、本人の配転を含む防止策）等を講じるべき安全配慮義務があるとしつつ、国家賠償法（以下、国賠法）上の救済を認める（＝実質的に不法行為責任を認めた）裁判例（川崎市水道局いじめ自殺事件東京高判平成15年3月25日労働判例849号87頁、原審：横浜地川崎支判平成14年6月27日労働判例833号61頁）が現れた。

また、会社が共産党員やその同調者の孤立を図ってなされた継続的な監視、他の従業員との交流の妨害、尾行や貸与したロッカー内の私物の写真撮影などの違法性が問われた関西電力事件（最3小判平成7年9月5日労働判例680号28頁）では、会社がとった一連の孤立化行動を一体として、「自由な人間関係を形成する自由」を侵すとともに名誉を毀損するものであるなどとして、不法行為だと判断した。

ハラスメントにつき不法行為構成で賠償等を求める場合、安全配慮義務違反による場合とは異なり、上司・同僚など雇用者以外の加害者個人の責任が認められ得る。その場合、たとえ、その個人が会社の業務上の方針に従い、いわば組織的過失を犯したのだとしても、会社から脅迫され、自由意思を奪われていた等の特殊な事情がなければ、免責されない。使用者と共同不法行為を犯したとして、民法第719条に基づき、連帯責任を負うこととなる（同条に言及していないが、状況に応じた適切な対応を怠り、被災者の自殺を招いたという意味で直接的な加害者に当たる上司と使用者である企業の連帯責任を認めた好例として、三洋電機サービス事件（東京高判平成14年7月23日労働判例852号73頁）がある）。

従業員である加害者個人の故意や過失によって生じた被害者の損害について使用者

が賠償責任を肩代わりした場合、その使用者は、民法第715条第3項に基づいて、加害者個人に清算を求め得る（＝求償できる）が、仮に訴訟になれば、労使関係の特殊性などから、本来支払うべき金額の一部しか認められないことが多い（代表例は、茨城石炭商事事件最1小判昭和51年7月8日最高裁判所民事判例集30巻7号689頁）。最近の例として、K興業事件大阪高判平成13年4月11日労働判例825号79頁等）。

ハラスメントに関する不法行為訴訟では、人格権侵害と主張されることがある。不法行為の成立には、故意や過失、権利侵害などと共に損害の存在の証明が求められるが、人格権侵害は、それ自体が権利侵害に当たるとともに、損害に当たると評価される。したがって、法律実務上、一般的に、被害者側にとっては、具体的な損害の証明の必要がなくなる点がメリットである一方、賠償金額が抑えられやすい点がデメリットと解されている。なお、人格権を侵害する行為が「明らかに予想され、その侵害行為によって被害者が重大な損失を受けるおそれがあり、かつ、その回復を事後に図るのが不可能ないし著しく困難になると認められるときは侵害行為の差止め」が認められ得る（「石に泳ぐ魚」事件最3小判平成12年9月24日裁判所時報1324号5頁）。

イ　安全配慮義務（労働契約法第5条、民法第1条及び第415条）違反に当たるもの

安全配慮義務とは、要するに、労働災害（職業病を含む）の発生や、素因（持病や病気にかかりやすい特性）を持つ者の疾病への罹患や悪化を防ぐためのリスク管理義務のことである[11]。義務の負担者は、労働契約などの契約当事者にとどまらず、特別な社会的接触関係にある者なので、指揮命令関係にあるなど、相手方の安全や衛生・健康に実質的に影響を与える立場にある者であれば該当し得る。むろん、職場によりリスクは異なるので、職場ごとに調査して対策を講じなければならず、既存の法令を形式的に遵守するだけでは果たされない。

ハラスメントとの関係では、著名な電通事件（最2小判平成12年3月24日労働判例779号13頁）が、以下のように、過度な疲労やストレスの防止義務が、不法行為法上の注意義務の内容だと宣言し、それが安全配慮義務の内容として受け継がれ、さらに、ハラスメント防止措置も同義務の内容と理解されるようになった（神戸地判平成25年3月13日労働判例1076号72頁等）。

「使用者は、その雇用する労働者に従事させる業務を定めてこれを管理するに際し、業務の遂行に伴う疲労や心理的負荷等が過度に蓄積して労働者の心身の健康を損

11）三柴丈典「使用者の健康・安全配慮義務」、日本労働法学会編『講座 労働法の再生 第3巻』（日本評論社、2017年）273-296頁。

なうことがないよう注意する義務を負うと解するのが相当であり、使用者に代わって労働者に対し業務上の指揮監督を行う権限を有する者は、使用者の右注意義務の内容に従って、その権限を行使すべきである」。

3 　その他

　本来は広く使用者の裁量に委ねられる業務命令権の行使も、ハラスメントに当たるようなものであれば、権利濫用などとして違法評価を受ける。

　例えば、約20年間機械工として勤務した労働者を他の職種に配転した措置の合法性を審査した日産自動車村山工場事件（東京高判昭和62年12月24日労働判例554号6頁）は、1審被告会社の就業規則の定め等から、職種変更命令権が同社に留保されていた以上、同社は、企業の合理的運営に資する職種変更を行い得る旨を述べつつ、例外として、その命令が他の不当な動機、目的をもってなされたか、労働者に通常は耐えがたい不利益をもたらすような特別な事情がある場合を挙げた。これは、おおむね、ハラスメントに当たる場合と読み替えられよう（転勤を伴う配転に関する東亜ペイント事件（最2小判昭和61年7月14日労働判例477号6頁）も、就業規則上の根拠規定、対象者が大卒の男性営業社員であること等を前提に、同様の趣旨を述べている）。

　また、近年は、就業規則等でハラスメントを規制している企業なども多く、現にハラスメントは、従業員の就労意欲、会社への帰属意識などの目に見えにくい企業利益（企業秩序）を乱すことが多いので、それによる懲戒等の不利益処分も合法となり得る。すなわち、懲戒等の処分の基準は、合理性があれば、国法上の解雇基準等より緩やかなものであってもよい。

　しかし、被害者（？）と加害者（？）の認識の乖離、ハラスメント概念の抽象性、多義性、立証の困難さなどから、処分の正当性が争われる例も少なくない。それも、大学教員が原告となるケースが多く見受けられる。処分の正当性の肯定例として、P大学（セクハラ）事件（大阪高判平成24年2月28日労働判例1048号63頁）等、否定例として、日立不動産販売事件（東京地判平成23年10月28日D1-Law.com判例体系）等が挙げられる。裁判所の認定事実をみていると、ハラスメントという概念を悪用して、使用者側が気に入らない労働者らを排除しようとする意図がうかがえる例もあるし、労働者側が、使用者や上司の立場にある者を陥れようとする意図がうかがえる例もあるなど、実に多様である。

3 判例

1 代表的な判例

ア ハラスメントがもたらす心理的負荷の過重性を指摘し、当時の行政の判断指針にハラスメントを具体的に考慮させる内容の修正をもたらした例

名古屋南労基署長（中部電力）事件名古屋高判平成19年10月31日労働判例954号31頁（確定）

──〈事実関係〉

被災者（亡Z）は、工業高校を卒業して中部電力に入社後、15年ほどは特定の部署で技術職として勤務していたが、別の部署に配置後に主任に昇格し、慣れない業務で、なおかつ部下の管理、予算・計画など、責任の重い職務を任されて許容の限界を超え、評価も最低となり、追い詰められていった。法定時間外労働は月30～100時間程度に達したほか、苦心して遂行し、やっと直属の上司の了解を得た業務について、さらに上位の上司（F課長）から繰り返しやり直しを命じられる、他の課員の前で「主任失格だ」、「お前なんか、いてもいなくても同じだ」等の発言を受ける、亡Zのみが結婚指輪を外せと指示される、自らを責める内容の反省文の執筆を強要されるなどの出来事を経て、うつ病に罹患し、自家用車内で焼身自殺した。そこで、遺族が遺族補償年金等を申請したところ、労基署長から不支給決定を受けたため、取消訴訟を提起した。

──〈判旨 ～Ｘ請求認容～〉

行政の策定した判断指針（平成11年9月14日付け基発544号）は、上級行政庁が下部行政機関に運用基準を示した通達にすぎず、内容的にも十全とは言えないので、業務起因性の判断に際しては、判断指針を参考にしつつ、個別の事案に即して相当因果関係を判断する。

本件認定事実によれば、亡Zがさらされた業務等による心理的負荷は、一般的平均的労働者に対し、社会通念上、うつ病を発生させるに足りる危険性を有するものだったので、当該業務と亡Zのうつ病発症には相当因果関係が認められる。そして、亡Zの自殺前の言動から、亡Zの自殺と業務には条件関係があり、亡Zはうつ病によって正常な判断能力が阻害されるなどして自殺に及んだと推定できるので、亡Zのうつ病発症と自殺の間にも相当因果関係が認められる。

───〈くみ取り得る示唆〉────────────────

　公然性のある人格否定的発言、不条理な指示の繰り返し、差別的な指示等が過重な心理的負荷要因と評価されやすい。

　裁判所は、行政が発出した労災認定の指針を相対視し、ストレス要因をより広く、重く捉える傾向にあった。複数のストレス要因を合算して（＝"合わせ技一本"で）評価する傾向もある。現行の精神障害の労災認定に関する認定基準（「心理的負荷による精神障害の認定基準について」（令和5年9月1日付け基発0901第2号））も基本的には同じだが[12]、判例との相互作用や完成度の向上もあり、これに沿った判断を行う判例が増えている。

イ　パワハラという用語が裁判所で使用されるようになり始めた頃に、違法なハラスメントの判断に際して人格否定的要素を強調しつつ、具体的に示した例

静岡労基署長（日研化学）事件東京地判平成19年10月15日労働判例950号5頁（確定）

───〈事実関係〉────────────────

　大学卒業後に製薬会社である訴外A社に入社してMR（医療情報担当者）として勤務していた被災者亡Zは、入社7年目に静岡に転勤後、そこに新たに赴任してきたF係長に、仕事上の能力に問題ありとみなされ、「存在が目障りだ、居るだけでみんなが迷惑している」、「どこへ飛ばされようと……Zは仕事しない奴だと言い触らしたる」、「お前は会社を食い物にしている、給料泥棒」などの厳しい言葉を浴びせられるようになり、約2年後に仕事上のトラブルも重なって縊死した。そこで、X（亡Zの妻）が、遺族補償年金等を申請したが不支給決定を受け、審査請求・再審査請求も棄却されたため、取消訴訟を提起した。

　なお、認定事実によれば、F係長は、ものの言い方がきつく、決めつけたような言い方をし、自分の仕事はよくできるが、部下らから慕われていなかった。

───〈判旨　～X請求認容～〉────────────────

　一般に、上司−部下間で軋轢が生じることは避けがたいが、その内容が、通常予定される範疇を超える場合、精神障害を発症させる程度に過重と言える。

　本件は、①組織で亡Zより上位の立場にあるF係長の言葉が亡Zの**人格やキャリア**

---

12)　行政の通達が合わせ技一本を認めたのは、「心理的負荷による精神障害の認定基準について」（平成23年12月26日付け基発1226第1号の別添）からである。

を否定する苛烈なものだったこと、②その態度に**嫌悪の感情**の側面があったこと、③**過度に直截な言い方**をしていたこと、④職場に上司とのトラブルについて部下を**フォロー**する体制がなかったこと、の4点から、F係長の態度による亡Zの心理的負荷は、精神障害を発症させる程度に過重なものと評価できる。

──〈くみ取り得る示唆〉────────────────

　パワハラを過重負荷と認定する際の判断要素は上記の4つだが、その中心は①（部下の人格やキャリアを否定するような言動）であって、他はその補完的要素にすぎないこと、ストレス要因の過重性評価は一般人を基準に行われるが、職務上の地位、心理状況など本人の置かれた条件は考慮されること、違法なハラスメントの認定に際して本人の職務能力の低さはさほど考慮されないことなどが示唆される。

▎**ウ　不正経理を行い、指導を受けても改善しなかった／できなかった所長職労働者への上司の厳しい叱責を、やむを得ないもので過失責任なしなどと判断した例**
　前田道路事件高松高判平成21年4月23日労働判例990号134頁（上告が認められず、確定）

──〈事実関係〉────────────────

　20代半ばで建設業を営むYに入社し、40代前半で営業所所長に就任した亡Aは、就任直後から架空出来高の計上などの不正経理を行うようになり、上司の工務部長Gが発見して3か月ほど後までに是正するよう指導を受けたが従わず、是正したと虚偽の報告をした。

　翌年にはそのことが発覚し、支店長に昇格していたGは、次の会計年度までの解消を目指して、工事日報の作成、大型工事の利益の架空出来高への充当などを亡Aに指導した。それでも工事日報を作成しなかったため、Gの後任の工務部長Fは、日報を毎朝FAXで送らせ、電話で叱責するようになった。亡Aは、この頃に「怒られるのも、言い訳するのも、つかれました」と書かれた遺書を作成し、周囲からも、携帯電話を持ち歩かなくなるなどの変調が認められた。

　その翌月に開催された支店幹部らが参加する会議で、「会社を辞めれば済むと思っているかもしれないが、辞めても楽にはならない」等の叱責を受け、その3日後に勤務先の営業所付近で自殺した。そこで、亡Aの遺族（X1、X2）が、Yを相手方として、不法行為等に基づく損害賠償を求めて提訴した。

　1審（松山地判平成20年7月1日労働判例968号37頁）は、上司の亡Aに対する改善指導は、正当な業務範囲内に入るものの、社会通念上許される業務上の指導の範

ちゅうを超え、Yには不法行為または安全配慮義務違反があり、亡Aの自殺は、その結果生じたものと判断したが、亡Aの不正経理を理由に6割の過失相殺を行った。

———〈判旨　～Xら請求棄却～〉————————————————————

たしかに、上司が亡Aに行った業務改善指導の目標は達成が容易ではなかったし、工事日報の確認の際に強く叱責されたこと等が認められるが、当初発覚して是正の指示を受けた架空出来高等の不正経理が1年以上経っても是正されていなかったことや、業務上必要な工事日報が作成されていなかったことを踏まえると、「ある程度の厳しい改善指導をすることは、Aの上司らのなすべき正当な業務の範囲内にあ」り、不法行為には当たらない。

また、亡Aが自殺の前に恒常的に著しい長時間労働に従事していたとは言えず、自殺の兆候はみられず、業務改善指導の内容も不可能なものではなかったことから、亡Aのうつ病発症とそれによる自殺について、亡Aの上司らに予見可能性はなく、Yの安全配慮義務違反も認められない。

———〈くみ取り得る示唆〉————————————————————

上司の叱責がもたらす心理的負荷の強度の評価には、価値判断が介在する。裁判所は、労働者が不正経理などの秩序違反行動により自縄自縛状態に陥り、強い叱責を受けた場合などには、いわば自業自得と判断する可能性があることがうかがわれる。

もっとも、能力不足にかかる叱責は、強度がそのまま認められ、違法判断も受けやすい。

2　最近の判例①～2010（平成22）年から2013（同25）年に出たもの～

この時期の裁判例のうち、実務への示唆を得られる特徴的なものは、既発表の論考[13]で紹介済みなので、ここではその要点のみを記す。

ア　地公災基金愛知県支部長（A市役所職員・うつ病自殺）事件
　　名古屋高判平成22年5月21日労働判例1013号102頁（上告）

新規配属部署で課長職にあった市職員（亡Z）が、業務に詳しく、部下への指摘もおおむね正当だが、過剰にわたる部長の言動と業務自体の心理的負荷に苛まれてうつ病を発症し、自殺した事案につき、公務災害該当性を認めた。

13）三柴丈典「職場におけるハラスメントと法」、日本産業精神保健学会編『リスクマネジメントとしてのメンタルヘルス対策—職場における問題解決のポイント』（産業医学振興財団、2013年）132–136頁。

判決の特徴として、過重な心理的負荷をもたらす要素としてパワーハラスメント（パワハラ）という文言を積極的に使用していること、高圧的、攻撃的等の言動の態様と共に、部下の個性や能力を配慮しないことをパワハラの判断要素としていること、亡Ｚの部下に対する上司の叱責も亡Ｚへの過重な心理的負荷をもたらしたとしていること等が挙げられる。

イ　藍澤證券事件
東京高判平成22年５月27日労働判例1011号20頁（確定）

うつ病により精神障害認定を受け、会社（Ｙ）に障害者雇用枠で有期雇用されていた労働者Ｘが、作業上のミスを重ね、指導を受けて一度契約を更新されたが改善せず、ミスを隠ぺいするなどしたため雇止めされた事案につき、その適法性を認めるとともに、雇用期間中にハラスメントがあったとするＸの主張を斥けた。

判決は、ハラスメントの事実自体を否定したが、その前提として、Ｘの主張における事実認識の偏りや曲解を指摘したこと、雇止めの適法性を認める根拠として、Ｙが行った配慮（簡易な業務の割当てと指導者の選任）と併せ、障害者雇用促進法第４条を参照しつつ、Ｘの自助努力の不足（ミスを改善せず、隠ぺいしたこと等）を指摘したことが特筆される。

ウ　日本ファンド（パワハラ）事件
東京地判平成22年７月27日労働判例1016号35頁（確定）

消費者金融会社（Ｙ１）の部長（Ｙ２）が、３名の労働者（Ｘ１、Ｘ２、Ｘ３）に対して行った、過度な叱責、暴力（対Ｘ３）、喫煙者だとして頻繁に扇風機の風を当てた行為（対Ｘ１、Ｘ２）、「給料をもらっていながら仕事をしていませんでした」との念書を提出させた行為（対Ｘ２）、昼食時に他の従業員１名の前でその配偶者に言及し、「よくこんな奴と結婚したな。もの好きもいるもんだ」等の発言をした行為（対Ｘ３）等につき、Ｙらの過失責任等が問われた事案で、Ｙ２の不法行為責任とＹ１の使用者責任を認めた。

判決が、昼食時の言動も事業執行中の延長線上の行為として使用者責任を認めたこと、「よくこんな奴と……」との発言を本人と配偶者の双方を侮辱する趣旨と解釈したことが特筆される。従業員１名の前での発言なので、刑法上の侮辱罪との関係では公然性に乏しいが、民事上は不法行為となり得ることがうかがえる。

エ　池袋労基署長（光通信）事件
東京地判平成22年8月25日労働経済判例速報2086号14頁（控訴後帰趨不明）

　文科系の大学院を修了後、雇用主から出向を命じられてコールセンター業務に就いていた女性労働者（X）が、電話対応によるクレームや、受信を停止して作業を行うワークタイムが長すぎるなどの問題を生じたため、上司が「1分が60秒なのを知っていますか」などの発言を含め、約4時間にわたり指導・注意を行ったところ、長時間労働等と相まってうつ病等に罹患したとして労災保険法上の休業補償申請を行った事案につき、行政による不支給決定を支持した。

　判決が、上司がXの問題を具体的に指摘して改善努力を促していたこと、Xが指導・注意に対して寡黙となって後「黙秘権を行使している」と述べたこと等の経緯を認め、同人の頑なな態度が長時間に及んだ原因と述べたことが特筆される。裁判所が、言動の経緯や趣旨をみてハラスメントの判断を行う傾向がうかがわれる。

オ　航空自衛隊（パワハラ）事件
静岡地浜松支判平成23年7月11日判例時報2123号70頁（確定）

　死亡当時29歳で三等空曹だった自衛隊員（亡Z）が、先輩隊員から「死ね」、「ばか」等の発言を受ける、工具で頭部を殴る、足で蹴る、身分証明書を取り上げる、100枚分の反省文を書かせ、書き上げた文書を後輩の女性自衛官に読み上げさせるなどの行き過ぎた指導を受けた後に適応障害を発症して自殺したことを受け、遺族が国につき安全配慮義務違反、先輩隊員につき不法行為に当たるとして賠償請求をした事案につき、前者を認容したが、後者を棄却した。また、その理由として、公務員の個人賠償責任を否定する原則と、その趣旨─公務員が個人で賠償責任を負うことによる弊害（公務の萎縮または停滞）─を指摘した。公務員個人賠償責任否定原則は、国賠法第1条に基づき以前からとられていたが（最2小判昭和53年10月20日最高裁判所民事判例集32巻7号1367頁。これより以前に、ほぼ同旨を述べた例として、渋谷区不当支出雑部金請求事件東京地判昭和37年3月10日下級裁判所民事裁判例集13巻3号378頁（ただし、表現上は軽過失の場合の免責を述べた）等）、こうした苛烈なハラスメント事案でも維持されることが示されたことが特筆されよう。

カ　ザ・ウィンザー・ホテルズインターナショナル（自然退職）事件
東京高判平成25年2月27日労働判例1072号5頁（確定）

　被告会社（Y1）の営業担当係長職にあった労働者（X）に対し、上司だったY2が、①（Y2がXとの打合せを予定していた日程とXの休暇取得日が重なったことに端を発し、）留守番電話に、「でろよ！　ちぇっ、ちぇっ、ぶっ殺すぞ、お前！……お

前何やってるんだ！　お前。辞めていいよ。辞めろ！　辞表を出せ！　ぶっ殺すぞ、お前！」と発言する、②外勤後に直帰せず帰社せよとの指示にＸが違反したことを受け、メール等で「本部長に辞表を出せ」などと怒りを伝える、③飲酒を強要したり、飲酒翌日に体調不良状態にあるＸに運転を強要するなどした後、Ｘが精神疾患を発症して休職し、期間満了により退職措置を受けたため、Ｙ１らに対して賠償請求等がなされた事案につき、①②③のいずれも不法行為と認めつつ、精神疾患発症との間に相当因果関係が認められないとして、慰謝料の支払いのみを命じた。

　本件では、１審が、不法行為となるパワハラにつき、以下のように、背景、目的、態様に着目しつつ、上司等−部下の関係における、通常人の許容範囲を著しく超える圧力に限定した定義を示し、上記②③をそれと認めなかったのに対し、２審が、事実の具体的経過とその態様の悪質性、やむを得ない事情の有無を含む社会的相当性を基準に、②③をそれと認めたこと（もっとも、③については、飲酒や自動車の運転の強要等にかかる事実認定自体に違いがある）が特筆される。

　「世上一般にいわれるパワーハラスメントは極めて抽象的な概念で、内包外延とも明確ではない。そうだとするとパワーハラスメントといわれるものが不法行為を構成するためには、質的にも量的にも一定の違法性を具備していることが必要である。したがって、パワーハラスメントを行った者とされた者の*人間関係、当該行為の*動機・目的、時間・場所、*態様等を総合考慮の上、『企業組織もしくは職務上の指揮命令関係にある上司等が、職務を遂行する過程において、部下に対して、職務上の地位・権限を逸脱・濫用し、社会通念に照らし客観的な見地からみて、*通常人が許容し得る範囲を著しく超えるような有形・無形の圧力を加える行為』をしたと評価される場合に限り、被害者の人格権を侵害するものとして民法709条所定の不法行為を構成するものと解するのが相当である」。[*下線は筆者付記]

3　最近の判例②〜2014（平成26）年以後に出たもの〜

ア　安全配慮義務の一環としてパワハラ防止義務を述べるとともに、企業の代表取締役の内部統制責任を認めた例

サン・チャレンジほか事件東京地判平成26年11月４日労働判例1109号34頁（確定）

──〈概要〉──

　認定事実に現れただけでも、著しい長時間労働、法定割増賃金不払い、上司（店長の上位職だったエリア・マネージャー：Ｙ２）によるパワハラの放置などの悪質な労務管理がなされ、店長職にあった労働者（亡Ｂ）が自殺したため、遺族（父母：

Ｘ１、Ｘ２）が、会社（Ｙ３）、Ｙ３の代表取締役（Ｙ１）、上司（Ｙ２）を相手方として損害賠償請求をした事案で、全被告の賠償責任を認めた。

　このうち、Ｙ３とＹ１の賠償責任を認めるに当たっては、電通事件最高裁判決（最２小判平成12年３月24日労働判例779号13頁）が示した過重な疲労・ストレス防止義務の一環として、「*パワハラにより、心身の健康を損なうことがないよう注意する義務（安全配慮義務）」を負っており、その違反は債務不履行に当たると述べた。［*下線は筆者付記］

───〈事実関係〉───

　高校卒業後、Ｙ３に当初はアルバイトとして採用され、その後ほどなくして正社員となり、入社２年強で店長に就任した亡Ｂは、Ｙ３本部に送られる売上報告書を通じてＹ３が労働時間を把握できる条件下で、店長就任前から恒常的に１日12時間30分以上の長時間労働を行ったほか、正社員時代は店長として、店長就任後はエリア・マネージャーとして亡Ｂらを指揮命令する立場にあったＹ２に、「ばかだな」、「使えねえな」などの業務指導の範囲を超える暴言、しゃもじで頭を殴るなどの暴行、使い走りのための労働時間外の拘束、女性との交際の妨害などのプライベートな事柄への干渉等を受け続け、交際相手に「俺はうつ病かな」などと述べて２～３か月後、入社から約３年半、店長就任から約１年２か月後にＫ店で首を吊って自殺した。

───〈判旨　～Ｘら請求認容～〉───

　長時間労働及びＹ２によるパワハラと亡Ｂの自殺には相当因果関係が認められる。Ｙ３には、それらの負荷による健康障害を防止する安全配慮義務違反及びＹ２のパワハラという不法行為にかかる使用者責任があり、**Ｙ１には、取締役としてＹ３が安全配慮義務遵守体制を整備する注意義務を負っていた**ところ、亡Ｂの長時間労働もパワハラも現に認識していたか、認識し得たのに、業績向上を目指すあまり、亡Ｂに限らず、従業員一般にそれらの状況を放置していた点で会社法第429条第１項による損害賠償責任がある。

───〈くみ取り得る示唆〉───

　使用者の安全配慮義務には、パワハラ防止措置も含まれる。業務管理の実権を持ちながら、業績向上ばかりを図り、パワハラ防止等の体制づくりを怠って、会社の安全配慮義務違反をもたらした（代表）取締役は、会社法に基づき、個人的に損害賠償責任を負う。

イ　郵便局員に対して上司が行った仕事の能力を直截に否定する発言や職場復帰を妨害する発言の違法性を認めつつ、致死性不整脈による死亡との相当因果関係を否定した例

日本郵便株式会社事件福岡地小倉支判平成28年3月10日 D1-Law.com 判例体系（帰趨不明）

────〈概要〉────

　家庭問題によりうつ病を発症し、勤務に支障を来していた郵便局員（亡D）が、上司から仕事の能力を否定される、病気休暇後の復職を強い口調で拒まれるなどした後、致死性不整脈で死亡した事案につき、その趣旨（職務能力の否定や復職拒否）の発言につき違法性を認める一方、死亡との相当因果関係を否定し、日本郵便株式会社（Y）に慰謝料の支払いのみを命じた。

────〈事実関係〉────

　勤続約18年ほどになる郵便局員の亡Dは、B郵便局に異動後、郵政民営化の時期に課長代理に昇格したが、前妻との間で、離婚調停の申立てと不成立、子の親権等をめぐる訴訟提起等の経過をたどった。そのうちにうつ病の症状がみられるようになって医師への受診を開始する一方、窓口業務で顧客とのトラブルが目立つようになり、新たに同局に赴任したK局長によって、個室で少人数で行う出納業務に配置転換された。そこでの超過勤務時間は、おおむね毎月一桁台から十数時間にとどまっていたにもかかわらず、顧客に接する業務の担当期間中、裂けた印紙の顧客への販売、勤務中の居眠り等の問題行動がみられた。そうして、配置から1年ほど後に、K局長との相談を通じ、降格に同意したうえ、父親の介護のために実家に近いC郵便局に営業部主任として転任することとなった。転任後、同局のL局長に対して、新たに着任した未経験の保険業務から窓口への配転を希望したところ、「窓口には就かせられない」、「いつ辞めてもらってもいいくらいだ」などと言われて（以下、発言①）、嘔吐、めまいなどの症状を呈するようになった。さらに、定期健診で洞性頻脈との指摘を受けた後、うつ病により病気休暇をとり、約半年後に職場復帰を求めたが、やはりL局長から、「罵声が飛ぶかもしれんばい」、「郵便局の一番大事な時期、……1月の10日まではきついわ。そんなときに出てくるわけだけんさ。……郵便物……、あんた投げつけられたって、……文句言えんぞ」、「復帰するに当たって、時間外勤務してもらうけんな」など、強く拒否する趣旨の発言を延々と受け（以下、発言②）、食欲不振等に陥り、復職準備のために同局を自動車で訪れた際、車内で心肺停止により死亡した。そこで、X（亡Dの妹）がYを相手方として、損害賠償請求訴訟を提起した。

165

──〈判旨　～Ｘ請求一部認容～〉────────────────────

　出納業務への配転や主任への降格等については、合理性か本人同意が認められ、違法とは言えず、Ｌ局長のいくつかの言動は、事実認定できない。しかし、発言①については、亡Ｄの仕事の能力をあからさまに否定し、その名誉感情を著しく害するものであり、発言②については、「*専ら……病気休暇の期間満了に伴い職場復帰することを諦めさせることを目的としたもの」であり、その態様も「脅迫にも当たり得る」もので、*うつ病による病気休暇から職場復帰を目指す「亡Ｄに対するものとしては、著しく配慮を欠く極めて不適切」なものであって、不法行為を構成し、Ｙには同人への安全配慮義務違反があった。［＊下線は筆者付記］

　他方、亡Ｄの致死性不整脈は、職場復帰の準備作業のため郵便局を訪れて過度の緊張をしたことに伴うものだが、亡Ｄの私生活事情、休職の経緯などから、その死亡は、発言①②「から通常予想される経過から逸脱した事情が介在した結果生じた」と言わざるを得ない。

──〈くみ取り得る示唆〉────────────────────

　態様にもよるが、退職につながる言動は過重な心理的負荷と認定されやすい。
　精神疾患の罹患者には健常者とは異なる配慮が求められる。

> ウ　同様の立場にあった若手医師が退職した経緯やその証言等からハラスメントの事実を認定したうえ、長時間労働等による過重負荷との相乗的効果が発生し、それらの負荷要因を認識し得た以上、医療機関としての特殊事情があっても免責されないとした例
> 公立八鹿病院組合ほか事件広島高松江支判平成27年３月18日判例時報2281号43頁（上告が認められず、確定）

──〈概要〉────────────────────

　医師となって３年目、整形外科医となって半年ほどの新人医師（亡Ｂ）が、被告組合（Ｙ１）が運営する病院（以下、本件病院）で勤務を開始後、長時間労働や上司の医長（Ｙ２）と部長（Ｙ３）からのハラスメント等による過重負荷を受けた後、１か月程度でうつ病に罹患して自殺した事案につき、Ｙ１は、それらの負荷要因について認識し得たのに、長時間労働については把握自体十分にせず、ハラスメントについても、本人に対応を任せて放置したことによる安全配慮義務違反につき、債権債務法及び国賠法上の責任を競合的に負うが、Ｙ２らによるハラスメントにつき、Ｙ２らは個人として責任を負わないとした。

───〈事実関係〉────────────────────

　新人医師である亡Bは、Y1での勤務開始後、新人としては多い患者数の診察や当直等により、月150時間を超える時間外労働を行う一方、Y2からは身体的な暴行のほか、仕事ぶりが給料に相当しない、それを「両親に連絡しようか」等の発言、Y3からは「田舎の病院だと思ってなめてるのか」等の発言を受けた後、勤務開始の2か月後にはうつ病を発症して自殺した。

　そこで、亡Bの両親（Xら）がY1につき債務不履行または不法行為、Y2及びY3につき不法行為に基づき損害賠償請求した。また、2審でY1に対する国賠法に基づく請求を追加した。

───〈判旨　～Xら請求一部認容～〉────────

　Y2・Y3が、社会通念上許容される指導または叱責の範囲を超える言動を行っていたことは、亡Bの前任までの複数の医師が、Y2らに相談すると怒鳴られたり、無能扱いされるなどしたため委縮した旨証言し、うち3名が半年で退職していたこと等からも裏付けられる。

　本件病院で亡Bが従事していた業務は、質量共に相当過重であったばかりか、Y2とY3から「パワハラを継続的に受けていた」。これらが重層的かつ相乗的に作用して一層過酷な状況に陥った。

　亡Bに特に素因は認められないが、遅くとも自殺した月の上旬にはうつ病を発症した。

　Y1らは、亡Bの能力不足による自信喪失が自殺の原因との趣旨の主張をするが、同程度の職務経験者と比べて、特別にミスが多いとか、格別能力が劣っていたとは言えないし、自殺前には、心身の疲弊により余計にミスが誘発されたと察せられる。

　Y1は、亡Bの赴任前から、Y2らの下にいた医師からの異動願い等によってY2らによるパワハラを認識し、その後亡Bへの暴行の院長への報告等から亡Bへのパワハラも認識し、時間外手当の支払いから時間外労働について認識していた以上、亡Bの自殺後に開催された安全衛生委員会で提言された方法（歓迎会、診療科をまたいでつながる機会の提供、産業保健スタッフによる面接指導等）などにより、新人医師らの労働環境整備に努めるべきだったし、遅くとも自殺の前月下旬頃には、その勤務状況を把握し、Y2らにパワハラの是正を求めるとともに、本人を休職させるなどの措置をとるべきであり、そうしていれば自殺を防止できる蓋然性があった。しかし、勤務時間の把握自体も十分にせず、パワハラを認識しながら、本人にしばらく我慢してもらうか、派遣元の大学病院への転属を申し出るのを待てばよいとの認識で放置していた以上、安全配慮義務違反が認められる。

Y1は、院長及びY3がその義務に従った権限行使を怠った以上、国賠法上の責任も負うが、Y2らのパワハラは、公立病院であるY1の職務を行うについて行われたので、彼らは個人的な責任は負わない。

──〈くみ取り得る示唆〉──

悪質なパワハラの加害者らは、複数の被害者を生んでいることが多いので、訴訟当事者外の被害者が証言者となって、パワハラの事実が裏付けられることも多い。

自殺を引き起こす要因は複数ある場合が多く、職域では、過重な業務上の質量とパワハラの両者が重層的かつ相乗的に作用することも多い。

有効な防止策として、産業保健職の介入、関係者とのコミュニケーションや連携が想定され得るが、やはりトップやそれに準じる管理者の関与が最も重要である。

エ　小売業を営む企業の共同出資会社に勤務する勤務態度不良の女性労働者に対する常務の厳しい発言のうち、退職を強要する趣旨の発言のみがパワハラに当たるとした例

八社会事件東京地判平成28年3月17日D1-Law.com 判例体系

──〈概要〉──

被告会社（Y）で20年以上勤務していたが、従前から勤務態度に問題のあった女性正社員（X）が、特に退職の2年ほど前に食品加工部から総務部に異動して以後、Yの常務Bから厳しい発言を受けた後、それによりうつ病を発症したとして、その旨のかかりつけ医の診断を裏付けの一つとして、Yに対して使用者責任を根拠に損害賠償請求した事案につき、退職を強要する趣旨の発言のみをパワハラに当たるとして慰謝料の支払いを命じたが、それ以外に挙示された発言は、従前のXの勤務態度に照らし、部下への指導として合理的範囲内として、パワハラには当たらないとした。

──〈事実関係〉──

小売業8社による共同出資会社であるYで就業していたXは、食品加工部在籍中から、勤務時間中の無断離席、不要な外出、居眠り、来客者の無視、上司の指示の無視等の問題行動があり、始末書の提出歴もあった。総務部への異動から約2年後には、定型業務の報告等の指示を守らず指導書が交付された。

そうした経過の中で、総務部異動後に共に仕事をすることとなった常務BからXに対して、以下のような発言がなされた。

発言①：（土日に連続して有給休暇の取得を申し出たことを受け、）「何で自分だけおいしいとこばっかり休むんだよって言いたいの」、「それだったらさ、……

パートさんになってくれよ」。

発言②：「おまえはもういる場所ないんだ」、「総務の仕事やるったってお前、能力
　　　　が不足しちゃってるから、字を書けったって書けねえだろ」。

発言③：「あなたの場合はお父さんが、東急系列にいて、コネで入ったという前例
　　　　があるから、俺からお父さんなりお母さんなりに話すよ」。

発言④：「パートさんだって見てごらん、そんなにぶらぶらしているやつはいない
　　　　じゃねえか、誰も。何で正社員でいい給料もらってるお前が……って、みん
　　　　な思ってんだよ」。

その後、Xは、かかりつけの診療所で上司のパワハラが主因でうつ病を発症した旨
の診断を受け、Yに対して慰謝料の支払いを催告したが果たされず、訴訟を提起し
た。

Yは、Xからの催告後、在籍社員を対象にBのXへの対応につきアンケートを実施
したところ、24名中22名がパワハラに当たらないとし、Xにきつい指導を受ける原因
があったと回答した。

───〈判旨　～X請求一部認容～〉────────────────────

「Xはもともと勤務態度等に……相当な問題を抱えていたところ、Bは、Xを繰り
返し指導したにもかかわらず、……勤務態度が改善されなかった結果、……厳しく指
導したり、きつい言い方をすることがあった。したがって、……指導や注意の仕方が
多少辛辣……であったとしても、……Y従業員に対するアンケート結果からしても、
……Xに対するパワーハラスメント……ではなく、部下に対する指導として合理的な
範囲内のものである」。

そこで、本件発言①ないし④について個別に検討する。

発言①は、Xが他の従業員と調整せずに土日の有給取得を繰り返してきたことから
再調整を促す趣旨であり、語調に強い部分があるがパワハラとは言えない。

発言②は、期限を設けて勤務態度の改善を促す趣旨であり、退職勧奨とは認められ
ない。「字が書けない」との発言も、Xがいまだに香典袋の宛名書きや挨拶状等を書
けないことを指摘するものであり、パワハラとは言えない。

発言④も、①②に類する趣旨なので、パワハラには当たらない。

他方、発言③は、「もう、けじめつけて、退職してもらったほうがいい」等の発言
と同時にされていることや語調からも、事実上Xに退職を強要するものであり、パワ
ハラに当たる。

──〈くみ取り得る示唆〉────────────────────

　ザ・ウィンザー・ホテルズインターナショナル（自然退職）事件東京地判等が示し
た違法なパワハラの定義のとおり、その判断に際しては、発言の外観のみならず、趣
旨や目的、状況等が総合的に考慮される。本件では、本人に勤務態度等の問題があっ
た経過が重視された。能力不足もしん酌され得るが、基本的には能力向上の努力不足
を含む姿勢の問題が重視される（むろん、能力不足→上司らによる低評価や叱責→自
信喪失→勤務態度の悪化という因果関係が生じ得るが、裁判所は、この経路に本人の
意思の介在ありと判断する傾向にある）。

■ オ　介護事業で就業し、従前から勤務態度等に問題のある有期職員が妊娠を
　　報告し、勤務軽減を求めたところ、上司が相当性を欠く発言をし、３か
　　月間ほど業務軽減措置を講じなかったことが、当該上司の不法行為に当
　　たり、会社は使用者責任と競合して、当該上司への指導等に係る就業環
　　境整備義務違反の債務不履行責任を負うとした例
　　ツクイほか事件福岡地小倉支判平成28年４月19日判例時報2311号130頁（控訴
　　後和解）

──〈概要〉────────────────────────────

　介護事業を営む会社（Ｙ１）に有期職員として雇用されたＸが、約４年後に勤務先
営業所の所長（Ｙ２）に妊娠の報告をして入浴介助業務から外すなどの勤務上の配慮
を求めたが、Ｙ２が、①従前からの勤務態度を指摘する趣旨で厳しい発言をし、②３
か月間ほど業務軽減措置を講じず、③その後になって給与の削減につながる勤務時間
の短縮措置を講じたこと、Ｙ１が、④Ｙ２への指導等を行わなかったことを受け、両
者に損害賠償請求を行った事案につき、Ｙ２については①②が不法行為に当たり、
Ｙ１についてはＹ２の不法行為にかかる使用者責任と共に、④につき就業環境整備義
務違反の債務不履行責任を負うとした。

──〈事実関係〉──────────────────────────

　Ｙ１に有期職員として雇用され、介護職員として勤務していたＸは、入職から約４
年後にＹ２に妊娠を報告した（当時妊娠４か月）。これを受けてなされた面談で、重
量物を持てず、腕を高くあげられないこと等を伝えて入浴介助業務等から外すなどの
配慮を求めたところ、Ｙ２は、ようやく、以下のように述べた。

①　「まず第一に仕事として一生懸命していない人は働かなくてもいいと思ってるん
　ですよね」

②　「万が一何かあっても自分は働きますちゅう覚悟があるのか、……だって働く

170

ちゅう以上、そのリスクが伴うんやけえ」

③ 「妊娠がどうのとか、……関係なく、最近の自分の行動、言動、……ずっと注意
されよったことを、もう1回思い出してもらって、取り組んでもらって、……改善
が見えない限りは、……更新はありませんよ」

④ 「制服も入らんような状態で、どうやって働く？」

⑤ 「べつに私、妊婦として扱うつもりないんですよ」

（①～⑤をまとめて、以下、本件発言）。

　その面談の直後に、Xに対して、就業可能・不可能な業務を再度医師に確認して申
告するよう指示したが、業務軽減措置はとらなかった。そこでXは、その後も車いす
を抱えての階段昇降等の業務を継続し、約3か月後にC本部長に訴えて、ようやくそ
うした業務から外された。しかし、その翌日には切迫早産により安静加療を要する旨
の診断を受け、遠距離の送迎後に腹痛を起こすなどしたため、再度C本部長に訴えて
そうした業務からも外された。その翌月、Y2はXの勤務時間を従前の半分程度の1
日4時間程度に削減した。

　そこでXは、Y2の上記発言、勤務時間の削減措置がパワハラ及びマタニティー・
ハラスメント（以下、マタハラ）に当たり、業務軽減措置を講じなかったことと共に
不法行為を構成し、Y1は、当該不法行為につき使用者責任を負うと共に、Y2への
指導を怠ったこと等が労働契約上の職場環境整備義務違反等に当たるとして、両者に
損害賠償請求を行った。

──〈判旨　～X請求一部認容～〉────────────────────

　Y2の本件発言は、Xの従前の勤務態度の問題を指摘しつつ自助努力を促す趣旨で
あり、その目的に違法性はない。

　しかし、Y2は、具体的な指導の中で、労働者が妊娠を理由に業務軽減を申し出る
ことが許されない（上記⑤の発言）とか、流産を覚悟して働け（上記②の発言）と受
け止められる発言をするなど、やや感情的な態度と相まって、「ひいては、妊娠して
いることについての業務軽減等の要望をすることは許されないとの認識を与えかね
ないもので、相当性を欠き、……配慮不足の点を否定できず、全体として社会通念上許
容される範囲を超えて」おり、「使用者側の立場にある者として妊産婦労働者（X）
の人格権を害するもの」である。

　また、Y2は、Xから妊娠の報告を受けるなどしてから1か月後に本件面談をした
が、C本部長により措置されるまで、具体的な業務軽減措置を講じなかった。たしか
に、就業可能性に関する医師の判断を再度受けるよう指示して申告を待つこと自体に
問題はないが、違法な言動によるXの委縮も勘案すると、Xからしばらく申告がなけ

れば、状況を再度確認したり、医師に確認するなどしてXの職場環境を整える義務を
負っていたというべきである。しかし、何ら対応せず、その義務に違反した。

　Y１は、Y２の言動につき使用者責任を負う。また、雇用契約に付随する義務とし
て、妊娠したXの健康に配慮する義務を負っていたが、Y２から妊娠の報告を受けな
がら、C本部長による措置が講じられるまで、Y２を指導したり他の者に具体的な業
務軽減を指示しなかったから、当該義務に違反したものと言える。

───〈くみ取り得る示唆〉───────────────────────

　違法なハラスメントに当たるかは、目的と手段の両面から判断される。

　たとえ従前からの勤務態度の問題を戒める趣旨でも、妊婦への業務上の配慮の要請
自体を阻害するような発言は、違法なマタハラとパワハラの両者に該当する。

　ハラスメントにより委縮した労働者には、心理的に配慮し、積極的な状況確認と業
務上の配慮が求められる。

カ　上司による一部の言動のパワハラ該当性を認めつつ、それによる心理的 負荷の程度から、反応性うつ病の発症に業務起因性は認められないとし た例

杏林製薬事件東京高判平成28年４月28日 D１-Law.com 判例体系（帰趨不明）

───〈概要〉─────────────────────────────

　上司との関係悪化と当該上司による一部の言動のパワハラ該当性を認めつつ、業務
上の必要性に基づくもので、本人側の要因も影響しているため、「精神障害の労災認
定基準」（平成23年12月）に照らし、それによる心理的負荷は「中」であり、労働の
質量による負荷と総合しても「中」にとどまるため、反応性うつ病の発症に業務起因
性は認められないとした。

───〈事実関係〉───────────────────────────

　原告（X）は被告（Y）に吸収合併された会社に入社し、入社４年目以後はMR
（医薬情報担当者）として勤務していたが、入社から25年ほど経ってT所長が上司と
して着任して以後、以下のような出来事が起きた。

① 　T所長の着任直後、某医院から、納品していた薬品の発売中止につきXから連絡
　がなかったとして寄せられたクレーム処理につき、営業車内で強く叱責した。

② 　Tは、Xがその前任所長から許可を受けていた顧客の接待業務につき、その費用
　を承認せず、Xが７万円あまりを自己負担した。

③ 　Yで採用されていた勤務地限定制度につき、同僚がいったん勤務地非限定コース

を選択しながら、実際の配転措置に際して限定コースを希望したところ認められて配転取りやめとなった経緯についてXから説明を求められたが、拒んだ。

④　Xがある製品につき社内1位の売上高を挙げた経緯を文書で報告するよう指示し、本人はさほどの理由がないとして拒んだが、強制的に書かせた。

⑤　Xが担当を離れた顧客をTらが担当したところ、取引が打ち切られた。

⑥　Xから、Tから離れるために転勤希望が出されたが、叶えられなかった。

　Xは、Tの着任の3年後に、かかりつけ医に初めて反応性うつ病の診断を受けたが、その直前の半年間をみると、同僚の数倍の添付文書配布件数をこなし、事業所中最も多い売上目標を設定されて100％以上達成するなどして、時間外労働時間数は平均60時間強（1か月あたり最大75時間強）となっていた。

　Xは、上記診断を受けた後、得意先への連絡や引継ぎ等を行ってから休職し、3か月後に復職したが、担当区域の削減等の勤務軽減を希望したにもかかわらずなかなか実現せず、復職から2か月ほど後に再度反応性うつ病の診断を受けて2か月近く休職した。

　復職後、Xは異動してTと離れたが、3年目に再燃して再び休養した。

──〈判旨　～X請求棄却～〉────────────────────

　「精神障害の労災認定基準」は、法的拘束力は持たないが、「その作成経緯や内容に照らせば相応の合理性を有しており、労災保険制度が根拠とする危険責任の法理にかなうものである」。よって、業務上外の判断に際しては、基本的には認定基準を踏まえつつ、これを参考としながら、判断するのが相当である。

　T所長のXを含む部下への叱責は、全般的には業務上の必要に基づくもので、人格否定的な言動が執拗に行われたとまでは言えないし、Xが仕事について頑固なせいで長時間に及んだ可能性もある。しかし、多数の面前で指導したり、相手の話を聞かずに一方的に長時間話し続けることがあり、その指導を一因としてYを退職した者もいるほどなので、その言動にはパワハラに当たるものもあった。

　T所長とXのトラブルは、Xの最初のうつ病発症から半年以上前から継続していたので、それを含めて評価すると、①は、認定基準の「別表1　業務による心理的負荷評価表」（以下、別表）の上司とのトラブルに当たり、心理的負荷の強度は「中」だった。

　②は、Xの説明が不十分だったことにより生じたもので、上司とのトラブルに当たるが、心理的負荷の強度は「中」だった。

　③は、対象者のプライバシーを尊重した点で合理的な対応であり、別表の出来事には当たらない。

④は、裏付ける証拠がないし、報告書の提出はMRの業務範囲内であり、別表の出来事には当たらない。

⑤は、別表の顧客等からのクレームを受けた場合に当たるが、Xの担当ではなかったこと等から心理的負荷の強度は「弱」だった。

他方、⑥は、Xが、拒否されつつも、T所長と離れるために繰り返し転勤を求めていた経緯から、上司とのトラブルに当たり、心理的負荷の強度は「中」だった。

以上を総合すると、T所長のパワハラは、強い叱責に当たることもあったが、業務上の必要性があったこと、X自身もT所長とほとんど口をきかないようにして負荷がかからないようにしていたこと、現に業務に特段の支障が生じたとうかがえないこと等から、心理的負荷の強度は「中」だった。

他方、労働の質量については、平均60時間強の時間外労働によるもの以上の負荷は認められず、その心理的負荷の強度は「弱」と評価され、総合評価は「中」となる。

なお、**業務外の要因で発症した精神障害が業務により悪化した場合には、別表上の「特別な出来事」に当たる強い負荷要因にさらされ、自然経過を超えて著しく悪化した等の要件を満たす場合に限り業務上**と認められる。本件でXの2度目のうつ病の診断は1度目に診断されたうつ病が悪化したものと解されるが、**「強」と評価される負荷要因がないので業務起因性は認められない。**

Yの病気療養後の受入れ体制の不備が認められればその過失責任の原因となり得るが、「危険責任の原理により一定の危険がある業務に対して補償を行う労災保険の制度趣旨から」その点を考慮するのは相当ではない。仮に受入れ体制の不備を業務内在危険と捉えるとしても、特別な出来事には当たらず、それが自然経過を超えてXの精神疾患を著しく悪化させたとも認められないから、結論は変わらない。

―――〈くみ取り得る示唆〉―――――――――――――――――――――――

現行の認定基準は司法でも尊重されやすい。ただし、このケースでは、XとTのトラブルにつき、"どっちもどっち"であり、たとえそれを一因として精神疾患を発症したとしても業務上と認めるに足りないという裁判所の価値判断を裏付ける方便として用いられている感を拭えない。その意味でも、裁判所は、パワハラの心理的負荷につき、外観より趣旨・目的を重視して価値判断していることがうかがわれる。

また、業務外の要因による精神疾患が業務により悪化した場合、別表上の特別な出来事ないし「強」と評価される負荷要因がなければ業務起因性が認められないとしているが、これも上記の趣旨で認定基準を尊重する方針の延長線上と察せられ、同類のすべてのケースに当てはまるとは限らない。現に具体的判断では、「強」に当たる出来事があったか否かを判断基準としている。

> **キ 加害者が"悪のり"し、被害者が調子を合わせていた様子がうかがわれ**
> **ても、加害者の立場、言動の頻度・内容から、被害者の内心の苦痛を推**
> **し量るべきとして、その違法性を認めた例**
>
> ファミリーブック取締役事件東京地判平成28年5月9日D1-Law.com判例
> 体系（帰趨不明）

―――〈概要〉―――

　会社の取締役（Y）が、その部下だった従業員（X）を、気安さもあって使い走り
にして、過度に個人的な求めに応じさせたり、揶揄したりしたところ、Yの辞職後に
Xから不法行為訴訟を提起された事案につき、Yの立場、言動の頻度・内容に鑑み
て、Xは内心では苦痛を感じていたと認められ、不法行為に当たるとした。

―――〈事実関係〉―――

　Xは、訴外会社の取締役事業部長であったYと仕事上の関わりができてから、次第
に個人的な事柄を頼まれて実行するようになり、特にその4年後以後、勤務時間外に
Yの求めでY所有の車両を運転して深夜時間帯を含めて送迎する、共に飲食したり旅
行に同行する、Yのためにマンションの賃貸借契約を締結する等の関わりを持つよう
になった。

　また、Yは、訴外会社内で、Xに「ホモ」とあだ名をつけて他の従業員と共にXを
からかう、Xを動物に見立てたイラストを作成して他の従業員に示す、他の従業員と
共にXに繰り返し過食させるなどしていた。

　Xは、Yが訴外会社を辞職した後、自身は同社を子会社とした会社で勤務を継続し
つつ、同人のみを相手方として不法行為に基づく損害賠償請求訴訟を提起した。

―――〈判旨　〜X請求一部認容〜〉―――

　Yは、訴外会社でも人事等に大きな影響力を有していた。Yとしては、Xが同年代
でYの求めに反発しなかったことから気安く付き合わせていたことがうかがわれる
が、要請の頻度や内容に鑑みれば、Xが内心では苦痛に感じていたと認めるのが相当
であり、Yがそれを推察することは十分可能だった。よって、Yの上記言動は、Xに
対する不法行為を構成する。

　ただし、XもYに同調するふりをすることで、配置や成績評価で配慮を得るなどの
利益も得ており、現に欠勤等もしていなかったから、苦痛はさほど大きくなかったと
認められ、慰謝料金額は30万円が相当である。

──〈くみ取り得る示唆〉────────────────────

　違法なハラスメントの判断に際しては、その趣旨目的が考慮されるが、その状況、手段等も考慮され、本件で問題とされた"悪のり"も過剰にわたれば違法とされ得る。

ク　パワハラを違法不当な解雇による不法行為とは区別し、なおかつ上司−部下間の人間関係に関する主観的負担感はそれ（パワハラ）に当たらないとした例
東京地判平成28年9月23日D1-Law.com 判例体系（帰趨不明）

──〈概要〉────────────────────

　小規模企業（Y）で就労していた女性労働者（X）が、住居の近隣住民とのトラブルや、Y代表者との人間関係に関する負担感を経験後、うつ状態等に陥り欠勤を続けたところ、Yから解雇されたため（本件解雇）、当該欠勤はYのパワハラという帰責事由により生じたもので、解雇も違法不当として、雇用契約上の地位の確認、欠勤期間中と解雇後の賃金、パワハラと違法解雇に係る慰謝料等を請求した事案につき、X−Y間の人間関係に係る負担感はパワハラに当たらず、Xのうつ状態等との相当因果関係も認められないが、解雇は違法無効であり、不法行為にも当たるとした。

──〈事実関係〉────────────────────

　中国出身で日本に帰化したX（女性）は、2012（平成24）年12月に中国人観光客向けの旅行業等を営むYに雇用されて、その日本事業所（当時の勤務者数約15名）に勤務していたところ、私生活上、居住していた住居の隣人に中国人の立入禁止を意味する張り紙を掲示されるなどして訴訟提起に至るトラブルが発生する一方、業務上、Y代表者から英語の能力不足を指摘されるなど厳しい指導を受けて同人と接することに負担を感じるなどの経過を経て、2014（平成26）年1月頃から欠勤が多くなり、3月半ばから欠勤を継続するようになった。そこでYは、2月分と3月分につき、それぞれ月給の10分の1、半分程度を欠勤控除した。Xは、2月末にはEクリニックでうつ状態等の診断を受け、翌3月後半には傷病手当金の支給申請書等をYに提出したが、同月28日には電話で即時解雇を通知され、後日、改善見込みのない勤怠不良と会社の許可のない兼業が理由と告げられた。Yは、同日、健康保険の資格喪失手続きをとり、4月には解雇予告手当を支払った。

　その後、XY双方の代理人弁護士間の交渉で、Yから解雇撤回の意思が示されたが、慰謝料の支払い、Xの不動産仲介業務との兼業などの不正行為の存否等につき折り合わず、10月になって、Xが本件解雇の無効、欠勤期間中及び解雇後の賃金の支払

義務の確認等を求めて本訴を提起し、Yは反訴を提起した。Xは、自身の欠勤がYの帰責事由によるものであり、それを理由とする本件解雇にも理由がないとする趣旨で、Y代表者からのパワハラによってうつ症状等に陥ったと主張した。

———〈判旨 〜X請求一部認容〜〉————————————————————————

Xは、医師の診療で、Y代表者の態度に問題があって、Yでの勤務が強いストレスになっている旨の説明をしており、X−Y間の人間関係に問題が生じ、XがYと接することに主観的に強い負担を感じていたと認められる。

他方、一般に、上司が職場で部下を指揮監督する場面には、叱責など、その態様が厳しくなるときもあるが、*その経緯、動機、目的、理由、業務上の指揮監督の必要、態様等に照らして、社会通念上相当とされる限度を超える程度の激烈さや陰湿さが認められなければ、不法行為となる違法性を認め得ない。Xの受けた負担感等は、その性質上主観的なもので、個々人の受け止め方等に左右されやすい要素でもあって、*XがYとの人間関係に主観的に強い負担を感じ、また、その当時心身の調子を崩しているからといって、それだけでY代表者の言動が業務上の適正な範囲を超えるとは言えない。[*下線は筆者付記]。

Yは小規模事業で、Y代表者の意向が組織運営に大きく影響したと推認されるところ、Xは年休を柔軟に取得し、当日連絡による欠勤等があっても賃金控除が行われないことも多く、むしろ役職手当が増額されており、Xに対して好意的とも言える態度があり、Y代表者に上記のようなパワハラに当たる言動があったとは認められない。

2011（平成23）年の精神障害の労災認定基準に照らして、Xのうつ症状等が業務上の疾病ということもできない。

また、Xの欠勤がYのパワハラによると認められない以上、本件解雇前の賃金減額はやむを得ず、本件解雇後についても、当該解雇が無効でも欠勤が続いていたと解されるから、民法第536条第2項に照らして、請求できない。

他方、Yは、Xの欠勤がうつ症状等によるやむを得ないものなのに、職場復帰の可能性を見極めず、兼業がYでの労務を妨げている等の事情も認められないのに、Xへの配慮不十分のまま拙速に解雇に踏みきっており、本件解雇は無効である（労働契約法第16条）。また、「職業を奪う解雇の告知が労働者に相当な精神的衝撃を与えることは想像に難くないところ、既にうつ状態等で調子を崩していたXにとって、本件解雇は、追い打ちになったと推認され」、それを発端にX−Y間の紛争が顕在化・激化し、Xは相当の精神的苦痛を受けているので、不法行為としても違法であり、損害賠償を認めるべきである。

——〈くみ取り得る示唆〉————————————————————

　上司と部下の人間関係に関する主観的な負担感は、違法なパワハラとは認められない。

　雇用過程で生じるパワハラと違法な解雇は法的に一旦区別して判断される。解雇は使用者の権利なので（民法第627条第１項等）、違法解雇であっても損害賠償請求は認められないことが多い[14]。しかし、その通知方法などの態様、相手方労働者の条件（うつ状態にある等）、その効果（紛争の顕在化、激化を招き、復職を困難にしたこと等）等により、不法行為として損害賠償が命じられることもある。

ケ　管理職の地位にあった労働者が部下にパワハラを行ったとして就業規則に基づきなされた諭旨退職処分を有効とした例
　東京地判平成28年11月16日労働経済判例速報2299号12頁（帰趨不明）

——〈概要〉————————————————————

　他社からスカウトされて管理職に就任した労働者（Ｘ）が部下にパワハラを行ったとして諭旨退職処分を受けた事案につき、たとえそれが業務上の指導の趣旨を持ち、業務を取り巻く環境の厳しさ、部下の育成の必要性、もともと同じ会社にいたことによる仲間意識等があっても、指導の手法が苛烈で人格否定等に及べば、その結果の重大性等も考慮のうえ、正当な懲戒事由と解され得ると判断した。

——〈事実関係〉————————————————————

　Ｘ（原告）は、顧客企業の購買コストの削減を支援する中小企業（訴外Ａ社）の執行役員をしていたところ、同業種のＹ（被告）の代表者から誘いを受けて、2012（平成24）年10月に基本月俸44万円の給与条件でＹに入社し、フロンティア室室長等の管理職として就業していた。顧客企業が挙げた利益の３割を成功報酬として受け取るＹの事業の性質上、成果を上げるには、新規顧客の開拓等の積極的な活動が求められた。

　Ｘは、Ｙへの入社時から翌2013（平成25）年11月にかけて訴外Ａ社から逐次引き抜いた（＝誘ってＹの社員とした）Ｈ、Ｂ、Ｄ、Ｅの４名を部下としていたところ、翌2014（平成26）年３月になって、Ｄから当時Ｙの管理部部長だったＩに対しＸによるハラスメントについて申告があり、ＤとＢに加えＸへの聴き取りが行われた。その結果、Ｄに対して、「お前の歳でそんな仕事しかできないのか」、「お前の歳ぐらいだっ

14）佐々木達也「違法解雇と不法行為にもとづく損害賠償」労働法律旬報 1787号（2013年）60－65頁等。

たら周りの人は役職ついてるぞ」などと罵声を浴びせたり、家族を批判するなどし
(以下、言動①)、Bに対して、「お前、アホか」、「お前、クビ」などと発言したり、
「私は至らない人間です」と復唱させたり、交際相手に言及して批判するなどしてい
た（以下、言動②）ことがおおむね確認された。しかし、X自身は、あくまで指導の
ために必要だった旨を述べたため、管理本部本部長だったJから、「アホ」、「クビ」、
「辞めちまえ」等はNGワードであること、Yではコンプライアンスを重視している
こと、指導のためでも相手方が精神的苦痛を受ければハラスメントに当たること、再
度類似の事態が生じれば厳しい処分がなされ得ること等を直接伝えたうえ、同旨の内
容の通信をメールで送り、顛末書の提出を指示した。Xからは、今回の問題の背景に
は、自身の結果を求める意欲とDやBの意識の甘さがあったとしつつ、今後の指導方
針を変更する旨の顛末書が提出されたことを受け、Jから再度改悛を求める旨のメー
ルを送付して、いわば"執行猶予"の趣旨で、懲戒処分を行わなかった。

2014（平成26）年10月には、他部署からFとGがXの管轄部門に異動し、就業して
いたところ、翌2015（同27）年5月に、FからIに対して、Xから「お前は生き方が
間違っている」等と言われる、「お前は……考え方が四角い」などと言われ、丸と四
角の絵を何度も書かされる、土日にもメッセージアプリで連絡があり対応を求められ
るなど（以下、言動③）されて精神的につらい状態にある旨の申告がなされ、その後
の調査結果を踏まえ、別部門に異動となった。その翌月には、EからIに対して連絡
があり、Xから売上目標が達成できないことを責められ、「お前は嫌いだ」、「話しか
けるな」などと言われ、部門ミーティングへの参加を禁じられ、SNSに休日に子ど
もと遊んでいる写真を投稿したところ、「よく子どもと遊んでいられるな」などと言
われるなど（以下、言動④）して精神的に追い詰められている様子がうかがわれた。
その後、産業医と心療内科へ受診したところ適応障害と診断され、Yから休養が指示
された。IがD、B、G、Hに聴き取りをしたところ、これらが事実と確認された
が、X本人に面談したところ、やはり部下の育成上必要だったとして、反省の意思は
示されなかった。

そこでYは、懲罰委員会での審議を踏まえ、Y就業規則第72条が禁じる「理不尽な
言動により精神的苦痛を与える」に当たり、なおかつ2度目であり反省の意思がない
として、諭旨退職処分とした。Xは、これを不服として、雇用契約上の地位の確認等
を求めて提訴した。

──〈判旨　～X請求棄却～〉────────────────────────

部下4名が訴えたXの言動①～④は事実と認められる。

言動①②は、業務上の部下への指導の一環と認められるが、強い口調での罵声を

伴っているし、「相手の人格や尊厳を傷つけるような言動に及んでいる」。

また、Bに対する、「お前、クビ」等の発言は、雇用上の不安を抱かせる内容であり、前後の文脈を考慮しても、上司の地位を利用した理不尽な言動と評価せざるを得ない。

よって、業務上の指導の範疇を逸脱した違法なものである。

言動③④も、業務上の部下への指導の一環と認められるが、①②と同様に、強い口調での叱責を伴っているし、Fは業務中に度々涙を流していたとされ、Eは適応障害に罹患するまでの状態に追い詰められていたと認められる。

よって、業務上の指導の範疇を逸脱した違法なものである。

したがって、言動①〜④は、Y就業規則第72条が禁じる「理不尽な言動により精神的苦痛を与える」に当たり、譴責等処分事由（同第86条第1号）に当たる。

また、Y就業規則第87条第2号は、諭旨退職等の事由として、「譴責等処分事由の複数に該当したとき、又は同一事由を2回以上繰り返したとき」を挙げているところ、これは譴責等処分が実際になされたか否かは問わない趣旨と解される。もっとも、処分対象者が2度目を行えば当該処分を課され得ることを明確に認識できるよう、譴責に準ずる措置が必要である。本件では、2014（平成26）年3月のJによる直接の指導とその旨のメール等がそれに該当するので、同規則が定める諭旨退職等の要件を満たす。

Xは、上記言動は、部下の指導と育成を目的とするもので、社会的に正当範囲内と主張するが、上述のとおり、部下の人格や尊厳を傷つけ、生き方やプライベートな事柄にまで及んでおり、業務上正当な指導や叱責として許容される範囲を超えている。

解雇の相当性も、Xによるハラスメント行為の態様の悪質さ、部下の部門異動や適応障害罹患等の結果の重大性、本人の指導方法にかかる強固な信念がうかがわれ、改善の見込みが乏しいこと等から、満たされる。

───〈くみ取り得る示唆〉────────────────────────

たとえ業務を取り巻く環境の厳しさ、部下の育成の必要性、もともと同じ会社にいたことによる仲間意識等があっても、指導の手法が苛烈で人格否定等に及べば、その結果の重大性等も考慮のうえ正当な懲戒事由と解され得る。

そのような場合、懲戒事由に関する就業規則規定の解釈も緩やかになされ得る。

コ　同じ指示を何度受けても間違いを犯すため強く注意したところ焼身自殺した事案につき、強い注意や叱責を繰り返すことは注意義務違反に当たるとした例

A庵経営者事件福岡高判平成29年1月18日労働判例1156号71頁（確定）

───〈概要〉───

個人経営の飲食店で経営者（Y）と2人で働いていた労働者（亡B）が、同じ指示を何度受けても間違いを犯す等の問題から、2度の暴力を含む苛烈な言動を受けて自暴自棄となり、焼身自殺した事案につき、いわば"言っても無駄な人物"に対して、強い注意や叱責を繰り返すことは注意義務違反に当たるとした。

───〈事実関係〉───

亡Bは、飲食店での勤務経験はなかったが、2010（平成22）年10月、30歳の頃に、Y（1審被告、2審控訴人）の父の紹介で、Yが個人経営する小規模料理店A庵（2階建て一軒家を改装した店舗）で就労を開始し、主に調理以外の業務（清掃、接客、片付け、ウェブサイトの作成、収支管理等）を担当していた。亡Bに精神疾患等の既往症はなかった。

A庵では、昼夜各1組の予約のみ受け付け、飛び込み客もなかったため、業務内容はさほど繁忙ではなかったが、自殺までの半年間、おおむね80時間程度の法定時間外の拘束がなされていた。他方、亡Bは、仕事の覚えが悪く、何度注意を受けても同じ間違いを繰り返したことから、Yは立腹し、激しい口調で注意や叱責をすることがあったほか、少なくとも2011（平成23）年4月頃と11月頃の2度、利き手で亡Bの左顔面を平手打ちする暴行を加えた。

そのうち、亡Bには、不眠、興味の喪失（好きなテレビ番組を見ずに自室に引きこもる）、体重の減少等の不調が現れ、2011（平成23）年10月頃には、自室の壁に「自分に甘すぎる」、「できない時はどのような処罪（原文ママ）もうける」等と書いた紙を複数枚貼る等の奇異な行動がみられた。

翌11月中頃、それまでに何度も注意を受けていたのに、グリルの上に炊飯器を置いたままグリルに火をつけてしまい、Yから大声で叱られ（以下、本件叱責）、A庵を退出後に自身の身体にガソリンをかけて火を放った（以下、本件行為）。救急搬送中、救急隊員に、生きていても仕方がないので自分で火をつけた旨を述べた後、病院で治療を受けたが、12月中頃に敗血症で死亡した。

そこで、亡Bの相続人であるXらが、亡Bは、長時間労働とYによる暴行等により焼身自殺したとして、主位的に不法行為、予備的に安全配慮義務違反に基づき、Yに対して損害賠償を請求した。

──〈判旨 ～X請求一部認容～〉────────────────

① Yの行為と本件行為の因果関係について

　亡Bは、死亡前の半年間、恒常的に1か月当たり80時間前後の時間外拘束をされていたが、同人の業務はそれほどの時間外労働を必要とするものではなく、就労を伴わない時間も相当含まれていたはずなので、亡BがA庵にとどまっていた時間の長さゆえに過大な心理的負荷があったとは言えない。

　しかし、A庵での1年余りの勤務期間中に恒常的に強い叱責を受け、少なくとも2回の暴行を受けていた。*度重なる注意を受けても同じ間違いを何十回も繰り返すような属性を持つ亡Bに対してそうした注意や叱責を繰り返せば、「自己の不甲斐なさを認識していればなおさら、亡Bに対し過度の心理的負荷ないし自己否定感をもたらす」。さらに、顔面を平手で殴打する暴行は、さらなる心理的負荷を与えた。

　本件行為は、亡Bが、本件叱責を受けたことを契機に、何度も注意・叱責を受けながら同じ間違いを繰り返す自己に絶望して自暴自棄となり、とっさにとったものと推認するのが自然である。

　Yは、注意・叱責に際して、折をみて少しずつ行うなど、相当気を遣っていた旨を述べるが、亡Bが本件行為の1〜2か月前には「相応に深刻に受け止めていたことが推認される」。

　よって、Yによる叱責・暴行と本件行為には因果関係が認められる。

② 亡Bの過失について

　「使用者は、……*業務指導の範囲を超えた暴力や苛烈な叱責により労働者が心身の健康を害することがないように配慮すべき注意義務を負っている」。

　上記のYの叱責・暴行は、「使用者の労働者に対する指導・対応の範囲を逸脱するものであり、上記注意義務を怠るもの」である。そして、そのような叱責・暴行を繰り返せば、亡Bに著しい心理的負荷を与えて自己否定の念を高じさせ、自暴自棄になって本件行為のような自傷行為ないし自殺行為に及ぶことも予見可能だったので、それらの行為は亡Bへの不法行為を構成する。［*以上、下線は筆者付記］

──〈くみ取り得る示唆〉────────────────

　何度注意や指導を繰り返しても間違いを犯すような人物（いわば"言っても無駄な人物"）に対する強い注意や叱責の繰り返しや暴行は、（特に、それによる自傷行為等の結果が予見可能な場合）不法行為となり得る。

サ　国立大学の准教授が同じ教室の主任を務める教授の不正を告発して後、嫌がらせ等を受けるようになった事案につき、そのほとんどは「公権力の行使」等として教授本人は賠償責任を負わず、傷害に係る虚偽申告は私的行為なので個人的に賠償責任を負うとした原審の判断について、傷害に係る虚偽申告に関する判断のみ覆した例

金沢大学元教授ほか事件名古屋高金沢支判平成29年11月29日 D 1 -Law.com 判例体系

──〈概要〉────

国立大学医薬保健系研究科の准教授（X）が同じ教室の主任を務める教授（Y１）の不正な会計処理を大学内で告発して後、当該教授が種々の嫌がらせ等をするようになった事案につき、一部の行為を違法とし、そのほとんどが「公権力の行使」と「職務の執行について」という要件を満たすため、教授個人は賠償責任を負わない─大学法人（Y２）が同人の行為につき国賠法上の賠償責任を負う─が、傷害に係る虚偽申告（＝当該准教授から暴行を受けて負傷した旨の法人への虚偽の報告や警察への被害届の提出）は私的行為なので個人的に賠償責任を負う、また、法人は、信義則上の職場環境整備義務の一環として、ハラスメント防止のための調査と対応の義務を負うが、これを怠っていたため、上記の国賠法上の責任とは別に独自に債務不履行責任を負うとした原審（金沢地判平成29年３月30日労働判例1165号21頁）の判断について、虚偽申告に関する判断のみ覆した。

──〈事実関係〉────

薬理学を専門とする原告（X）は、2005（平成17）年12月に本件大学法人（Y２）に助教授として採用された後、翌2006（同18）年１月には、同じ教室（以下、本件教室）の主任だった教授（Y１）の不正な会計処理（業者に研究費をプールさせる行為）をY２に内部通報したが─それを知ったY１からは、「もう、Xさんといっしょにやれませんね」などと言われた─、確認できないとの結論に至ったため、同年８月にY２を相手方として、Y１との対立を前提に、職場環境改善等を求め、簡易裁判所に調停を申し立てたところ（以下、平成18年調停事件）、裁判所からの示唆を踏まえた再調査により当該処理の不当性が認められ、Y１は、2007（平成19）年３月付けで出勤停止２か月の懲戒処分を受けた。

Xの主張では、これ以後、Y１により、以下のようなハラスメント行為が行われた（抜粋）。

①　それまで教室所属員が自由に使用できていた本件教室共通の経費と所属員固有の

経費につき、2006（平成18）年2月17日以後、Y1の決裁なしには使用できなくした（ただし、X固有の経費については、同年4月4日頃には使用可能となった）。

② Xの着任後に参加して院生らを指導するよう指示していた共同研究につき、2006（平成18）年4月4日、指導からの離任を命じた。

③ 学外講演については、事前ないし事後速やかに休暇簿を提出して届け出ることとされていたところ、Xが某業界新聞社での講演に必要な手続きにつきD事務部長に問い合わせをしたが返信がなかったため、届け出なしに行い、約1か月ほど後に同事務部長に指示されて提出したところ、遅延理由を「始末書」として提出するよう指示した。

④ 2006（平成18）年7月13日から翌年3月7日まで、改修工事のため本件教室が用いる複数の部屋が別棟に設けられたところ（それらの部屋を併せて以下、仮研究室）、Xには大量の段ボールが置かれた機器室を割り当てた。

⑤ Xに割り当てた機器室と隣接し、事務補佐員を配したセミナー室の間に、視界を遮るようにホワイトボード等を間仕切り状に置いた。

⑥ 本件教室の仮研究室への移転以後、Y1が退職した2015（平成27）年7月末まで、Xの個室以外の部屋（以下、本件共同実験室等）の鍵をX以外の教室所属員に管理させ、平日の午後6時以後や休日の利用を実質的に制限した。

⑦ 2006（平成18）年7月14日、Xが、仮研究室の実験室用の鍵（以下、本件実験室の鍵）を、元の保管場所から他意なく同実験室に移動させたところ、助手らの前で、「盗んだとは言いませんけど、（鍵を）持っている」、「Xさん、（鍵を）出した方がいいと思う」、「楽しい。警察来たら。警察、来ますか」、などと述べた（以下、本件発言）。

⑧ 2006（平成18）年7月18日、D事務部長に対して、Xが、事前届出のない年休取得、当日連絡による欠勤、学外講演にかかる届出の遅延、無断欠勤等の問題をつづり、該当する就業規則規定の遵守についての誓約書を提出させるべき旨を述べた書面（「X助教授の勤務成績について」）を提出した。

⑨ 2006（平成18）年後期に開講される薬理学の授業について、前年度から回数等に変更があるのに、内容や進め方について具体的な説明なしに、Xに引継ぎを指示した（結果的に、Xは、自身の判断で授業を実施した）。

⑩ 2006（平成18）年度前期の「薬物治療の基礎」の科目につき、Xの担当箇所につき、Xから採点方法の問合せを受けたが返事をしなかったために採点結果が提出されなかったことを皮切りに、翌2007（同19）年度前後期ともに、X自身は採点を終えていたが、採点結果が提出されなかったところ、その分を考慮せずに学生の成績評価を行ったうえ、改めて2007（同19）年度前後期分につき提出を求めたが果たさ

れなかったことを受け、Ｓ事務部長らに、当該採点をＸが放棄していること等を記した書面を提出した。

⑪　2011（平成23）年12月、ac医学類長に対し、受講した学生１名の感想を根拠に、Ｘがカリキュラムに沿った授業を行っていないなどと報告したうえ、翌2012（同24）年度にはＸの担当授業回数を前年度の約42から３に減らし、2014（同26）年度にはゼロとした。

⑫　2008（平成20）年３月13日、Ｘが研究室の図書館の出入り口付近に立っていたところ、Ｘが故意にＹ１に暴行を加え、傷害を加えたとの虚偽の事実をＹ２に報告したうえ、警察署に被害届を提出した。その際、Ｙ１は、別の部屋にいたＦ技術職員とＮ助教に同調を求め、現場を見ていたad事務補佐員への確認はしなかった。

　　その後、Ｙ２は、調査委員会を設立して関係者から事情聴取したが事実を確認できず、関係者への処分は行わなかった。地方検察庁は嫌疑不十分として不起訴処分とした。

　　Ｘは、その過程で、警察及び検察で計５回の取調べを受け、また、弁護士に計70万円の刑事弁護料を支払ったが、Ｙ２の調査委員会からの聴取には応じなかった。

　平成18年調停事件の手続き開始後、Ｙ２が、調停委員からの示唆を受けて、Ｇ総括相談員を長とする委員会を設置してＹ１によるハラスメントについて調査を行ったところ、関係者から、Ｙ１の日常的な威圧的態度やＸへのハラスメント的言動について証言された（それらは、Ｙ１から聴取された内容とは異なっていた）が、Ｘ自身は、度重なる要請にもかかわらず聴取に応じなかったため、調査が中止された。その後も、Ｇは環境が改善していないことを把握しながら、Ｙ２の執行機関に伝えなかった。また、Ｘからハラスメント担当窓口やag学域長に⑫⑥等について新たに申告されたが、Ｊ総括相談員から本人に問い合わせても、返事をしなかった。

　2009（平成21）年11月頃には、Ｉ助教が、Ｘが実験室で転倒した際にＩのせいだと叫んだため不眠症になったとしてＹ２の総務課に費用請求したうえ、翌2010（同22）年７月に労災補償の申請を行った。Ｘは、Ｉ助教、Ｆ技術職員らを被告として侮辱行為差止等請求事件を提起し、その後和解した。

　こうした経過を経て、同月中、Ｋ研究科長が研究分野の分割を検討する旨をＸに伝えたところ、諾の旨返信され、その後、Ｋの後任者（ab医学系長兼研究科長）が推進しようとしたが、Ｘが予算やスペース等に関するやりとりで不信感を募らせ、結局、分割案は実現せず、2015（平成27）年７月末にＹ１がＹ２を退職してＸが本件教室の主任となった。

　以上の経過の中で、Ｘは、2007（平成19）年に、Ｙ１に対して、①〜⑫等のハラス

メントにかかる損害賠償の支払い、Ｙ２での研究・教授・指導の妨害及び名誉棄損行為の差止めを求めて提訴した（甲事件）。対してＹ１は、2009（平成21）年に、甲事件の提訴の違法性等を根拠に反訴を提起した（乙事件）。その後Ｘは、2011（平成23）年に、Ｙ２に対して、労働契約上の職場環境整備義務違反、Ｙ１の不法行為にかかる使用者責任ないし国賠法上の責任を根拠に、損害賠償の支払い及び上掲のＹ１による諸行為の防止等を求めて提訴した（丙事件）。

──〈原審判旨　〜Ｘ請求一部認容〜〉──────────────

甲事件について

①について

　もとより、共通経費の管理執行はＹ１の裁量事項だったし、Ｘ自身も具体的な使途を伝えて使用を申し出なかったので、Ｙ１の裁量権の逸脱や濫用はなかった。Ｘ固有の経費をＸの裁量で使用できなかった期間は約１か月半であり、そもそもその申出をＹ１が拒んだ経緯もないので、裁量権の逸脱や濫用はなかった。

②について

　共同研究の指導担当者の決定は本件教室の主任であるＹ１の裁量事項であり、考慮すべき事情は多岐にわたり、Ｘの孤立を目的としていた事情もうかがわれないので、裁量の逸脱または濫用とは言えない。

③について

　Ｘによる休暇簿の提出時期が相当に遅れた以上、Ｙ１がＸに説明を求めるのは相当であり、Ｙ１が提出を指示した「始末書」とは、懲戒処分を想定したものではなく、事の顛末を報告する趣旨だったため、裁量の逸脱又は濫用とは言えない。

④について

　部屋の割当て自体に特に不合理な点はなく、段ボールの設置は仮研究室という性質から一時的なもので、他の部屋にも置かれていたこと等から、裁量の逸脱または濫用とは言えない。

⑤について

　「高さのある器具等を隙間なく、…間仕切り状に設置させて」おり、「殊更Ｘを本件教室の所属員から隔離する印象を植え付けるもの」であり、「Ｘに対する嫌がらせを目的としたものと評価せざるを得ない」。「したがって、裁量を濫用した違法な行為である」。

⑥について

　本件共同実験室等の鍵の管理方法は、原則としてＹ１の裁量事項だったが、研究者であるＸにとって本件共同実験室等に自由に出入りできることが必要不可欠であ

り、当該鍵の管理に際してその使用を必要以上に制限しないよう配慮すべきだった
のに、Y１がXに当該鍵を貸与しなかったため、約９年間、本件共同実験室等を自
由に使用できなくなっており、Y１が本件の訴状の送達を受けた2007（平成19）年
８月以後も、その不利益を解消する措置をとらなかった。これは、裁量を逸脱した
違法なものである。

⑦について

　Y１が本件教室の鍵の管理責任者として、鍵が紛失した日の朝に最も早く出勤し
たXに鍵の所在を確認すること自体は相当な行為だが、Xが「所持していると決め
つけ、……故意に……隠匿しているかのような発言をしたばかりか」、N助手らの
前で「公然と行われたこと」等から、「全体として、殊更Xを貶める目的で、悪意
をもって行われたもの」なので、権限を逸脱または濫用したもので、不法行為法上
違法な行為である。

⑧について

　書面に記載された問題のうち、学外講演にかかる届出の遅延は、Xからの問合せ
へのD事務部長の回答が遅れたことに起因しているが、Y１はそうした事情を調査
していない。また、Xが欠勤したと記載した日の中には、Y１自身がXとやりとり
したと主張している日が含まれているなど矛盾があるのに懲罰的措置を求める内容
であることから、「Y１が同書面を提出した行為は、Xに対する嫌がらせを目的と
したものと認めるほかな」く、その「権限を逸脱又は濫用した違法な行為である」。

⑨について

　Xは、自身の判断で授業を実施できており、「Y１の行った指示に不十分な点が
あったとしても、……直ちに……裁量を逸脱又は濫用したもので……違法な行為
……ということはできない」。

⑩について

　Xは、2007（平成19）年度前後期の試験のうち担当部分の採点結果につき、提出
を求められたのに提出しなかった以上、Y１がXによる職務放棄と考えてもやむを
得ず、S事務部長への書面の提出が嫌がらせ目的とは認められない。

⑪について

　以前に実施された授業アンケートによれば、Xの授業に関する学生の評価は所属
学部の教員の平均より高かった―本件教室所属教員内では最も高かった―にもかか
わらず、ある年度の約100名の受講生のうち１名の感想を取り上げて、その評判が
悪かったとするなど、2012（平成24）年度以降の授業の割当てに係る行為には合理
的な理由がなく、Y１の権限を濫用した違法な行為である（なお、以上の判断のう
ち、裁量ないし権限の逸脱や濫用について述べたものは、いずれもY１にその事柄

について裁量や権限があることを前提としている）。

⑫について

　Ｙ１の主張には不自然な点が多いこと、顔面打撲、頚椎捻挫の傷害を示す医師の診断書等も、Ｙ１の申告に基づくものだったこと等から、Ｙ１は、殊更Ｘを陥れる目的で、Ｘから暴行を受けた旨の虚偽の事実をＹ２に申告したうえ、警察署に被害届を提出したものと認められ、「不法行為法上違法と評価される…ことは明らかである」。

　国立大学法人法等に照らすと、国立大学法人は、国賠法１条１項にいう「公共団体」に当たり、国立大学法人の教員は「公務員」に当たる。

　他方、「『公権力の行使』とは、国又は公共団体の作用のうち、純然たる私経済作用及び同法２条の営造物の設置管理作用を除くすべての作用をいい、……非権力的作用も含む」。「そして、『職務の執行』とは、その公務員が、……行為の外形において、職務執行と認め得べきものをいう」。

　すると、⑤（間仕切り）、⑥（実験室等の鍵の不貸与）、⑦（鍵の所持にかかる本件発言）、⑧（Ｄ事務部長への中傷的報告）、⑪（担当授業の削減）は、Ｙ１の職制上の権限に基づく行為であって「公権力の行使」に当たり、行為の外形上Ｙ１の職務行為そのものなので、「職務の執行について」に当たる。

　他方、⑫（暴行・傷の虚偽申告）は、Ｙ１の「公務員」としての立場を背景とすることなく行われた私的な行為であり、「職務の執行について」に当たらない。

　よって、⑤⑥⑦⑧⑪については、国賠法１条１項の適用があるため、Ｙ１個人は不法行為法上の損害賠償責任を負わないが、⑫については、その責任を負う（Ｙ１が支払うべき慰謝料額150万円、弁護士費用15万円、Ｙ２が支払うべき慰謝料額150万円、弁護士費用15万円）。

　他方、Ｘが求める差止めの対象は、一義的に明確な用語でなく、「将来の行為を具体的に特定する機能を有しているとは言い難い」。

乙事件について

　Ｙ１の行為に違法なものが含まれているため、Ｘによる提訴が、裁判制度の趣旨目的に照らし、著しく相当性を欠くとは言えない。また、大学内にハラスメント事案の担当部署が存在し、利用可能だからといって、提訴が制約されると解すべき根拠はないので、それが信義則に反し、訴権の濫用に当たるとは言えない。

丙事件について

　「使用者は、被用者に対し、労働契約上の付随義務として信義則上被用者にとって働きやすい職場環境を保つように配慮すべき義務を負っており、……ハラスメント行為が行われていることが疑われる場合には、ハラスメント行為の有無等の事実

関係を調査した上で、具体的な対応をすべき義務がある」。

本件では、Xによる平成18年調停事件の申立てや、Y2が設置したハラスメント調査委員会等による調査から、Y2は、2007（平成19）年1月12日頃までに、Y1によるXへのハラスメントが強く疑われることを認識していた。にもかかわらず、Y2の職員は、その具体的内容や原因について十分な調査を行っておらず、ひいては具体的な対応もしていないので、「ハラスメント行為の有無等の事実関係を調査……した上で、具体的な対応をすべき義務（Xの職場環境改善に向けた対応義務）」を尽くしたとは言えない。よって、Y2は、Xに対して債務不履行責任を負う。

Y2は、Y2の対応にXが応じなかったことが主な原因だと主張するが、Y1によるハラスメント行為の具体的内容や原因の調査方法は、Xからの事情聴取に限られないので、採用できない。

Y2が当該調査を十分に行っていれば、それに基づいて、Y1に「しかるべき処分ないし注意をしたり、……職場環境を監督する者を配置するなどの方法によって……Xの職場環境が改善した可能性があった」。すると、Y2がその対応義務を尽くさなかったことによりXは職場環境の改善機会を奪われ、精神的苦痛を受けたと言えるので、その期間の長さ、Xによる非協力的態度等の諸事情を考慮すると、慰謝料額は50万円（弁護士費用5万円）が相当である。

──〈判旨　〜控訴請求棄却、ただし一部認容〜〉────────────────

⑫について、Y1及びXの位置関係及び挙動を考え併せると、Y1が図書室出入口付近に立っていたXの背後を通り抜けようとした際に接触し、Xの振り向きざまにY1の右頬が当たって軽度の打撲を負ったものと認められる。

Y1にすれば、Xとは相当に険悪な間柄であったから、Xに殴打されたと考えたとしても、あながち不当とは断じ難い。

そうすると、暴行の客観的真偽は措いても、でっち上げとまでは言えないので、Y2が暴行傷害の被害を受けたとして関係各所に報告や届出をしたことが、不法行為（名誉毀損行為）とは言えない。

──〈くみ取り得る示唆〉────────────────

法秩序の維持発展のためには、"権利のための闘争"が重要とはいえ、特に"狭い人間集団"の中では、部下、上司の立場を問わず、教条的な姿勢を貫くことを含めて"自分の正義"を貫くことに、本人にとっての実益はあまりないことがうかがえる。

しかし、様々な出来事をハラスメントと主張し、裁判所の判断を仰ぐことで、違法なハラスメントの判断基準をあぶり出す効果はある。

もっとも、本判例は、その点の期待には十分応えていない。

裁判所はハラスメントという用語は用いつつ、その防止のためのリスク管理（リスクの調査及び対応）義務を信義則上の付随義務と述べているが、その用語を積極的に用いず、定義も示していない。

たしかに、国賠法第1条第1項適用事項（①〜⑪）については、Ｙ1の裁量範囲からの逸脱や権限濫用の有無を審査しており、裁量権者と原告の上下関係を想定する一方、一般不法行為法適用事項（⑫）については、そうした考え方を採用していない点に相違があるが、それは根拠法の違いにより、ハラスメントの概念を明らかにしたわけではない。

結局、裁判所なりの事実認定と相当性に関する個別的な評価が示されたにすぎず、法的意義はほとんど見いだせない。

つまり、ハラスメントの法的基準は、背景、目的、態様等の事情に照らした裁判所の常識観念に拠るところが大きい。

> **シ　同僚と協調できず、上司にも反抗するなどして以後、嫌がらせや不本意な業務変更、配転等があったことに対し、損害賠償や配転の無効確認を求めた事案につき、当該上司の不法行為性と法人による配転の違法性及び不法行為性を認めた例**
>
> 医療法人社団Ｙ2ほか事件東京高判平成29年9月14日Ｄ1-Law.com判例体系（帰趨不明）

───〈概要〉────────────────────────────

病院や老人介護保健施設を運営する医療法人社団（Ｙ2）に採用された調理師（Ｘ）が、栄養科での調理業務で同僚と協調できず、上司（Ｙ）にも挑発的発言をするなど反抗して以後、当該上司が、権限なく出勤停止を命じる、暴言を吐く、栄養科所属スタッフら十数名が参加する会議で本人を中傷する内容の文書を配布するなどの嫌がらせを行ったほか、当該社団が、同人の業務を調理業務から配膳等の補助的業務に変更したうえ、老人介護保険施設での看護助手に配転したため、当該上司を相手方として損害賠償、当該社団を相手方として配転の無効確認等を求めた事案につき、権限のない出勤停止命令や会議での文書の配布を含めた当該上司の言動は不法行為であり（当該社団は使用者責任を負い）、当該社団による看護助手への配転は権利濫用であり不法行為であり、無効とした。

───〈事実関係〉────────────────────────────

調理師であった1審原告（控訴人：Ｘ）は、2011（平成23）年8月に、病院や老人

介護保険施設を運営する医療法人社団（Y2）に無期限雇用され、C病院栄養科（以下、栄養科）で調理業務に従事していた。

採用の際に交付された通知書には、就労場所は栄養科、就業内容は調理業務他、職種は調理師とする旨が記載されていたが、Y2の就業規則には、職員の配置換え等の異動命令の根拠規定があった。

Xをめぐっては、同僚Dらの仕事ぶりに不満を持つ、仕事の手順について同僚らと意見を違える、それらに関する栄養科の責任者（Y1）の指示に従わないなどの問題が生じていたところ、2014（平成26）年5月28日には、Y1からの指導中に終業後であるとの理由で一方的に話を打ち切って帰宅し、同月30日には、仕事上の不満をY1の上席であるB課長に相談してY1を立腹させた。同日の終業時刻頃に、Y1がXと話をしようとしたが一方的に立ち去ろうとしたため、「ここの責任者は誰か？」と問いただしたところ、「責任者はいない」と言われて（以下、責任者不在発言）さらに立腹し、その権限がないのに、強い口調で「帰れ、帰れ。……1週間くらい出勤するな」と伝えた（以下、本件出勤停止命令、その際の発言を発言①）。XがB課長に相談したところ、無視してよいと言われたので、翌日に出勤したところ、Y1の指示でDが出勤しており、Y1から帰宅の指示を受けたため帰宅し、以後、翌6月4日に研修中だったB課長と連絡がとれるまで欠勤した。

翌6月5日、Y1はXに調理から盛り付け配膳等へ業務の変更を命じる（配転1）とともに、責任者不在発言に立腹している旨を述べたが、Xが、自分に責任はなく、かえってY1が職場環境を整備していないなどと述べたことを受け、「お前ね、おかしいよ、普通来れる？」などと述べた（発言②）。

6月27日には、Xは全出勤日が遅番に変更されることを知り、月曜と水曜は遅番では働けない旨を記したメモをY1の机に置いておいたところ、Y1は、7月の月曜と水曜の計8日分につき、Xに無断で有給休暇扱いとした（本件有給休暇扱い）。Xが抗議したところ、翌8月21日にE看護部長、Y1、Xで協議の場が設けられたが、Y1がXの責任者不在発言が尾を引いている旨を述べるなどして言い合いになり、Eが止めに入ったが、「変わってるね、都合の悪いときは早く帰る。いいよな、そういう性格は」などと述べた（発言③）。

その後、Y2は、上記8日分をY2都合による休暇としてXに休業手当を支給した。

9月10日には、栄養科内で、B課長、E看護部長、Y1、Xほか同科従業員ら十数名が出席して、Xを調理業務に復帰させるか否かを協議する会議が開かれた。Y1は、事前に内容の真偽等を確認せず、Bにも了解を得ず、Xの業務変更に至る経緯を綴った書面1（越権行為が目立ってきた、定時帰宅のため調理が粗雑になり、定時になると一人だけ持ち場を離れて帰宅していた、調理に関する他の職員からの指摘に耳

を貸さなかった、Y1の指導に従わなかったなどの記載あり）とXを調理業務に復帰させなかった理由を綴った書面2（職場放棄、職務怠慢、裁判沙汰、盗聴器を仕掛けたなどの記載あり）を配布した（以下、本件書面配布）。

10月17日、Xは、うつ状態の診断を受け、翌日から休職し、11月7日にY1を相手方として、［＊判決文からは明らかでないが、おそらく］上記の本件出勤停止命令、発言①〜③等が不法行為に当たるなどとして、損害賠償等を求める訴訟を提起した。翌2015（平成27）年4月30日、Y1は、Xの休職中に同人を病棟勤務の看護助手に配転し（配転2）、Xからの撤回の求めに対して、栄養科の人員が十分な一方、看護助手の人員が不足していたこと等を挙げて拒否した。そこでXは、同年7月14日に、［＊同前］配転2の無効確認等を求める訴訟を提起したところ、5か月ほど後に上記損害賠償等請求訴訟と合併された。［＊部分は筆者付記］

──〈判旨　〜X請求一部認容〜〉────────────────────

本件出勤停止命令は、Y1から権限なく強い口調で発せられたもので、Bから無視してよいと説明されたものの、現実には出勤を困難にしたので、不法行為を構成する。

配転1は、もとよりX-Y2間の雇用契約（本件雇用契約）は職種限定ではなかったし、たしかに、Y1がXの責任者不在発言に立腹して行った面があるが、同じ栄養科内でのわずかな変更にとどまり、そもそも配転と言えるか疑問だし、それまでのXの姿勢を正して職場環境を整える目的も持っていたので、違法ではない。

本件有給休暇扱いは、Xに無断で行われたもので、後に改められたが、Xが度々抗議した結果であり、不法行為を構成する。

本件書面配布は、書面の記載内容が「Xの信用を毀損することは明らかであ」る。また、聴き取りに基づくもので、「X本人に確認せず……、充分な事実関係の調査に基づくものではない」し、「上司であるBに事前に相談をしておらず」、配布する必要性も認められないから、不法行為を構成する。

Yらは、Xや他の従業員に発言の機会があったなどと主張するが、「栄養科の責任者であるY1が……配布したことからすれば、栄養科の従業員らがこれに反する言動をとることは困難であり、Xが反論したとしても容易には受け入れられない状況にあったものと推認され、Xらにおいて……記載内容を打ち消すことができたとはいえないから、……採用できない」。

発言①〜③は、Xの出勤自体を否定するものであること、Y1がXの上司であり、責任者不在発言に対応するものだったことから、精神的苦痛を与えるもので、不法行為を構成する。

本件出勤命令以下、不法行為を構成するＹ１の行為は、Ｙ２の業務の執行について
なされたものなので、Ｙ２は使用者責任を負う。

配転２については、そもそも本件雇用契約は職種限定でなく、Ｙ１が就業規則に基
づき配転権限を有することから、権利濫用に当たるかが問われる。Ｙ２が配転２の後
に栄養科の調理師等を募集したことから同科の人員が十分だったとは言えず、その勤
務状況等から看護助手の人員補充が急務だったとも言えない。

Ｙ１は、本件訴訟の開始も理由に挙げるが、Ｙ１が上記のような不法行為を犯し、
Ｙ２もそれを認識できた経緯から、その理由でＸの意に反する配転を行うのは不当で
ある。

また、看護助手の仕事は、調理関係の仕事と全く異なり、Ｘにとって新たな技術の
習得が必要で、責任も重いこと等から、相当な精神的負担を与える。

このように、配転２は、業務上の必要性がないのに、Ｘに与える不利益が大きいこ
とから、不当な目的によるもので、権利の濫用であり、不法行為を構成するとともに
無効である。

────〈くみ取り得る示唆〉────────────────────────

原審（千葉地判平成29年４月13日Ｄ１-Law.com判例体系）は、以下の点で、本判
決と判断を違えていた。

① 　本件出勤停止命令について、Ｂへの照会で無意味なことがすぐに判明したため
　社会的な許容限度内にあり合法としつつ、発言①の暴言としての違法性を認め
　た。

② 　本件有給休暇扱いについて、結果的にすぐに撤回されたため不法行為性はない
　とした。

③ 　本件書面配布について、会議参加者のみが対象で、Ｘには発言や弁明の機会が
　あったし、配布の形態・目的と併せ考えると、不法行為性はないとした。

④ 　配転２について、本判決とほぼ同じ事実を認定しながら、例えば配転の後に栄
　養科で調理師等を募集したことについて、業務ごとの特性から先を見越して補充
　措置を講じたものとするなど、好意的に評価した。

このことから、ハラスメントの違法性判断には機微な面があり、裁判所による事件
の筋の捉え方等により、容易に判断が変わる可能性があることがうかがわれる。そし
て何より、一定の関係者が参加し、本人の人事課題を話し合う会議での文書の配布
も、その内容と態様により不法行為になり得ることがうかがわれる。

ス 新任の代表取締役が前任者の下で就業していたベテランの女性事務職員らの追い出しを図って行った中傷発言、給与等の減額や不支給、降格処分等につき、すべてを違法と認めた例

フクダ電子長野販売事件長野地松本支判平成29年5月17日労働経済判例速報2318号26頁（東京高判平成29年10月18日で控訴棄却されたが、詳細及び帰趨は不明）

───〈概要〉───────────────────────────

医療機器の製造販売を営む企業グループ内の1企業（Y2）で、代表取締役の交代があって以後、（おそらくは）新任者（Y1）が前任者の下で就業していたベテランの女性事務職員（X）らの追い出しを図り、①同人らと同程度の年齢に達した者を中傷するとともに、同人らを能力が低いと決めつけるような発言、一部の者には、②賞与の減額、③退職金の減額ないし不支給、④降格処分による賃金減額を行った事案につき、そのすべてを違法と認め、①につき慰謝料、②につき減額分、③につき減額ないし不支給分、④につき減額分の支払いを命じた。

───〈事実関係〉───────────────────────────

医療機器の製造販売を営む企業グループ内で、その販売を主な業務としていた被告会社（Y2）では、20年以上にわたりFが代表取締役を務めていたが、2013（平成25）年4月1日に被告（Y1）に交代し、Fは、以前から兼務していた神奈川販売社の代表取締役に専従することとなった（しかし、同年5月に同社の代表取締役を解任された）。

本件原告らは、X1（Y1の代表取締役就任当時50代前半で営業統括事務係長。勤続30年強）、X2（同じく57歳で経理・総務係長。勤続約30年）、X3（同じく58歳で営業事務職員。一度退職後復職した経緯があり、勤続15年弱）、X4（同じく48歳で技術部門事務職。勤続約2年だが、Y2入社前は、同じ企業グループで、Y1が代表取締役を務めていたライフテック長野社で就業していた）の4名で構成される。

Fは、在任中、年間数百万から1000万円に及ぶ交際費を使っており、飲食店からの請求書と共にX2に申請し、X2が決裁して飲食店に支払っていたが、日付の記載がないものや、日付が修正液で白塗りされているものも処理していた。

2011（平成23）年10月には、過去5年間の申告を対象とする税務署の立入り調査が行われ、他の費目に計上されているが実質的に交際費に充てるべき費用があること、交際費の内容の記録が不十分であること等の指摘を受け、翌2012（同24）年5月に修正—交際費だけでも5年間で合計700万円以上の増額修正—を申告したうえ、同年10月に重加算税等約600万円を納付した（以下、本件修正申告等）。

Ｙ１は、就任当日（2013（平成25）年４月１日）の朝礼で、この場には「係長もいますね。女性の方もいらっしゃいます。そういう方も含めてですね、これは私がしている人事ではありませんから、私ができないと思ったら降格もしてもらいます」（発言①）、「長いこと、……Ｆ体制の下で……あったと思います」が、「いろんな形で自分の色に変えて、……やらしてもらう」などと述べた。

Ｙ１は、その後、その日のうちに本件修正申告等について聞き知った。

同月８日には、Ｘ２に対して、「人間、歳をとると性格も考え方も変わらない」と述べた（発言②）。同じ日に、Ｘ４に対して、「（ライフテック長野社で）俺が辞めさせた奴がなんでここにいるんだ」、などと述べた（発言③）。

15日の朝礼では、「自分の改革に抵抗する抵抗勢力は異動願いを出せ。50代はもう性格も考え方も変わらないから」と述べた（発言④）。

19日の朝礼では、「社員の入替えは必要だ。新陳代謝が良くなり活性化する。50代は転勤願いを出せ」と述べた（発言⑤）。同日、Ｘ１に対し、Ｘら「４人の給料で若い営業員を雇ってこき使った方がどれだけ会社のためになると思っているのか」と述べた（発言⑥）。

同月下旬には、代表室でＧ統括営業部長に対し、Ｘらをババア呼ばわりし、「こいつらの給料で派遣社員なら何人でも雇える」などと述べ（発言⑦）、**ＸらはＧからそのことを伝えられた。**

５月18日には、Ｘ１に対し、「事務員は営業会議の日に残業みたいな仕事をしていないで、勉強会をしろ。おばさん達の井戸端会議じゃないから、議事録を作れ」などと述べた（発言⑧）。

同月20日には、Ｘ１に対し、夫と比べても自分の給与が高いと思わないかなどと述べた（発言⑨）。

７月３日には、Ｘ２に対して、Ｙ１及び賞罰委員会により、本件修正申告等に関する事情聴取が行われ、翌４日には、Ｙ１がそれに関する責任を認める旨の書面への署名を求めたが、自分は責任者ではなかったとして拒否された。

同月12日には、Ｘ２とＸ１に夏季賞与（評価対象期間：2012（平成24）年10月初めから2013（同25）年３月末）を減額支給する（以下、本件賞与の減額支給）とともに、その前提となったマイナス考課（以下、本件マイナス考課）の理由（Ｘ２：本件修正申告等、Ｘ１：配置先以外の営業所に足を運ばなかったこと等）について説明する際、Ｘ２に対して、「辞めてもいいぞ」と述べた（発言⑩）。Ｘ１にも、職務態度が不良として、「倉庫に行ってもらう」などと述べた（発言⑪）。

16日には、賞罰委員会の意見を聞いたうえ、本件修正申告等にかかる不適切な経理処理がＹ２就業規則規定（会社に虚偽の報告等を行った場合、業務上の怠慢等により

会社に損害を与えた場合等の降格降給を根拠付けた規定）の適用を受けるとして、X2に降格処分を下した（以下、本件降格処分）。もっとも、同日、それに先立って、X2、X1、X3の3名が、G統括営業部長に一身上の都合による旨を記した退職届を提出しており、X4も、それを聞き知り、翌日には同様の退職届を提出した。対してY1は、X1らを自己都合退職者として、それに対応する退職金を支払った（以下、本件自己都合退職扱い）。

そこでX1らは、Yらを相手方として、上記の発言等にかかる慰謝料のほか、会社都合退職の場合の退職金額と既支払い分の差額、X2とX1の賞与の減額分、X2の降格処分による賃金の減額分の支払いを求めて提訴した。

──〈判旨　〜Xら請求一部認容〜〉────────────────────

Y1のパワハラについて

- X2について

　発言①は、根拠なくX1とX2の能力を低くみるものである。発言②は、年齢のみでX2の能力を低くみるものである。発言④は、X2を含む50代の者の勤務態度を、年齢のみで低くみるものである。発言⑤も、X2を含む50代の者の能力を、年齢のみで低くみるものである。本件賞与の減額支給のうえ発言⑩がなされた経緯に照らせば、本件マイナス考課は「X2を退職させる目的でなされたものと認められる」。本件降格処分についても、X2の経理処理によってY2に生じた損害の多寡を確認していないなどの結論ありきの姿勢がうかがわれ、当該処分がX2を退職させる目的であったことを推認させる。Y2がX2を退職させる目的で本件賞与の減額支給と本件降格処分を行ったことは悪質で、X2を侮辱する発言を繰り返したことも軽視できないが、継続的な不法行為があったとも言えないので、慰謝料として100万円、弁護士料として10万円が相当である。

- X1について

　発言①④⑤については、上記のとおりである。発言⑧は、事務担当者が仕事をしていないと根拠なく決めつけるものである。発言⑨は、X1が給与に見合った仕事をしていないと根拠なく決めつけるものである。発言⑪は、仕事内容を変更することで嫌がらせをする趣旨のものである。以上のように、Y1はX1を侮辱する発言を繰り返しているが、不法行為の期間が長いとは言えないので、慰謝料として20万円、弁護士料として2万円が相当である。

- X3について

　発言④⑤は、X3への不法行為ともなるが、同人への個別的な不法行為は見当たらないので、慰謝料として5万円、弁護士料として5000円が相当である。

・X4について

発言③は、以前の会社で辞めさせた役に立たない者とする趣旨のもので、不法行為に当たるが、その他の個別的な不法行為は見当たらないので、慰謝料として５万円、弁護士料として5000円が相当である。

本件賞与の減額支給について

本件修正申告等に関する経理処理についてＸ２の責任を大きく問うことはできないし、Ｘ１については、配置先以外の営業所に足を運ばなかったことによる具体的な支障が不明であること等から、両者のマイナス考課には理由がなく、減額分の請求が認められる。

本件自己都合退職扱いについて

Ｘ２は、Ｙ１によるＸ２の退職を目的とした本件賞与の減額支給及び本件降格処分「の直後に退職したのであり、Ｙ２からの退職勧奨によって退職した場合と同視できる」ので、既支払額との差額の請求が認められる。Ｘ１、Ｘ３、Ｘ４には、そうした事情が認められない。

本件降格処分について

Ｘ２の本件修正申告等に関する経理処理はずさんだったが、それがＹ２による延滞税及び重加算税の納付にどの程度影響したか不明だし、Ｙ２の属する企業グループの本社は、Ｙ２の交際費の多さを認識しながら、利益が多かったため精査しなかったこと等から、仮に影響があったとしても、主にＸ２の責任だったとは言えない。よって、Ｘ２の経理処理はＹ２の就業規則所定の懲戒事由（会社に虚偽の報告等を行った場合）に当たるが本件降格処分は相当性を欠く。

─〈くみ取り得る示唆〉──────────────────

年齢という属性のみで勤務態度や能力を低くみる言動（いわゆる（高年齢者への）エイジ・ハラスメント）は違法と判断され得る。

退職させる目的でなされた確たる根拠を欠く賞与減額（やその前提となるマイナス考課）や降格処分も違法なパワハラと判断され得る。ただし、そうした人事措置の主体は雇用主なので、本件でも賠償責任を負うのはＹ２となる。

なお、判決は、上記の発言⑦につき、違法なパワハラに当たるか判断していないので（そもそも、判決文からは、Ｘらからその旨の主張があったかも不明）、**侮辱的な発言も、間接的な伝達では違法性を認められにくい**ことがうかがわれる。もっとも、私見では、その情報の伝達がＸらに精神的苦痛を及ぼすことは予見可能であり、伝達を正当化する特段の事情もうかがわれないので、伝達者（本件ではＧ統括営業部長）の過失責任が認められ得るほか、発言者自身も、それが本人に伝わることにつき予見

可能性があれば過失責任を負い得ると解される。

> **セ　事務系から技術的知識や対人交渉力等が必要な部署の責任者となり、上司との軋轢その他精神的疲労につながる出来事が重なった後自殺した事案につき、個々の出来事の心理的負荷の程度は「強」に達しなくても、全体評価として「強」に至るものだったとした例**
>
> 地公災基金岐阜県支部長（岐阜市）事件名古屋高判平成29年7月6日Ｄ1-Law.com 判例体系（確定）

──〈概要〉──

　事務系の自治体職員（亡Ｅ）が、技術的知識が必要で、トラブル対応、市議会議員からの要望への対応も多い部署（都市建設部の公園整備室）の室長となり、市の土地を勝手に駐車場として料金をとるなどした暴力団関係者と思われる人物に本人の名前を記したわら人形を五寸釘で打ち付けられたほか、上司であり、物言いのきつい部長との軋轢もあって、精神的疲労を抱える中で、遊具の設置に関する計画について部下と意見が対立したところ、当該上司に自身の判断を覆す決定をされたうえ同調を求められるなど、様々な出来事が重なった後、同自治体の庁舎から飛び降り自殺した事案につき、個々の出来事の心理的負荷の程度は「強」に達しなくても、全体評価として「強」に至るとした。

──〈事実関係〉──

　亡Ｅは、1953（昭和28）年に生まれ、1977（同52）年に岐阜市役所に任用され、税務、土木、経済、総合企画等の部署に配属された後、2006（平成18）年4月に都市建設部公園整備室に審議監として配属され、翌2007（同19）年4月には事務職職員としては異例ながら、同整備室の室長に就任した。

　裁判所の認定では、温和で正義感が強く、生真面目だが神経質で他人の評価に敏感、部下や後輩には優しいなど、うつ病に親和性の高い性格傾向であり、1986（昭和61）年に仕事に行き詰まって自殺を図り、抑うつ状態と診断されたことがあったが、すぐに回復した経過がある。

　都市建設部には、都市計画政策室、公園整備室、その他の室があり、部長室は都市計画政策室にあった。部長の下に特定プロジェクト推進審議監が置かれ、その下に上記3室が置かれ、各室に室長とその下に審議監が置かれていた。公園整備室の業務は計画の構想から設計、工事の施工管理、維持まで幅広く、部内で最多のスタッフ（事務職、技術職、現業職）が配属されていた。また、公園にかかる事故やトラブル（2006（平成18）年度：事故13件、トラブル25件、2007（同19）年度：事故14件、ト

ラブル7件)、市民からの苦情や要望等への対応を求められることも多く、「気の休まらない部署」と捉える職員もいた。その統括には建設工事等に関する技術的知識が必要なこともあり、室長ポストには、従前、技術職職員が就任していた。亡Eは、初めて就いた管理職ポストが室長であり、技術的事項の理解が求められ、部長、副市長等との直接の協議の機会も増えたが、トラブル対応等を部下に任せず自身で行ってしまうことが多いなど、管理職らしくない行動もみられた。

2006(平成18)年度は、I部長の下、公園整備室はJ室長、亡E審議監の体制、2007(同19)年度に、H部長、J推進審議監の下、公園整備室は亡E室長、K審議監の体制だった。

亡Eは、室長就任後に以下のようなストレスのかかる問題に遭遇した。

① 水琴窟裁判問題

岐阜市が水琴窟をテーマとする施設の整備に際して設計会社との約束を破って同社から損害賠償を請求されるなどして2件の裁判が起こされ、結果的に—亡Eの死後に—いずれも敗訴した問題。亡Eは、審議監に就任してこの裁判を担当し、室長就任以後は担当を外れたが、市議会議員の関心が強く、幅広く回答案を作成するなどの対応に追われた。

② N公園問題

あるゲートボール団体がN公園を独占使用していたことを問題視した住民が、亡Eらが調整を図っていたにもかかわらず、2007(平成19)年度に行政不服審査法に基づく審査請求を行った問題。

③ O公園問題

ある個人が、C公園の駐車場を住民が無断で使用しているのでロープを張るよう求めてきたが、隣地との境界の画定が困難で即座に対応できなかったところ、頻回に公園整備室に来て、激しく怒鳴り散らすなどしたほか、亡Eを指名して電話してくるなどした問題。

④ P団体(D公園)問題

Pという団体が、D公園の三重塔にあった仏像を再度設置するよう要求を繰り返していた問題。

⑤ Q広場問題

ajという暴力団まがいの人物が、花火大会の時期に、岐阜市が所有するQ広場の一部を駐車場として貸していたことを周辺住民が問題視し、岐阜市が管理できなければ市の責任を追及するとまで強く圧力をかけてきて、対応に苦慮していたところ、ajが、亡Eの名前を記入したわら人形をQ広場の木に五寸釘で打ち付けるなど

した問題。

⑥ 本件条例案問題

ab公園を有料施設として運営するための料金設定に関する条例案（本件条例案）を、参考資料が乏しく、関連部署も非協力的な中で、部下のacと共に起案してaa副市長の決裁を求めたところ、D公園の駐車場料金に関する条例案の作成も指示され、acと一時口論になる中でようやく作成した両条例案につき再度aa副市長の決裁を求めたところ、今度は公園施設の無料予約システムの電子化を指示されたため、その検討を約束して、ようやく2条例案について決裁を受けたという、主にaa副市長との関係に係る問題。

⑦ L公園の管理主体の一元化問題

L公園は、従前は岐阜県と岐阜市が分割管理していたところ、管理主体の一元化案が生じて、公園整備室が岐阜県から計画案の提出を度々催促されたが、管理コストの増加等がネックで行き詰まっていた問題。

⑧ 市議会や議員への対応に係る問題

公園整備室の業務については、関係住民や彼らに関わる議員からの要望が強く示されやすい条件下、相当の準備が必要な議会での議員からの質問への回答案の作成を、亡Eが担っていた問題。

⑨ H部長との関係にかかる問題

H部長は、威圧的なワンマンタイプで、言い方がきつく、叱責を受け流せない部下は、罵られていると感じることがあった。同部長は、9月市議会の際、控室で待機していた亡Eらが、同部長が求めた受け答えをできなかったことについて、声を荒らげて叱責し、彼らを萎縮させたことがあった。また、H部長は技術職だったが、亡Eは事務職であって技術的な事柄の理解に欠ける点があったため、無能扱いされていると思うようになり、H部長に対して萎縮し、業務遂行にも自信が持てなくなっていった問題。

ただし、部下の証言では、H部長は亡E以外にも同様に叱責しており、ことさら亡Eに難癖をつけたり無能呼ばわりするような言動があったことを裏付ける証拠はない。

⑩ L公園遊具の設置計画にかかる後閲問題

公園整備室の技術職職員らが、従前から、L公園で、ち密な調査に基づき高さ最大11mのアスレチック遊具を設置する計画を進めていたにもかかわらず、亡Eが、2007（平成19）年6月頃から安全面を懸念して反対し、公園整備室としては反対意見が採用されたところ、H部長が翌日の会議（本件会議）で亡Eを一喝したうえ、亡Eの決裁を受けないままaa副市長の決裁を受け、その必要がないのに、別の者

を使い、あえて亡Eに決裁印を押すよう説得して押させた問題。

その過程で、亡Eは、部下のK審議監らの技術職職員と対立して孤立感を強め、心身共に非常につらそうな状態になっていった。

⑪　サッカーゴール事故問題

2007（平成19）年10月31日、岐阜市が管理する河川敷にあるサッカーゴールのワイヤーが幼児の首にぶつかる事故が起き、亡Eらが保護者に謝罪に行ったところ、記者発表の必要にないと告げられ、H部長にもその旨報告していたが、後にやはり記者発表してほしいと告げられ、H部長に報告したところ、正確な情報を上げるよう大声で注意を受けた問題。

翌11月当初には実際に記者発表を行ったところ、岐阜新聞などで報道された。

亡Eは、2007（平成19）年10月末頃、H部長に職場異動の希望を伝えたが、年度内の異動は業務への影響が大きいため、年度末まで待つよう伝えられた。

11月に入ると、市が管理する公園での事故に関する連絡を３件受け、周囲にも不調が明らかな状態となり、J推進審議監が休んで医師にかかるよう勧めたが、11月市議会が開会していたこともあり、従えなかった。

同月22日には、市が管理する公園への国体の会場誘致に失敗してS議員から叱責された旨を述べて同僚の前で号泣した。また、妻（X）に諭され、年内に他部署に異動できなければ市役所を退職することとした。

同月26日、執務中に、女性高齢者が岐阜公園内で転倒して病院に搬送された旨の連絡を受けた後、市役所本庁舎８Fから飛び降りて54歳で死亡した（以下、本件災害）。そこで、Xが地方公務員災害補償基金（以下、地公災基金）岐阜県支部長（Y）に公務災害認定を請求したが、公務外災害と認定する処分（本件処分）を受け、その後、審査請求、再審査請求も棄却されたため取消訴訟を提起した。

なお、亡Eの2007（平成19）年７月以後の時間外労働時間は、１か月当たり約７〜19時間にとどまっていたが、土日のイベントが多く、休日労働の割合が多かった。

１審（岐阜地判平成28年12月22日D１-Law.com判例体系）は、地方公務員災害補償制度は、危険責任の法理に基づくものなので、それを具体化する趣旨で設けられた地方公務員災害補償法施行規則（以下、規則）別表第一第９号を参考にして公務起因性を判断すべきこと、その際、職場での地位、年齢、経験などが類似し、一定の素因や脆弱性を抱えながらも勤務軽減を要せず通常の公務に就き得るという意味で平均的な職員を基準とすべきことを前提に、個々の問題について、以下のように判断した。

事務職職員の公園整備室長への就任：初めての管理職であり、技術面の理解が求め

られ、事故やトラブルへの対応が多く、市議会や議員への対応も他の室長より負荷が大きく、相当の業務上の負荷があった。

①は、精神的負荷が大きかった。

③⑤のような迷惑・困難当事者への対応は、相当の精神的負荷のある業務と言うべき。

⑥は、精神的負荷を増す業務だった。

⑦は、精神的負荷が大きかった。

②④は、特段負荷が大きい業務ではないが、他の業務による負荷が重なっていたこと等から、相当程度負荷が大きかった。

⑨は、公園整備室長の業務自体の負荷とも相まって、強い精神的負荷となっていた。

⑩は、自尊心を大きく傷つけられ、強度の精神的負荷を負った。

以上の経緯を経て、異動を希望したがかなわなかったことも精神的負荷となっていたところ、⑪の問題が生じ、周囲からも精神疾患への罹患がうかがわれる状態となりながらも、11月市議会への対応のため休めず、年内に異動できなければ市役所を辞める決意をしていたが、女性高齢者の転倒事故の連絡を受け、本件災害に至ったと考えられる。

このように、亡Eは、強度の精神的負荷を与える事象を伴う業務に従事し、2007（平成19）年11月頃までに抑うつ状態になったと言え、同人が従事した公務と上記精神疾患間には相当因果関係が認められる。たしかに、うつ病に親和性の高い性格傾向だったと認められるが、その性格・気質は、同様の職種、業務経験等の職員と比較して偏りがあるとは言えない。

——〈判旨　～控訴棄却、Ｘ請求認容～〉——————————————

当裁判所も、基本的に原判決の判断を支持するが、Ｙが当審で主張の根拠とした、「心理的負荷による精神障害の認定基準について」（平成23年12月26日付け基発1226第1号）に基づく「業務による心理的負荷評価表」（以下、心理的負荷評価表）及び、「『精神疾患等の公務災害の認定について』の実施について」（平成24年３月16日付け地基補第62号）に基づく「業績負荷の分析表」（以下、業務負荷分析表）には一定の合理性があるため、これらを参照して判断する。

⑦について

心理的負荷評価表15の「仕事内容・仕事量の（大きな）変化を生じさせる出来事が

あった」に該当すると言えるが、具体的な調整作業にまで至っていなかったので、心理的負荷の程度は「弱」と判断すべき。業務負荷分析表では、「2 仕事の質・量 (1) 仕事の内容」に該当し、出来事例の「制度の創設等に携わった」に近いが、その程度はさほど強くなかった。

⑤について

　心理的負荷評価表12の「顧客や取引先からクレームを受けた」に該当し、心理的負荷の程度は「弱」でもやや「中」に近い。業務負荷分析表では、「7 住民等との公務上での関係」に該当し、住民から「ひどい」ことをされたとは言えないが、負荷のかかる業務ではあった。

⑩について

　心理的負荷評価表30の「上司とのトラブルがあった」か同表32の「部下とのトラブルがあった」に該当し、H部長との間で周囲からも認識されるような大きな対立が生じたうえ、結果的に亡Eと技術職職員を分断したと評価できるので、心理的負荷の程度は「中」の中でも「強」に近い。

　業務負荷分析表では、「6 対人関係等の職場環境」のうち「職場の上司と人間関係でトラブルがあった」等に該当し、H部長の行為は、結果的に亡Eを孤立させ、後閲問題など通常の業務のやり方とは言いにくいものだったことから、亡Eに過重な負荷を与えるものだった。

①について

　この裁判は、亡Eによる担当前から始まっており、公園整備室長となってから担当を外れ、部門責任者として関わっていたにすぎないので、「公園整備室長への就任」の一環として検討すべき。

②について

　心理的負荷評価表12の「顧客や取引先からクレームを受けた」に該当するが、審査請求への具体的対応を要したわけではないため、心理的負荷の程度は「弱」と言える。

　業務負荷分析表では、「7 住民等との公務上での関係」に該当するが、「公務に関連し、住民からひどい嫌がらせ、いじめ又は暴行を受けた」とは言えないから、負荷はさほど大きくない。

⑥について

　心理的負荷評価表15の「仕事内容・仕事量の（大きな）変化を生じさせる出来事があった」に該当し、11月市議会への提出を目指して複数の作業を要求され、なおかつそれなりの調査が必要な作業だったこと等から、心理的負荷の程度は「中」と判断できる。

業務負荷分析表では、「2 仕事の質・量 (1)仕事の内容」に該当し、「制度の創設等に携わった」の出来事例に当てはまる。亡Eには条例案の作成経験はあったが、期限を伴う複数の作業を同時並行させる必要があったから、相当程度の心理的負荷だったと解される。

③について

心理的負荷評価表11の「顧客や取引先から無理な注文を受けた」に該当し、当該住民の要求の妥当性に疑問はあるが、困難な応対が複数回行われたことから、心理的負荷の程度は「弱」の中でも「中」に近かった。

業務負荷分析表では、「7 住民等との公務上での関係」に該当し、「公務に関連し、住民からひどい嫌がらせ、いじめ又は暴行を受けた」にやや近く、相応の心理的負荷があったと言える。

⑨について

心理的負荷評価表30の「上司とのトラブルがあった」に該当するが、指導・叱責が強かったので、心理的負荷の程度は「中」と判断できる。

業務負荷分析表では、「6 対人関係等の職場環境」に該当し、「職場の上司と人間関係でトラブルがあった」の出来事例に当たるが、その指導が業務指導等の範囲を逸脱したわけではないため、負荷の程度は、かなりのものだったが、強いとは言えない。

また、事務職職員である亡Eが公園整備室長に就任したこと自体は、心理的負荷評価表25の「自分の昇格・昇進があった」に該当し得るが、技術職職員の就任が望ましいと解されていたポジションに事務職職員である亡Eが就任したことから、「相当困難な業務に就いた」と言え、トラブル対応が多い業務の性格からも、その心理的負荷の程度は「中」の中でもかなり「強」に近い。

業務負荷分析表では、「3 役割・地位等の変化 (2)昇任」に該当すると解されるが、業務例である「初めて管理職となり、業務・人事管理の責任に加え、困難な懸案事項の処理を期待された場合」に近い。また、出来事例である「責任ある地位に就いたが職責を果たせなかった」に客観的には当たらないが、⑩の件等を考え併せると、本人としてはそう認識するような状態にあったから、過重な負荷を与えるものだったと十分に判断できる。

Yは、室長就任後に亡Eに生じた具体的な出来事を個別に評価すべき旨を主張するが、仕事内容の変化自体も心理的負荷のかかる出来事であるし、⑪⑥等は同人の就任した業務の特色である。①も当該業務の特色であり、⑤②③等は現に個別に評価した。

以上によれば、「強」そのものに該当する出来事はなかったが、「心理的負荷による精神障害の認定基準について」では、出来事が複数ある場合の心理的負荷の程度は、全体評価すべきとされているところ、「上記各出来事を全体としてみれば、……心理的負荷は『強』に至るものであった」。

また、業務負荷分析表でも、出来事が複数ある場合には、総合的に判断すべきとされているところ、心理的負荷評価表での判断と若干異なるが、上記各出来事は、全体としておおむねそれと同様に「強い負荷」と評価できる。

そして、亡Eの精神疾患発症と本件災害の間には相当因果関係が認められるから、本件災害には業務起因性が認められる。

───〈くみ取り得る示唆〉────────────────────────

国が策定した心理的負荷による精神障害の労災認定基準の記載どおり、心理的負荷の要因となる複数の出来事がある場合、総合判断される（いわば、"合わせ技一本"が認められる）。また、総合判断の具体的方法は、裁判所の価値判断に委ねられる。

本件では、パワハラに当たる出来事として、⑨⑩のような内部者（上司）によるものと、⑤③のような外部者（本件では住民）によるものが審査されたが、パワハラという文言は用いられず、それぞれ、心理的負荷評価表等の該当する項目に当てはめて、質的に判断され、結果的に内部者によるもの（「中」）の方が、外部者によるもの（「弱」）より重く評価されている。また、⑩では、H部長が、亡Eの判断を覆しただけでなく、同人を一喝したうえ、不必要なのに同人に決裁印を押させたことと、それによりもたらされた結果─部下との亀裂等─による心理的負荷が重く評価されていることが特筆される。

業務自体の過重性×本人の性格傾向×上司による本人に屈辱感を与える行動が、労災認定に際して、総合的に過重な負荷と評価されやすいことがうかがわれる。

ソ 暴言、暴行、職務懈怠等の問題行動を繰り返す職員に対し、上司が長期にわたって最小限の仕事しか与えなかったことがハラスメント及び不法行為に当たると判断した例

兵庫教育大学事件神戸地判平成29年8月9日D1-Law.com判例体系

───〈概要〉───────────────────────────────

上司らへの暴言、暴行、職務懈怠、指示違反等の問題行動を繰り返した大学事務職員（X）に対し、上司が10年間以上にわたって本人からの要望を無視して最小限の仕事しか与えないことで人間関係面での軋轢を避けようとしたことがハラスメントに当たり、不法行為にも当たると判断した。

―――〈事実関係〉―――

　原告（X）は、1965（昭和40）年に生まれ、1989（平成元）年に文部事務官として
国に任用され、兵庫教育大学（Y大学）の研究協力係、用度係で就業後、1994（平成
6）年10月に学生係、2002（同14）年10月に施設課企画係に配属されていたところ、
2004（同16）年4月にY大学の国立大学法人化により、被告法人（Y）の職員となり
――配属先は変更されなかったが、2005（同17）年4月に企画係から企画チームに部署
名が変更された――、2008（同20）年2月に学術情報チームに転属したが、2012（同
24）年2月に、上司への脅迫・強要等を理由に46歳で懲戒解雇された。

　この間に、以下のような出来事があった。

　Xは、1995（平成7）年10月頃に学生係長と事務の進め方について意見が対立する
ようになり、1996（同8）年7月に、学生係長にカッターナイフを持って詰め寄り、
「（刑務所に入っても数年で出てこられるが、）俺が刺せばおまえは一生かたわや」な
どと言って脅し、9月には、Xの足がぶつかったことに抗議した学生係長を倉庫で胸
ぐらをつかんで壁際に押し付け、背後のロッカーを拳で叩いて「X様と呼べ」などと
怒鳴った。

　10月中旬に、Xに呼び捨てにされたことに抗議した厚生係主任に腹を立てて千枚通
しを握って向かっていき、それを他者に取り上げられると、同主任の顔を足で踏みつ
ける、頭突きするなどの暴行、止めに入った学生課長の頭と腹を平手で叩くなどの暴
行を加え、同月後半には、同主任の胸ぐらをつかんで怒鳴り、土下座をさせて謝罪を
強要し、止めに入った職員の頭を平手で叩きながら「チビ、ハゲ」などの暴言を吐
き、同月末にも、同主任が「X君」と言ったことに立腹し、頭を平手で叩いた後、襟
首をつかんで表に引きずり出そうとし、「なんや、こら。めんち切っただけで、殺さ
れたやつおるんやぞ」と言って頬を叩いた。

　その他、翌1997（平成9）年3月6日、7日、27日にも同様の暴行、脅迫等をした
こと、1996（同8）年10～12月に8回、1997（同9）年1～2月にも8回休みなが
ら、後日休暇の承認願い出をしなかったこと等を踏まえ、1997（同9）年3月31日
に、Y大学は、Xに対して、国家公務員法（以下、国公法）と人事院規則に基づき減
給処分（3か月間月額10分の1の減俸）を下した。

　その翌日、学生課長は、指導書を交付し、これまでの行動と態度を改め、業務への
精励、人間関係の回復に努めるよう指導したが、Xが露骨に反抗的態度を示したた
め、さらに4回にわたり、文書や口頭で指導を重ねたが、本人が積極的な改善を図る
ことはなく、上司や同僚らとの関係が改善されることもなかった。

　Xは、1997（平成9）年11月5日から翌1998（同10）年2月18日まで、うち4日間
を除き、自律神経失調症等を理由に病気休暇を取得し、翌2月19日から4月22日まで

休職した。

　休職前、Ｘは、学生係の業務を担当職員３名と分担していたが、復職後、Ｙは、従前の勤務態度等を踏まえ、備品へのシールの貼付、年に数回の講演録の反訳、修繕依頼の取次など、質量ともに少ない業務をＸに割り当てた（以下、僅少勤務割当措置①）。

　Ｘは、2002（平成14）年４月に業務が僅少に過ぎ、座席の配置が差別的であるなどとして、学長宛に上申書を提出したが、Ｙ大学は応答しなかった。５月には、Ｂ労働組合協議会がこの件でＹ大学に団体交渉を申し入れ、６月に交渉が行われたが、交渉は進展しなかった。

　2002（平成14）年10月に施設課企画係に配属してから、Ｙは、申請書の書式集をデータ化する事務しか割り当てず、配属から２か月後には、設備係の事務に従事するよう指示し、ＣＡＤ（コンピュータを使用した設計図の作成等）業務、空調等の設備の台帳作成業務等を行わせた（以下、僅少勤務割当措置②）が、これらは通常、事務官には遂行困難なものだった。

　Ｘは、2005（平成17）年４月に着任した総務課長に、国会議員秘書の知人を通じて訴え、同課長から施設管理課長に対して、Ｘの訴えが事実なら改めるように伝えられたが、事態が改善されていないと感じたため、2006（平成18）年11月に学長宛に内容証明郵便で仕事を与えられていないなどと訴えたが、Ｙ大学は対応しなかった。

　2008（平成20）年２月に学術情報チームに配属してからは、大学紀要の検索データベースの登録を担当させたが、紀要の発行は年に２回のみで、掲載論文数は合計32本にすぎなかった。同年11月から所蔵目録データベースの登録を担当させたが、業務量は僅少で、2011（平成23）年４月に施設管理課長が交替するまで、当時の課長の判断で、開館準備作業、書架整理作業等、他の職員には割り当てていた業務も担当させなかった（以下、僅少勤務割当措置③）。

　Ｘは、2008（平成20）年２月18日、３月５日・10日の３回にわたり、学術情報課長に事態の改善を求めて訴えたが、Ｘ側の態度や雰囲気が変わらなければ対応を変えられない旨返答され、その後も、然るべき業務を与えられていないことを理由に人事評価調整者ヒアリングを拒否するなどして業務の割当てを求めたが、叶わなかった。

　ＹがＸに僅少勤務割当措置を講じるようになってから、Ｘは以下の診断を受けた。

2004（平成16）年８月６日：うつ状態（同月31日まで休養加療が必要）

2005（平成17）年８月４日：自律神経失調症

2010（平成22）年６月30日：混合性不安抑うつ反応（約１か月間の休養加療が必要）

Xは、その後も、2011（平成23）年1月中頃に、自身の休暇簿の取扱いをめぐって学術情報課長と課長補佐に脅迫的な暴言を吐くなどして緊張状態が続いていたところ、同年8月22日に至り、やはり、自身の休暇簿の取扱いをめぐって学術情報課課長補佐とトラブルになり、同課課長と同課長補佐を前にして、「組の事務所にも出入りしたことがある」、「おれが暴れても初犯やから次の日歩いてるけど、あいつ（課長補佐）は一生かたわや」などと叫び、恫喝したうえ、Y大学附属図書館の館長室で、約1時間半にわたり、両者を恫喝して複数回土下座させ、革靴を履いたまま同課長を正座させ続けるなどした。両者は、その精神的苦痛から長期間にわたり療養を余儀なくされ、学術情報課の業務に支障が生じた。Xは、この件で逮捕後起訴され、後に有罪判決を受けた。そこで、Yは、2012（平成24）年2月23日付けでXを懲戒解雇した。

すると、Xは、Yを相手取り、仕事を与えられなかったこと、その他差別的な取扱いを受けたことがパワハラに当たり、不法行為を構成し、安全配慮義務違反にも当たる、Yの発足前の国の損害賠償債務はYが承継したので、その分も含めてYが賠償責任を負うと主張して提訴した。

────〈判旨　～X請求一部認容～〉────────────────────

*厚生労働省「職場のいじめ・嫌がらせ問題に関する円卓会議ワーキング・グループ」報告書（平成24年1月30日付け）が示した職場のパワハラの概念とその典型的な行為類型（本稿3－2（151ページ）を参照）につき、「当裁判所も……適切なものとして採用することとする」。

僅少勤務割当措置①には、「病状に配慮した一時的な軽減措置という側面があった」が、「むしろ、勤務態度が悪く上司を上司とも思わない……態度をとり続けていたXにできるだけ事務を担当させないことにより、上司や同僚との間に軋轢が生じる機会をなるべく減らそうという配慮に基づく措置」だった。

僅少勤務割当措置②も、「それまでのXの勤務態度をふまえ、上司や同僚との間で軋轢が生じる機会をできるだけ減らそうという配慮に基づく」ものだったと認められる。

僅少勤務割当措置③も、YがXになるべく仕事をさせないようにしていたことの一環と認められる。

以上のとおり、「Xは病気休職から復職した後の平成10年4月から平成23年3月下旬頃まで約13年の長期間にわたり、意味のある仕事をほとんど与えられない状況にあった。……Xはくり返し仕事を与えてほしいと訴えたにもかかわらず……、Y大学はこれに応じなかった。これは……過小な要求……にほかならない。……少なくともXが所属していた課……の各課長は、……過小な要求……により、職制上の地位を利

用して業務の適正な範囲を超えてＸに精神的苦痛を与え続けたのであり、パワハラにあたる」。

差別的取扱いとの関係では、以下のように言える。

Ｘは、学術情報チーム所属時に、課長から、「窓口も出るな、貸出業務もするな、カウンターも立つな、電話も出るな」と言われたと主張するが、仮にそのような発言があったとしても、*場面が不明だし、Ｘとの口論中の発言とも考えられるので、業務上の指示・命令だったとは言えない。[＊以上、下線は筆者付記]

他方、Ｘが学術情報チームに異動した2008（平成20）年２月から2011（同23）年４月まで、同課の職員であれば割り当てられるはずの開館準備作業、書架整理作業が割り当てられなかったことに正当な理由はなく、これは差別的取扱いに当たり、仕事を与えないパワハラの一環とも言える。

また、病気休職からの復職後、Ｘには研修が命じられなかったところ、業務上の合理性なく仕事を与えないことがパワハラとして違法とされる以上、仕事を与えないことを前提として研修を命じないことも、大学の裁量の範囲を超える違法な扱いになる。これも、差別的扱いとも仕事を与えないパワハラの一環とも言える。

以上のとおり、「業務上の合理性がないのに、Ｙ大学がＸに対し長年にわたって仕事をほとんど与えず、研修も受けさせなかったこと、学術情報チーム所属当時に輪番制の事務を割り当てなかったことは、パワハラにあたる……。これはＸの公務員としての雇用関係上の人格的利益（平成16年３月まで）ないし労働者としての人格的利益（同年４月以降）を侵害する不法行為を構成する。Ｙが成立した後のこの責任は、……民法上の不法行為責任と解すべきであり、……大学の管理職のうちどの範囲の者が関与していたのかは明らかでないから、Ｘの直属の上司である課長……の行った不法行為についての使用者責任（民法715条）が成立する……。したがって平成16年３月までの大学の措置については国が国家賠償責任を負い、それ以後の大学の措置についてはＹが使用者責任を負う。そして国の損害賠償義務はＹが承継したから……、同年３月以前に関するものも含め、ＸはＹに損害賠償を請求することができる」。

「これに対しＹは、Ｘの仕事の量が少なかったとすれば、……みずから事務分担を困難にさせる状況を作り出していたから……と主張する。しかし、……職務命令に違反したり……、上司等に対する暴力、暴言、……を繰り返す…などの問題がある国家公務員は、勤務実績がよくない、あるいはその官職に必要な適格性を欠くなどとして免職……できるし（国公法78条１号、３号）、Ｙの就業規則……でもこれらは解雇事由とされている。職員の側の対応によっては懲戒処分等も選択肢となる（国公法82条、Ｙの就業規則……条）」。

しかし、Ｙは、2011（平成23）年８月にＸが強要等の事件を起こすまで、これらの

規定を適用せず、僅少業務割当措置をとった。これは、「仕事を満足に与えず極力他の職員と関わらせないという方法によってXが上司や同僚とトラブルを起こすことを回避しようとしたから……と認められ、……このような対応を長期間続けることは職員に対して大きな精神的打撃を与えることにほかならず、正当化することは困難である」。また、「給与は職務の対価であるから……、特定の職員に対し長期間にわたりほとんど仕事をさせないでおきながら給与を支給し続けることは、国民に対する背信行為であり、許されるはずもない（国立大学法人法35条、独立行政法人通則法46条2項参照）」。

なお、「Xが扱いにくい職員であっ」て、彼に「仕事を与えることを……上司に躊躇させた原因がX自身にあ」ったことは否定できないので、その点も考慮のうえ、慰謝料額は40万円と認定する。

──〈くみ取り得る示唆〉──────────

本判決は、厚生労働省のワーキング・グループ報告書が示したパワハラの定義と6つの行為類型（以下、WG報告書の定義等）を民事法上の不法行為の判断基準として活用し、6類型に掲げられた業務上の過小な要求を不法行為としたうえ、6類型には挙げられていない差別的取扱いも、別途──6類型にも該当するものとして──不法行為と認定している。

このことから、事案によっては、WG報告書の定義等が不法行為の判断基準となることがうかがわれる（本件では、そもそも、XはYによる懲戒解雇については争わず、パワハラによる損害賠償責任のみを訴求したことにも留意されるべきだろう）。

本判決がもたらした最大の示唆は、著しく非違的な行動をとる職員への適正な対応法である。そうした職員には、業務上の過小な要求や周囲の労働者からの隔離による消極的なトラブル回避策より、注意・指導、それでも改まらなければ、免職や解雇を含む分限処分や懲戒処分をもって臨むべきと明言している。また、国や国立大学法人においてそれを行わないことは、国民に対する背信行為に当たるとまで述べて、そうした消極的なトラブル回避策を戒めている。

なお、上司が行ったとされる、「窓口に出るな」など他者との接触を禁じる旨の発言について、仮に実際に発言された場合にも、その場面が不明だったり、口論中の発言だった場合、業務上の指示・命令とは言えないので、違法なパワハラに当たらないとした点には、判旨の一貫性という意味で疑問が残る。本判決自体が、WG報告書の定義等を挙げて、違法なパワハラとは業務の適正な範囲を超えるものとしており、そうした発言が質的に業務上の行為に当たらないのであれば、まさに違法なパワハラに当たると解されるからである。もっとも、口論中の発言等は、法的に"取るに足らな

いもの"という価値判断を示す趣旨ならば、理解できる。

　加えて、本判決が、「5　最近の判例②」のサに示した金沢大学元教授ほか事件金沢支判（183ページ）とは違い、国立大学法人（の行為）に国賠法第1条第1項の適用を認めなかった点も特筆されよう。判決の書きぶりからは、法人化後の国立大学は公共団体ではないと解しているようにみえるが、定かではない。もっとも、加害者が特定されておらず、現に加害者個人が被告とされていない本件では、国賠法でも民法でも、法的な効果に特段の相違は生じないと思われる。

4　おわりに

　以上の法情報を踏まえ、法社会学的な意味でのハラスメントの定義に関する私見を述べて終辞とする。

　大和田敢太教授の研究[15]が示すように、欧州では、モラル・ハラスメントは精神的な暴力と解され、多くの国が立法で規制しており、2018年6月8日には、ILOの第107回年次総会で、ILO（の基準設定委員会）が提出し、条約化（及び当該条約を補完する勧告化）を予定した職場の暴力とハラスメント（violence and harassment）に関する報告書案が承認され、2019年6月には、それを踏まえた暴力とハラスメントに関する第190号条約が、ILOの国際労働会議で採択され、2021年6月25日に発効した。

　これによれば、職場における暴力やハラスメントとは、「単回か繰り返されるかを問わず、身体的、心理的、性的、経済的危害をもたらすことを目的とするか、結果的にそうなるか、そうなる可能性が高い、受け入れがたい行動、慣行や脅威の類のものであり、性的役割分担意識に基づくものを含む（第1条第1項）。ただし、国内法で独自に単独又は複数の概念を定義することを妨げない（第1条第2項）」としている。

　また、職場の暴力及びハラスメントは、業務の遂行中か、業務に関連して、もしくは業務に起因して生じたものであれば該当する（第3条）。すなわち、

- 公共空間か私的空間かの別を問わず、職場で生じたもの（同(a)）
- 賃労働を行う場所で生じたか、休憩所、トイレ、洗面所等の場所で生じたもの（同(b)）
- 業務に関連する移動・出張、教育訓練、イベントその他社会活動中に生じたもの

15）大和田敢太『職場のいじめと法規制』（日本評論社、2014年）、マリー＝フランス・イルゴイエンヌ（大和田敢太訳）『モラル・ハラスメント―職場におけるみえない暴力』（白水社、2017年）等。

（同(c)）

- ICT を活用した業務に関連するやりとりで生じたもの（同(d)）
- 使用者が提供する便宜において生じたもの（同(e)）
- 通勤中に生じたもの（同(f)）

のいずれかに当てはまれば、該当する。

　もっとも、上記の判例情報からもうかがわれるように、日本でこの定義に基づく法規制を行えば相当な副作用が生じると察せられる。

　筆者は、ハラスメントの法的定義にあまり意味はないと考えている。既存の法規に照らし、人格権侵害を含む不法行為、権利濫用、安全配慮義務違反ないし個々の組織の秩序を定める就業規則違反に当たるものを、背景、目的、態様に照らし、日本の社会常識に基づいて判断するのが妥当と考えている。

　何となれば、一見ハラスメントにみえる言動も、信頼関係に基づいて受け止め合っているような職場の方が健全かもしれない。しかし、排除の意図に基づくものや、相手の心情を踏まえない行き過ぎた言動の繰り返しのように、法の介入が求められるものもある。しかし、この問題に係る法の実際の救済力は決して強くない。

　あえて違法なハラスメントを定義するとすれば、以下のように理解することが、司法の傾向にも沿うように思われる。

違法なハラスメントとは

　「客観性と社会通念に照らして、対話の不足や不能を前提とし、相手の利益を考えずに、強引に同調させようとしたり、排除しようとして、必要の範囲を超えて、その人格を否定するか、それに準じる言動であって、屈辱感をもたらすなど、本人が受け入れがたいと認められるもの」

〈用語の説明〉

対話：形式的な情報交換ではなく、互いの認識や行動に何らかの影響を与え合う作用。

利益：客観的に保護すべき諸利益（身体的、精神的、経済的、社会的利益等）のこと。

人格：その人物の個性や、人間ならば普通は大切だと考えるもの。

言動："発言と行動"のこと。よって無視も含まれる。

必要：業務上の必要はもとより、社会・経済生活等、人や組織の維持に関わる様々な客観的な必要を指す。

VIII

海外勤務に内在する過重な疲労・ストレス要因に関する裁判例の示唆

1 はじめに

　国際化に伴い、大勢として業務上の海外赴任者が増加傾向にあるようだ。

　長期の海外赴任との関係が深いデータとして、外務省が公表している「海外在留邦人数調査統計」がある。これによると、2023（令和5）年10月時点の集計で、「在留邦人」（海外に3か月以上在留している日本国籍を有する者。「長期滞在者」と「永住者」から成る）の総数は129万3565人（2019（同元）年10月時点：141万356人）だった。このうち、「長期滞在者」（3か月以上の海外在留者のうち、いずれ日本に戻るつもりの邦人）は全体の約55.6%（同：63.2%）を占め、「永住者」（当該在留国等より永住権を認められており、生活の本拠を海外へ移した邦人）は約44.4%（同：36.7%）となっている。最近の減少には新型コロナウイルスの国際的なまん延が影響した可能性がある。

　地域別では北米が在留邦人の約38%（約49万人）を占め、1985（昭和60）年以降首位を維持している。次いでアジアで約27.5%（35万5500人余り）、西欧が16.4%（21万2300人）の順となっている（いずれも2019（令和元）年のデータとほとんど変わらない）。

　性別では、女性が53.7%で、1999（平成11）年以降一貫して女性が男性を上回っている。

　短期の海外赴任に関するデータは乏しいが、ライフネット生命保険株式会社が全国の20歳から59歳の有職者で、2010（平成22）年に最近1年間に出張をした1000名を対象に実施した調査によると、最近1年間に海外出張に行ったのは13.3%で、全体の1割強に上った（「ビジネスパーソンの出張ライフ」に関する意識調査）。国別では、中国が最多で、アメリカ、韓国と続いた。フォローアップ調査が見当たらないが、新型コロナウイルスのまん延で、一定程度減少したのではないかと察せられる。

　他方、日本の労働政策では、殊に1990年中頃から過労・ストレス対策が重視されるようになり、長時間労働者対象面接指導制度やストレスチェック制度が創設された。しかし、海外赴任者を想定した対策は不十分だった。

　たしかに、労働安全衛生規則（以下、安衛則）第45条の2は、事業者が労働者を6か月以上海外に派遣しようとする際や、その終了後に国内業務に就ける際に、**表10**のとおり、安衛則第44条第1項所定の項目等について、医師による健康診断を行うべきことを定めている。

　労災保険の適用については、海外出張者と派遣者の区別に応じて、その是非が判断されてきた。すなわち、海外出張とは「国内の事業場に所属し、当該事業場の使用者

表10　定期健康診断等の診断項目（労働安全衛生規則第44条第1・2項より抜粋、一部改編）

必ず実施すべき項目
• 既往歴及び業務歴の調査
• 自覚症状及び他覚症状の有無の検査
• 身長※、体重、視力及び聴力の検査、腹囲の測定※
• 胸部エックス線検査※及び喀痰（かくたん）検査※
• 血圧の測定
• 尿検査（尿中の糖及び蛋白の有無の検査）
• 貧血検査（赤血球数、血色素量）※
• 肝機能検査（GOT、GPT、γ-GTP）※
• 血中脂質検査（LDL コレステロール、HDL コレステロール、トリグリセライド）※
• 血糖検査※
• 心電図検査※

医師が必要と判断したときに実施しなければならない項目
• 腹部画像検査（胃部エックス線検査、腹部超音波検査）
• 血中の尿酸の量の検査
• B型肝炎ウイルス抗体検査
• ABO 式及び Rh 式の血液型検査（派遣前に限る）
• 糞便塗抹検査（帰国時に限る）

※医師が必要でないと認める場合に省略できる健康診断項目
  • 身長：20歳以上の場合
  • 喀痰検査：胸部エックス線検査で所見のない場合

の指揮に従って勤務する」もの、海外派遣とは「海外の事業場に所属し、当該事業場の使用者の指揮に従って勤務する」ものを意味し、海外滞在期間の長短は基準とならない[1]。労働者災害補償保険法（以下、労災保険法）の適用は属地主義によるため、原則として、海外赴任が前者に当たれば同法上の給付を受けられるが、後者に当たれば（同法第36条に基づく特別加入制度を利用しない限り）受けられない。両者を区分する基準は、国内外のいずれの事業場の使用者の指揮命令下で勤務しているかの実質的な総合判断による（国・中央労基署長（日本運搬社）事件東京高判平成28年4月27日労働判例1146号46頁）。公益財団法人労災保険情報センターのウェブサイトでは、出張の場合、その全過程が事業主の支配下にあり、海外での飲食による感染など、私行為による被災も補償対象となる旨の解釈も示されている[2]。

　しかし、いずれの制度も海外赴任に内在する（それに特有の）過重な疲労・ストレス要因を積極的に射程に捉えたものとは言えない。そこで本章では、その呼び水とな

1）労務安全情報センター：労働実務 Q&A 集49-01「海外派遣」と「海外出張」の違いはなにか
　http://labor.tank.jp/f/qa/49-01.html（2018年10月6日アクセス）
2）公益財団法人労災保険情報センター：労災になりますか　出張中の災害
　http://www.rousai-ric.or.jp/tabid/532/Default.aspx（2018年10月7日アクセス）

ることを期待して、それに関する近年の代表的な労災認定訴訟事件を５件取り上げ、
示唆されたリスクを列挙し、予防策を検討する。

2 精神疾患を発症し自殺したのは、海外環境への不適応によるものと認められた例

加古川労基署長（神戸製鋼所）事件神戸地判平成８年４月26日労働判例
695号31頁（確定）

――〈事実の概要〉――

　訴外亡Ａは、1958（昭和33）年４月に生まれ、早稲田大学政治経済学部卒業後の
1983（同58）年４月に神戸製鋼所に入社し、１か月の基礎研修と実地研修中の同年12
月、約２か月の予定でインドのへき地にあるタールサイトに出張を命じられた。

　亡Ａには、入社前に数回の海外旅行経験があり、優れた語学力を持っていたが、相
当期間にわたる海外生活経験はなく、ビジネスに十分耐えられるほどではなかった。

　亡Ａが関わることとなった工事（以下、本件工事）は、ヨーロッパのエンジニアリ
ング会社である TOPSOE が、インド国営肥料会社である RCF から、タールサイト
における化学肥料工場の建設工事を受注したことに伴い、神戸製鋼所が、日商岩井を
通じ、空気圧縮機等の納入と共に受注した据付工事だった。本件工事のため、神戸製
鋼所は、当初、技術指導員としてＫ、現地工事会社従業員等との通訳兼連絡係として
Ｎを現地に派遣したが、Ｋ－Ｎ間の関係が悪かったため、Ｎに代わり亡Ａが派遣され
ることとなった。亡Ａの選任は、英語能力と圧縮機に関する OJT による教育効果を
見込んでのことだった。帰国後は、東京化工機営業部への配属が予定され、本人もそ
の旨承知していた。

　現地での神戸製鋼所従業員はＫと亡Ａの２名のみだったほか、通信事情が悪く、
TOPSOE のテレックスを使うかボンベイの日商岩井の営業所に行くなどしないと日
本と交信できないなどの問題や、現地に仕事の約束の期日を守らない人が多いことへ
の不満等はあったが、Ｋとの関係は円満で、出張当初は休日にも買い物やスポーツな
どをして過ごし、生活に満足しているなどの手紙の記載もあった。しかし、１か月ほ
ど経過した1984（昭和59）年１月９日、神戸製鋼所ほか１社から計３名の技術指導員
を迎え入れる宿泊手配にトラブルが生じたことを境に、精神的不調を来した。

　すなわち、亡Ａは、同人らが宿泊していた RCF のゲストハウスに３名を迎え入れ
る予定につき TOPSOE 経由で了解を得ている旨の引継ぎを受け、自ら RCF の確認
文書も得ていたが、同日に至って RCF から延泊者が出たためキャンセルし、より高
額となる代わりのホテル代金をいったん立て替えるが神戸製鋼所に全額賄ってほしい

旨の連絡が入った。あまつさえ、実際に立替えは行われず、1月13日の来訪時、3名が自らホテル代金を立て替え、神戸製鋼所が全額賄うこととなった（以下、宿舎問題）。

技術指導員来訪前の同月10日頃、Kは亡Aの異変（気が滅入っているような様子等）に気づいた。Kは亡Aには、インドではよくあることで、大きな問題ではなく、亡Aの責任でもないので心配しないよう伝えた。しかし、亡Aは思い悩み、宿舎問題の経緯を詳細につづり、会社の指示を仰ぐ旨の手紙を書いて、先に帰国する知り合いに託した。12日には、会社利益を第一とする営業担当者と技術指導員の意識の違いをつづったメモを作成した。また、13日に3名の技術指導員を迎えた際には、くどいと感じられるほど申し訳なさそうに事情を説明する、14日の宿舎問題についての話し合いやKらとの会食の際にもほとんど口をきかない、15日には気分が悪いと言ってパーティーから自室に戻り、天井を見続けるなどの異常行動がみられた。

そこで、Kと技術指導員らの話合いで亡Aを早めに日本に帰国させることとし、まずは日本と連絡がとりやすいボンベイに移動させることにした。しかし、移動前にも、宿泊室内で完全に取り乱したり、正常な会話が成立しないなど、状態が悪化していき、16日の午後に実際にボンベイに移動し、ホテルにチェックインした後も、ツインルームからKの退室を求めるなどの異常行動がみられた。やむなくKがロビーで寝ていると、亡Aが部屋から飛び降り自殺した（以下、本件事故）。

そこで亡Aの父親であるXが、Y（旧高砂労基署長、現加古川労基署長）に対して労災保険法に基づき葬祭料と遺族補償一時金を請求したが、不支給決定処分を受け、その後の審査請求、再審査請求も棄却されたため提訴した。

───〈判旨　～X請求認容（確定）～〉────────────────────
① 精神障害の発症の有無について

「本件事故当時、精神障害により心神喪失状態にあ」り、診断名は、「短期反応精神病ないしは反応性うつ病とみるのが相当である」。

② 亡Aの精神障害の業務起因性について

いわゆる国際化の進展により、企業の労働者が開発途上国を含めて海外派遣される例が増え、彼らの自殺や精神疾患の発症に関する症例報告が精神医学文献に掲載されるようになっている。企業によっては、精神科医等の海外派遣などによる精神面の健康管理を試み、一定の実績を挙げている。

海外生活では、「生活習慣、言語、気候、衛生観念、ビジネス慣習などの様々な面で国内における生活とは異なるため、予測が裏切られることが多く、……生理的、心理的ストレスとなること、……家族、友人、…などの相談相手がいないこと

から、……ストレスが蓄積されやすいこと」、そこに「仕事上の困難などが誘因としてつけ加わると、心因性精神障害の発症の危険性が高まる……ことは、一般論として、是認」できる。

本件認定事実によれば、派遣先のインドは開発途上国であって、言語・文化等に違いがあり、ビジネス上の約束の履行のルーズさは日本と比較にならない。また、特にタールサイトは通信事情が悪く、何かトラブルがあっても自己判断を迫られ、「入社1年未満の新入社員の初めての海外派遣……先としては、いささか過酷」であった。また、亡Aが「その悩み等を腹蔵無く話せる相手はおらず、そのような者と連絡をとることも、事実上極めて困難」だった。

1984（昭和59）年1月9日までは、表面上順調に業務をこなしていたが、ストレスへの適応を図る反応とみられ、それが継続すれば、不適応現象が現れる不満期に移行することが少なくない。

こうした状況下で宿舎問題が発生し、13日の技術指導員の到着まで、解決に精力的に取り組んだが、会社からの適切な指示が得られなかったこともあり、この問題は、亡A「にとって、不安、緊張に満ちた強度の精神的負担になっていた」。そして、13日に技術指導員「との接触により、……不安、緊張が高められ、前記心因性精神障害の発症に至った」。

たしかに、現地の職制上の責任者はKだったので、彼の判断に従って行動すればよかったとも言えようが、亡Aは営業部門の社員だったこと等から、「宿舎問題を重大視したことは、理解できる」。

また、亡Aの性格傾向が、「完全主義的、几帳面、上昇志向、自尊心が強い」との分析があるが、「著しい性格のゆがみにまで達していたとは認め難い」うえ、「大企業に一流大学を卒業して入社した新入社員として、常識的な程度で几帳面な傾向、上昇志向、自尊心…を持ち合わせているのはむしろ自然というべき」。

よって、亡A「の精神障害の発症については、業務起因性を肯定することができる」。

───〈示唆されるリスク〉────────────────────

- 特に一流大学を出て大企業に勤務し、一定の期待を受けて海外派遣された若手労働者であれば、その真面目さや経験不足などから、適応上のストレスが強くなり、精神的な不調を来すことがあり得る。
- 営業職と技術職などの職種ごとのマインド（意識）の違いが、トラブル対応に際して、担当者の孤独感を招くことがあり得る。

────〈考え得る予防措置〉────────────────────────

- 新入社員をいきなり海外出張させる際のリスク（言語、生活習慣、衛生観念、ビジネス慣習などの違いによる生理的・心理的ストレス、家族や友人などの相談相手がいないことによるストレスの蓄積等）を認識すること。また、そうしたリスクについては、新入社員、開発途上国等にとらわれず、海外派遣一般に当てはまるものと認識すること。

- 現地でのメンタルヘルス不調者への一次予防策（電話・FAX等の通信インフラの確保、担当業務を管轄する上司による支援[3]、親しい家族や友人らとの連絡機会の確保、日本語での相談体制の整備など）から三次予防策（自殺兆候がみえる場合など緊急時の介入体制の整備）までを総合的に講じること。

- 鍵は、公私にわたる"切り離され感覚"、"孤独感"の除去と解される。

---

3 長期間に及ぶ海外勤務と過重労働の後くも膜下出血を発症し死亡した事案において、遺族補償給付と葬祭料の支給が認められた例

中央労基署長（電通）事件東京地判平成13年5月30日労働判例813号42頁（確定）

────〈事実の概要〉────────────────────────

　亡Zは、1941（昭和16）年4月に生まれ、1965（同40）年4月に総合広告代理業を営む電通に入社し、1974（同49）年2月（32歳時）に同社がアメリカのニューヨークに設置した100％子会社であるデンツー・コーポレーション・オブ・アメリカ（1987（昭和62）年1月にDCA Advertisingに社名変更（現・電通アメリカ。以下、DCA））に出向し、1986（同61）年（45歳時）にクリエイティブ部門の責任者になった。もとよりDCAへの出向以後、クリエイティブ業務（広告の企画の立案、企画に基づく制作、メディアへの掲載及びその過程での関係者との交渉、調整作業）や営業業務を担当し、経験豊富なクリエーターとして、顧客ほか関係者との交流、面談などが多く、長時間労働が続いていたが、1988（昭和63）年1月には、広告関係の新たな顧客と仕事の開拓を目的に新設されたスペシャル・プロジェクト部門の責任者（本社部長相当職・副理事）に抜てきされてさらに多忙となった。会社の業績などとの関係で重責を感じる中で、1989（平成元）年11月15日から出向いた東京出張中（以下、本

3）私見だが、このケースでは、本社の上司（できるだけ上のポジションの者）が本人に連絡をとり、本人に落ち度はなく、会社での将来（出世等）にも全く響かないと伝えてあげることが有効に働いたように思われる。

件東京出張）、滞在予定最終日前日の同月24日にくも膜下出血を発症し（以下、本件発症）、48歳で死亡した。

亡Zは、本件発症までのニューヨーク在住期間が15年以上に及び、関係の日本人には国際ビジネスマンとして知名度が高く、多くの顧客や同僚などから頼りにされ、自己の担当業務以外の仕事も多く行っていた。上記のクリエイティブ業務での交流相手も多かったが、営業業務でも、多くの顧客等と様々な機会を捉えて交流し、飲酒を伴う会食機会も多かった。その結果、1日当たりの所定労働時間は週日午前9時から午後5時まで（途中休憩1時間）の7時間だったにもかかわらず、週日は夜遅くまで業務に従事するか、顧客等と飲食を兼ねた面談を行い、土日も会社で業務に従事することが多かった。スペシャル・プロジェクト部門の責任者となって以後は、さらに帰宅時間が遅くなり、ほとんど休暇がとれなくなった。

亡Zは、本件発症前1年間にも複数回海外出張しており、その度ごとに準備で翌日午前まで帰宅できない、出発当日はほとんど睡眠できない条件にあったが、本件東京出張の直前1か月もおおむね普段どおりの業務をこなしていた。また、1987（昭和62）年末時点でDCAが340万ドルに達する累積赤字に陥り、十分な成果を挙げられなければ部門閉鎖、自身の退職もあり得るなどの条件下、計12件以上の懸案事項（例えば、亡Zが担当していた大規模な企画「花と緑の博覧会」で、連邦政府が不参加を表明するなどの問題が生じていた）を抱える中、11月15日から25日までの予定で本件東京出張に出向いた。この際も、前日の睡眠時間は3時間程度で、飛行機内でも隣席の乗客の動き等で熟睡できなかった。

こうして疲労と極度の睡眠不足、時差ぼけを抱えつつ東京入りした後、連日にわたり、資料整理、様々な人物との打合せ、情報・意見交換、面談などを行っていたところ、24日夜、左椎骨動脈における動脈瘤の破綻により本件発症に至った。他覚的には、15日の夜以後、顔色が悪い、頭痛、体調不良を訴えるなどの異常が認識されていた。

そこで、亡Zの妻Xが、労災保険法に基づく遺族補償給付と葬祭料の支給をY（中央労基署長）に請求したが不支給決定処分（以下、本件処分）を受けたため、その取消しを求めて提訴した。

なお、亡Zには、1日20本超の喫煙習慣、1日ウイスキー3杯程度の飲酒習慣があり、入社から数年後の時点で高血圧は確認されていなかったが、本件発症時には、肥満傾向があり、大動脈に中程度の粥状硬化症がみられたため、高血圧だったと推認される。

────〈判旨　～Ｘ請求認容～〉────────────────────────────

　業務とくも膜下出血の発症の相当因果関係を肯定するには、「当該業務が、基礎疾患である動脈瘤ないし血管病変を自然経過を超えて増悪させるに足りる程度の過重負荷になっていた……ことを要し、かつそれで足りる」。

　本件では、〈事実の概要〉に記載のような「Ｚの就労状況、東京出張の経過等の事実関係に、くも膜下出血の発生機序等に関する……事実関係を併せ考えると」、Ｚが従事していた業務は、そのような作用を果たす程度に過重負荷になったと認められる。

　Ｚに飲酒習慣があって、それは高血圧を促進するとされていること、本件発症時のＺに高血圧があったことは認められるが、Ｚの飲酒が本件発症に寄与した程度は不明である。また、飲酒を伴う会食が営業活動に有益だった以上、「仮に、飲酒が本件発症にある程度は寄与した……としても、……業務に内在する危険と無関係……とは、いい切れない」。Ｚの喫煙が「本件発症にどの程度寄与したのかを判定することもまた、……いまだ困難」である。

────〈示唆されるリスク〉────────────────────────────

- 能力が高い労働者（いわば、スーパー・ビジネスパーソン）に過剰な期待が寄せられ、長時間の重責労働が常態化すると、会社に赤字が生じるなどの問題が生じた際、特に過労死等のリスクが生じる[4]。
- 海外に長期赴任している労働者が日本に帰国して業務に従事する（＝海外長期赴任者にとっての海外出張となる）際には、出張の準備や移動による疲労、時差ぼけなど、普段は日本で就労する労働者が海外出張する場合と同様の負荷が生じ得る。

────〈考え得る予防措置〉────────────────────────────

- 就業場所の如何を問わず、１人の労働者が社運を背負うかのように過剰な業務上の期待を背負い続ける条件は、なるべく避ける必要がある。特に、関係者との交流のために飲酒量が増えがちな業務では、一次予防策としては対応する課題件数を制限し、二次予防策としては健康管理としてのメタボ対策などを十分に行う必要がある。

───────────

4）労働者が、転籍・出向などにより、完全に海外法人の所属となる（＝海外法人との契約関係のみとなる）場合、原則として、日本の労働関係法規等の適用は及ばないが、このケースでは、日本の労災保険法の適用が前提とされているので、亡Ｚは在籍出向者であって、海外法人（ＤＣＡ）及び日本法人（電通）の両者と雇用関係にあり、日本法人（電通）には、亡Ｚについて労働基準法、労働安全衛生法等も適用されていたと解される。

- 多忙な人物の場合は特に、飛行機内では十分に睡眠できる条件を整える。また、時差ぼけや長旅による疲労を解消できるよう、移動先に到着後、安息日を設ける必要がある。

───〈その他にくみ取り得る示唆〉─────────────────────

- 特に裁量的な就労をする責任職の過重負荷は、労働時間が精密に計算されなくても、その業務の性格から推認され得る。
- 業務の過重性が強い場合、本人側の素因は相対的に低い評価を受ける。

4 持病再発が質的な過重労働の影響によるものと認められた例

神戸東労基署長（ゴールドリングジャパン）事件（１審：神戸地判平成11年７月29日労働経済判例速報1891号９頁、２審：大阪高判平成12年７月31日労働判例880号49頁、上告審：最３小判平成16年９月７日最高裁判所民事判例集215号41頁、労働判例880号42頁（確定））

───〈事実の概要〉──────────────────────────

　Ｘは、1952（昭和27）年に生まれ、1984（同59）年（32歳時）に、日本と極東地域の製造業者と諸外国の業者間の商品の売買等の代理店業を営む商社のＡ社（ゴールドリングジャパン）に入社し、営業員として勤務していた。通常の業務内容は、海外顧客との通信文書の原案作成、製造業者との交渉、新たな商品の開拓、海外の代理店への指示等だった。

　Ｘは、1989（平成元）年11月20日から24日までの５日間、海外顧客を伴って大阪、東京、三重等に出張して案内し、接待や商談を行った（以下、本件国内出張）後、25日には休日ながら前日までの記録の整理と翌日以後の準備をし、同月26日から12月９日までの予定で、Ａ社のＢ社長と共に、その顧客であるイギリスのＣ社のＤ・Ｅ両取締役に随行して韓国、台湾、シンガポールなど６か国・地域に出張して現地の代理店の業務の促進や営業活動等を行った（以下、本件海外出張。本件国内出張と併せ、本件出張）。この間は、ほぼ連日、ＤやＥを接待するか、現地商品製造業者の接待を受けていた。また、ホテルで英文での業務報告の作成も行っていた。海外出張後11日（接待を含む労働時間合計144.5時間＝１日当たり平均13.1時間）が経過した12月７日、航空機での移動中にせん孔性十二指腸潰瘍（以下、本件疾病）を発症して腹痛を訴え、目的地到着後も治まらずに救急搬送されて入院し、開腹手術などの治療を受けた（この時点で37歳）。

　そこで、労災保険法に基づき療養補償給付の請求をしたが、不支給決定を受けたた

め、その取消しを求めたのが本件である。

　Xは、17歳時に十二指腸潰瘍に罹患して治療、28歳時にその傾向を認められて治療、36歳時に十二指腸球部に活動期２個、治療期１個の潰瘍が発見されて治療の既往があり、本件疾病は、前回とほぼ同じ場所に発症した。

　本件出張前の海外出張歴は、1988（昭和63）年に台湾、香港、オーストラリアに年間合計44日など、台湾と香港を中心に年間４回程度海外出張をしていた。主な業務は、同社の現地事務所での打合せや、目的国での商談などであった。

　Xの所定労働時間は１日７時間30分で、出張がない月にほとんど時間外労働や休日労働はなく、出張した月での時間外労働も18時間、休日労働は３日を超えることはなく、本件出張以前２か月間は、時間外労働も休日労働もしていなかった。

───〈判旨　〜原判決破棄自判・X請求認容（確定）〜〉───────────────

　本件では、１・２審が、本件疾病の治療を担当した３名の医師の共通意見と異なる判断をしたが、上告審が覆し、同医師らと同じ判断を行った。

　すなわち、同医師らは、本人にヘリコバクター・ピロリ菌感染などの基礎的な素因や再発を招きやすい既往を認めつつ、本件出張（及び出張中の業務）の過重性を認め、そのストレスにより慢性十二指腸潰瘍が悪化し、せん孔を合併した旨を述べた。

　しかし、１・２審は、本件疾病は、以前は遺伝的・体質的な生物学的要因、性格傾向や行動様式などの心理的要因、ストレス刺激となる社会的要因から発症すると解されていたが、現在は、ヘリコバクター・ピロリ菌感染などの基礎的な素因や再発を招きやすい既往が発症や再発に大きく作用する旨の見解が有力との医学的知見を前提として、本件出張は、①以前にも本人に同様の経験があるほか、国外出張については同行したB社長に健康被害はなかったこと、②出張中に多く行われた接待は、本来業務のような業務性はなく、接待を受ける機会も多かったこと、③国内出張と国外出張の間に１日休日があったこと、④出張中に若干のトラブルや困難があったが、いずれも商談上異常とは言えないこと等から過重負荷とは言えない一方、その基礎的な素因や既往のほか、H_2受容体拮抗薬等の維持療法を怠っていたこと等から、業務起因性なしとした。

　対して上告審は、以下のように述べ、本件疾病の業務起因性を認めた。

　Xには本件疾病の基礎となり得る素因または疾患があったが、それらがその自然経過によりせん孔を生ずる寸前にまで進行していたとみることは困難である。そして、本件疾病を発症するに至るまでのXの勤務状況は、４日間にわたって本件国内出張をした後、１日おいただけで、外国人社長と共に、……有力な取引先である英国会社との取引拡大のために重要な意義を有する本件海外出張に、英国人顧客に同行し、

14日間に6つの国と地域を回る過密な日程の下に、12日間にわたり、休日もなく、連日長時間の勤務を続けた」ことから、「Xには通常の勤務状況に照らして異例に強い精神的及び肉体的な負担が掛かっていた」。

このように、「本件各出張は、客観的にみて、特に過重な業務であった」一方、「本件疾病について、他に確たる発症因子……はうかがわれない」。そうすると、本件疾病は、Xの「基礎疾患等が本件各出張という特に過重な業務の遂行によりその自然の経過を超えて急激に悪化したことによって発症したものとみるのが相当である」。

───〈示唆されるリスク〉─────────────────────────────

　法的な意味での労働時間自体はさほど長時間に及ばなくても、上司への同行や、営業上重要な顧客の接待などで気を遣い、複数の外国にわたる出張業務を連続して行うなど、質的に過重な負荷がかかれば、十二指腸潰瘍等の素因の自然経過を超えた増悪などをもたらし得る。

───〈考え得る予防措置〉─────────────────────────────

- 上司への付き添いや営業上重要な顧客への接待などの気を遣う業務を伴う出張については、日程に余裕を持たせ、出張日程内に安息日を設けるとともに、出張日程内の各日の労働時間を短く（多くとも9時間程度以内に）すること。
- 特に連日の営業活動中は、外国語での業務報告のような負荷のかかる作業については、それに専従できる時間を設けること。

───〈その他にくみ取り得る示唆〉───────────────────────────

- 法的判断でも、医学的知見は当然に前提とされる。このケースでは、本件疾病（せん孔性十二指腸潰瘍）は、ヘリコバクター・ピロリ菌感染などの基礎的な素因等が発症や再発に大きく作用するものの、心理的要因やストレス刺激となる社会的要因も少なからず作用し、特にせん孔の合併はそれらの要因なくして考えにくい旨の医学的知見（の発展）が判断の基礎とされている。
- その前提で、業務の過重性の評価と、それが本件疾病の発症や再発（基礎疾患等の増悪）に及ぼす影響については、法的に（≒社会常識に基づく推論により）判断されている。すなわち、2週間程度にわたり、社長や営業上重要な顧客に随行し、商談を含めた種々の営業活動、業務報告の英文での整理などを伴う国内外にわたる出張業務は客観的に過重であり、たとえ本人に基礎疾患等や、通院ないしH$_2$受容体拮抗薬等の維持療法を怠っていた事実があっても、本件疾病の再発（基礎疾患等の自然経過を超えた増悪）との法的な因果関係（相当因果関係）が認められると解さ

れている。

- その判断は、結果的に本件疾病の治療に関わった複数の医師の所見と一致した。これは、いま現在判明している医学的な専門知識や一面的な法理論的思考のつなぎ合わせより、俯瞰的なバランス感（＝事件の筋読み）が重要なことと、それは、医療でも法律論でもさほど異ならない可能性を示唆していると解される。

5 多量のアルコール摂取後の死亡が、度重なる海外出張を含む多忙な勤務状況に起因するとして業務起因性があると判断された例

松本労基署長（セイコーエプソン）事件（1審：長野地判平成19年3月30日労働判例968号89頁（X請求棄却）、2審：東京高判平成20年5月22日労働判例968号58頁（X請求認容、原判決取消し、確定））

────〈事実の概要〉────

　亡Zは、1959（昭和34）年に生まれ、1982（同57）年10月（23歳時）に訴外A社（セイコーエプソン）に入社して以後、技術関係業務に従事し、パソコン用カラープリンターの組立工程に関する知識経験を身につけていたほか、品質管理や問題解決に関する研修を受講していた。

　亡Zは、生産技術部に配属された2000（平成12）年11月13日から2001（同13）年9月28日までの間（41〜42歳時）に、**表11**のとおり、合計9回、183日間に及ぶ海外出

表11　亡Zの海外出張の記録

① 2000（平成12）年11月13日〜同年12月22日の40日間 　 品質向上活動支援のため中国へ。
② 2001（平成13）年1月8日〜同月17日の10日間 　 品質向上活動支援のため中国へ。
③ 2001（平成13）年2月4日〜同年3月8日の33日間 　 技能認定及び品質向上活動支援のためフィリピン及び中国へ。
④ 2001（平成13）年3月25日〜同年4月7日の14日間 　 技能認定のためフィリピンへ。
⑤ 2001（平成13）年5月20日〜同年6月2日の14日間 　 技能認定のためにフィリピンへ。
⑥ 2001（平成13）年6月10日〜同月28日の19日間 　 リワーク業務のためアメリカ（シアトル）へ。
⑦ 2001（平成13）年7月7日〜同月20日の14日間 　 リワーク業務のためチリへ。
⑧ 2001（平成13）年8月19日〜同年9月6日の19日間 　 技能認定及び品質向上活動支援のためフィリピンへ。
⑨ 2001（平成13）年9月9日〜同月28日の20日間 　 技能認定のためインドネシアへ。

張をした。2000（平成12）年10月までは、多くても年間60日にとどまっていた。

　以上のうち、技術認定業務は、現地労働者のうちリーダー的人物を対象に、知識や技能を評価して育成を図るもので、言語・生活風習の違いや個人差などのため、通訳を介しても見極めが難しく、困難を伴った。リワーク業務とは、製品の不具合、クレームまたは生産トラブルが発生した際に生産ラインを含めた原因究明、検討及び改善を行う業務であり、かなりの知識と技術が要求され、相当の精神的緊張を伴うものだった。

　もっとも、発症前1か月ないし6か月間の月当たりの（推定）法定（週40時間）を超える時間外労働時間数は、いずれも30時間未満であり、土日の休みも確保され、拘束時間が長時間に及ぶ事情もなかった。亡Zの国内での主な業務は、海外品質データの処理・分析のほか、海外現地法人の人材育成計画を実施するための日程調整や教材検討など海外出張のための準備、終了した海外出張の結果報告のまとめ等だった。

　亡Zは、出張でインドネシア滞在中の2001（平成13）年9月26日頃に解離性動脈瘤の前駆症状とみられる頭痛に見舞われたが、東京・お台場へ出張を命じられ、帰国後間もない10月1日に、気の進まぬまま早朝に長野の自宅から東京に出向き、頭痛に堪えながら、3日間連続でリワーク作業に従事した。業務終了後は飲酒をして頭痛を紛らわせていたと推認される。そして同月4日の朝、集合時間になってもホテルのロビーに姿を見せず、ホテルの部屋で死亡しているのが発見された。死因は、椎骨動脈解離・破綻によるくも膜下出血であった。

　そこで亡Zの妻〔X〕が、2001（平成13）年10月、Y（松本労基署長）に対し遺族補償年金と葬祭料の支給を求めたが不支給決定処分を受け（本件処分）、その後の審査請求、再審査請求も棄却されたため、本件処分の取消しを求めて提訴した。

　なお、亡Zは、高血圧はみられなかったが、高脂血症、肝機能障害（脂肪肝）、多血症傾向で要治療とされていたほか、尿酸値の問題などを指摘されていた。うち肝機能障害はアルコール性との専属産業医の診断があり、2000（平成12）年に1週間禁酒したことで、中性脂肪やγ-GTPの数値が改善したが、翌年の定期健診では再度悪化した経過がある。また、実父にくも膜下出血罹患の既往歴があった。

──〈判旨　〜原判決取消し・X請求認容〜〉──────────────

　亡Zが長期的視点で定常的に取り組んでいた「業務について、労働時間、業務内容、勤務体制、国内・海外出張先の労働環境、生活環境などの点をみれば、Zの心身に特に大きな負荷があったとはうかがわれない」。

　他方、亡Zが2000（平成12）年11月以降に行った頻繁な海外出張業務が、「精神的、肉体的に疲労を蓄積させるものであることは明らかである」。そのうち技能認定

業務は、「個人差や言葉の違いのほか、生活風習面も異なることから、通訳を介してもなかなか見極めるのがむずかしい仕事で……、……年間に何人位合格者を出すかなどの数値目標を達成するため、自ら現地教材用の資料に手を加えるなどして」おり、「その業務自体も精神的緊張の伴う性質のものであった」。また、リワーク業務で「は、製品（パソコン用プリンター）の不具合があるときには、急遽現地に赴いて、不具合箇所の原因究明と改善を行う必要があり、……かなりの知識と技術が要求され……、相当の精神的緊張を伴うものであった」。

亡Ｚは、「飲酒癖に伴うと推定される高脂血症、肝機能障害を指摘され、要治療とされていたほか、くも膜下出血のリスクファクターとなるべき年齢的要素、遺伝的要素を有しており、発症直前の10月２日と……３日の夜、相当量のアルコールを摂取していた」が、「くも膜下出血を発症した当時、同人の解離性動脈瘤の基礎的な血管病態が、……個人的なリスクファクターの下で自然の経過により、一過性の血圧上昇等でいつくも膜下出血が発症してもおかしくない状態まで増悪していたとみるのは困難である」。

亡Ｚはフィリピンやインドネシアでのほぼ連続した39日間の「出張業務に従事し疲労が蓄積した状態であったところ、……帰国後ほとんど日を置かず東京台場でのリワーク作業に従事せざるを得ず、かつ、……解離性動脈瘤の前駆症状の増悪があったにもかかわらず、業務を継続せざるを得ない状況にあったものであり、それらのことが基礎的疾患（解離性動脈瘤の基礎的な血管病態）を有するＺに過重な精神的、身体的な負荷を与え、基礎的疾患……をその自然の経過を超えて増悪させ、……解離性脳動脈瘤の破裂によるくも膜下出血が発症するに至ったとみるのが相当である」。

―――〈示唆されるリスク〉―――――――――――――――――――――

日常的な業務に過重性は認められず、法的な意味での労働時間がさほど長くなくても、海外出張が連続し、業務の質が濃密であること、さらに帰国後、体調不良状態でも休めないなどの事情があれば、過重な負荷となり、脂肪肝、高脂血症などの素因を、自然経過を超えて増悪させ、くも膜下出血等の致死的疾患をもたらし得る。

なお、本件では、１審が負荷要因として労働時間の長さ、業務内容などの一般的でわかりやすい要素を重視して過重性を否定したのに対し、２審は出張の連続性、帰国後の体調不良状態でも休めない事情などの個別的な特殊事情を重視して過重性を肯定した点が特筆される。

――〈考え得る予防措置〉――――――――――――――――――――

① 一次予防策

　特に脳・心臓疾患にかかる基礎的な素因や疾患を有する者の頻繁な海外出張や、帰国後の（負荷のかかりやすい）国内業務との連続性の回避。

② 二次予防策

　出張前後の体調の確認と管理。

　なお、①②のいずれにおいても、**当該出張業務に特有の負荷要因をアセスメントして対応する必要がある。**

6　脳梗塞発症が時差の大きい国への海外出張の連続によるものと認められた例

国・中央労基署長（JFE スチール）事件東京地判平成26年12月15日労働判例1112号27頁（控訴後の帰趨不明）

――〈事実の概要〉――――――――――――――――――――

　Xは、1953（昭和28）年に生まれ、1979（同54）年4月（26歳頃）に訴外A社（JFE スチール）の前身の一つ（日本鋼管）に入社以来、ほぼ一貫してエンジニアリング業務に携わってきた。本件プロジェクトが発足した2005（平成17）年4月（53歳頃）以後は、訴外A社のC部で、鉄鋼業に関する技術販売や関係会社への技術支援の業務に従事しており、中でも比重が大きかったのが、ブラジルのB社向けの鉄鋼関連設備（ホットスカーファー[5]）の納入・据付・立上指導を行うプロジェクト（以下、本件プロジェクト）の実質的な責任者としての業務だった。

　Xは、2007（平成19）年5月12日に脳梗塞（以下、本件疾病）を発症したが、その前6か月間に、①2007（平成19）年1月初めから半月ほど、②同年2月終わりから1か月ほど、③同年4月中旬から半月ほど、ブラジルに出張した（①の後半のみブラジルから直行でアメリカにも出張した）。この間の法定労働時間（週40時間）を超える時間外労働時間数は1か月平均31時間余り、ブラジル以外の出張は国内外合わせて15日ほどだったが、ブラジル出張に関連して、次のような負荷があった。

1）出張②のブラジル到着日から約1か月弱の期間の法定時間外労働時間は100時間強に上った。現地では、午後6時頃にホテルに帰参後も、午後9時頃から翌零時頃

5）鋼片圧延の工程で用いられる設備であり、圧延のため加熱された鋼片の表面疵を除去するため、鋼片の表面を溶削する装置。

229

まで英語や日本語で日報を作成するなどし、出張最終日の1～2日前は、長時間かけて議事録作成等を行っていた。

2）本件プロジェクトリーダーとして、契約交渉、設計を含め、プロジェクト全般に関わる責任を負っていた。

3）日本‐ブラジル間の移動には片道30時間以上かかるにもかかわらず、機内でほとんど睡眠がとれなかったうえ、時差が12時間あり、出張①～③を通じ、現地到着後約1週間、帰国後約2週間は時差ぼけ等で寝つけず、十分な睡眠がとれない中で業務をこなさねばならなかった。

4）出張①で体調を崩した後も休めなかった。すなわち、出張②の出発直前に体調を崩した（急性咽喉頭炎、急性上気道炎等と診断された）にもかかわらず、予定どおり出張し、現地到着の3日ほど後にメールで体調不良をA社の上司らに連絡してホテルで休養したところ、業務報告としての連絡は不適切などの叱責を受けた。

その後も調子を崩したまま仕事をした後、到着から1か月ほど後の3月22日に約44時間かけて帰国し、調子が回復しないまま出張③に入り、設備の試運転を終えてから帰国し、2日間本社に出勤した後、ゴールデンウイークで9日間業務を休んだが回復せず、再び以前と同様の症状で受診した。

その後、所管の部長やグループリーダーから本件出張中の携帯電話使用料についてとがめられる出来事があった後、本件疾病を発症した。

本件では、Xに確たる素因や基礎疾患が認められていない。すなわち、本件疾病発症前2年間の健診で、血圧は正常値、BMIは26～27、心機能や生化学検査等の結果にも特段の異常はなく、糖尿病や高脂血症などの基礎疾患、既往歴、喫煙習慣、飲酒癖等もなかった。

そこでXは、2009（平成21）年1月にY（中央労基署長）宛に休業補償給付、療養補償給付を請求したが不支給決定処分を受け、その後の審査請求、再審査請求も棄却されたため、処分の取消しを求めて提訴した。

──〈判旨　～X請求認容～〉────────────────────────

「本件疾病を含む脳・心臓疾患は、血管病変等の形成、進行及び増悪によって発症し、これには、……日常生活による諸要因や遺伝等の個人に内在する要因が密接に関連する……。また、年齢、高血圧、喫煙、糖尿病といった因子が脳梗塞の発症と強い関連があると考えられている」。

しかし、「Xには脳梗塞と強い関連性があるとされるリスクファクターが認められない」。

他方、

1）本件疾病発症前6か月間のうち直前2か月前後では、「1か月未満の……時間外労働時間が100時間を超える状況もあったこと」、出張①では、現地到着後12日間連続して業務に従事していたこと

2）本件ブラジル出張の移動時間の長さ（と機内での不眠）、時差の大きさなどによる継続的な睡眠不足

3）これが相応の合間なく3度にわたり繰り返されたこと

4）疲労を抱えた中で、帰宅後ホテルで日報等を作成するなどして、国内業務時より長時間労働（1日約11〜17時間）を余儀なくされたこと、特に出張②では、急性咽喉頭炎等による体調不良状態で、上記のとおり1か月未満に100時間を超える時間外労働を行っていたこと

5）本件プロジェクトのリーダーとしての責任の重さや、予算に関わるトラブル等の発生

6）出張①〜③からの帰国後はいずれも、出張疲れを抱えたまま、帰国の翌日から通常勤務をこなしていたこと

等を考慮すると、「少なくとも本件ブラジル出張①から③まで及び本件疾病の発症時までの期間を通じて疲労が充分には解消されないまま蓄積していった……とみるべきである」。Xの時間外労働時間数が新認定基準（「脳血管疾患及び虚血性心疾患等（……）の認定基準について」平成13年12月12日付け基発第1063号）の示す基準を満たしていないことをもって業務起因性を直ちに否定するのは相当でなく（新認定基準も、労働時間のほか、拘束時間の長さ、出張の多さ、時差等の負荷要因を検討するものとしている）、Xには「業務による過重な肉体的、精神的負荷がかかったものといえ、……上記業務上の負荷がXの基礎疾患等をその自然の経過を超えて増悪させ、本件疾病の発症に至ったものとみるのが相当である」。

───〈示唆されるリスク〉────────────────────

確たる素因や基礎疾患が認められず、労災認定基準との関係ではさほど過重な長時間労働も認められない労働者であっても、一定期間内に、時差が大きく、移動時間が長い国への出張が連続し、その間に休養を十分にとれない条件下では、脳・心臓疾患等を発症し得る。

───〈考え得る予防措置〉────────────────────

①　時差の考慮

時差の大きな国への出張に際しては、対象者の年齢や健康状態なども考慮しつ

つ、体内時計を修正できるだけの間隔を空けるとともに、現地滞在日数もごく短期間とするか、逆に十分な日数を確保する。

② 頻度の管理

様々な環境変化への対応の必要性からも、頻度を抑える。

③ 労働時間の管理

海外では、労働時間が長時間化しがちなことを考慮し、宿所に帰って以後の持ち帰り残業などを管理し、労働時間を適正化する。

④ 孤独感による精神的ストレスの考慮

海外では、相談できる相手がおらず、特に責任者の場合、精神的に孤独に陥るリスクが高いので、できれば同程度の地位の親しい人物と近い距離で話ができる状況をつくる。

⑤ 国内の上司による業務状況の把握と適切な支援

特に責任者について、現地で抱えているトラブル等を国内の上司が把握し、適宜支援する。

⑥ 帰国後の健康管理

帰国後の体調を産業医等が確認し、必要に応じて休養させる。また、帰国の直後はなるべく無条件に休養をとらせる。特に、疲労などで体調不良のまま再度の出張その他過重負荷のかかる業務に従事する事態を回避する。

7 おわりに

　甚だ不十分ではあるが、以上の整理分析を踏まえると、海外赴任者には、赴任の前中後に以下のような項目の調査を行うことで、それに伴う過重な疲労・ストレス対策をいざなえるように思われる。

海外赴任の前中後に行うべき調査の項目

- 赴任先との時差
- 過去半年間の海外赴任（＋国内出張）の回数と間隔
- 出張の場合、出張先の宿所での残務の有無と質量
- 赴任先で孤独感を感じ（てい）るか（赴任先で、家族や親しい人物と十分にコンタクトをとれ（てい）るか）
- 赴任先での業務事情に関する（国内の）上司による理解の有無と程度。必要な折の当該上司からの声掛け、心配りの有無
- 帰国後に十分な休養がとれ（てい）るか
- 移動に用いる飛行機で十分な睡眠がとれ（てい）るか
- （家族を帯同する場合、）家族に赴任に伴う悩みが生じていないか

IX

復職判定と法
～一律的な判断基準に代わるもの～

1 はじめに

　本章では、復職判定に関する以下の主要な裁判例（産業医学ジャーナル42巻3号〜44巻4号で取り扱った24件と、そこでは取り扱えなかったその後の主要10件）（**表12**）につき、実務上重要な項目ごとに整理分析する。

　論述では、引用に際し、**表12**に示した事件番号を記載する。

表12　最近の主要判例

①平仙レース事件浦和地判昭和40年12月16日判例時報438号56頁（地位保全・賃金仮払い申請事件、帰趨不明）

②アロマカラー事件東京地決昭和54年3月27日労働経済判例速報1010号25頁（地位保全・賃金仮払い申請事件、帰趨不明）

③エール・フランス・コンパニー・ナショナル・デ・トランス・ポール・ザエリアン事件（以下、エール・フランス事件）東京地判昭和59年1月27日労働判例423号23頁以下（地位保全・賃金仮払い申請事件、控訴後帰趨不明）

④昭和電工事件千葉地判昭和60年5月31日労働判例461号65頁（地位保全・賃金等請求事件、帰趨不明）

⑤マルヤタクシー事件仙台地判昭和61年10月17日労働判例486号91頁（賃金等請求事件、帰趨不明）

⑥ニュートランスポート事件静岡地富士支決昭和62年12月9日労働判例511号65頁（地位保全・賃金仮払い申請事件、帰趨不明）

⑦京セラ（旧サイバネット工業）事件最1小判昭和63年9月8日労働判例530号13頁（1審：東京地判昭和59年11月29日労働判例443号32頁、原審：東京高判昭和61年11月13日労働判例487号66頁）（不当労働行為救済命令取消請求事件、確定）

⑧全国電気通信労働組合事件東京地判平成2年9月19日労働判例568号6頁（地位確認、賃金等請求事件、控訴後帰趨不明）

⑨北産機工事件札幌地判平成11年9月21日労働判例769号20頁（地位確認、賃金等請求事件、控訴後帰趨不明）

⑩東海旅客鉄道（退職）事件大阪地判平成11年10月4日労働判例771号25頁（地位確認、賃金等請求事件、控訴後帰趨不明）

⑪片山組事件最1小判平成10年4月9日労働判例736号15頁（1審：東京地判平成5年9月21日労働判例643号45頁、控訴審：東京高判平成7年3月16日労働判例684号92頁、差戻控訴審：東京高判平成11年4月27日労働判例759号15頁、差戻上告審：最3小判平成12年6月27日労働判例784号14頁）（賃金等請求事件、確定）

⑫関西電力事件大阪地裁民事調停法第17条による決定平成12年5月16日判例タイムズ1077号200頁（地位確認、賃金等請求事件、確定）

⑬カントラ事件大阪高判平成14年6月19日労働判例839号47頁（1審：大阪地判平成13年11月9日労働判例824号70頁）（賃金等請求事件、上告後帰趨不明）

⑭大建工業事件大阪地決平成15年4月16日労働判例849号35頁（地位保全等仮処分申立事件、却下後帰趨不明）

⑮独立行政法人農林漁業信用基金事件東京地判平成16年3月26日労働判例876号56頁（地位保全等確認請求事件、控訴後帰趨不明）

⑯日本瓦斯（日本瓦斯運輸整備）事件東京高判平成19年9月11日労働判例957号89頁（1審：東京地判平成19年3月30日労働判例942号52頁）（地位確認、賃金等請求事件、上告後帰趨不明）

⑰キヤノンソフト情報システム事件大阪地判平成20年1月25日労働判例960号49頁（地位保全等請求、確定）

⑱西濃シェンカー事件東京地判平成22年3月18日労働判例1011号73頁（地位確認等請求事件、控訴後帰趨不明）

⑲Ｎ社事件東京地判平成23年2月25日労働判例1028号56頁（地位確認、損害賠償請求事件、控訴後帰趨不明）

⑳西日本旅客鉄道事件大阪高判平成23年7月15日判例集未登載（1審：大阪地判平成22年12月22日判例タイムズ1351号149頁）（地位確認等請求事件、帰趨不明）

㉑財団法人大阪市Ｋ協会事件大阪地判平成23年10月25日判例時報2138号81頁（損害賠償請求事件、控訴後和解）

㉒第一興商（本訴）事件東京地判平成24年12月25日労働判例1068号5頁（地位確認等請求事件、控訴後帰趨不明）

㉓伊藤忠商事事件東京地判平成25年1月31日労働経済判例速報2185号3頁（地位確認等請求事件、帰趨不明）

㉔横河電機（SE・うつ病罹患）事件大阪高判平成25年11月27日労働判例1091号42頁（1審：東京地判平成24年3月15日労働判例1091号60頁）（損害賠償請求事件（控訴段階で地位確認請求追加）、上告後帰趨不明）

【以下、産業医学ジャーナルで扱えなかった事件】

㉕コンチネンタル・オートモーティブ事件横浜地決平成27年1月14日労働経済判例速報2244号3頁（賃金仮払仮処分申立事件、帰趨不明）

㉖日本電気事件東京地判平成27年7月29日労働判例1124号5頁（地位確認等請求事件、控訴後帰趨不明）

㉗日本ヒューレット・パッカード（休職期間満了）事件東京高判平成28年2月25日労働判例1162号52頁（1審：東京地判平成27年5月28日労働判例1162号73頁、上告、上告受理申立後、最3小決平成28年12月10日で棄却、不受理）（休職命令無効確認等、地位確認請求事件）

㉘シュプリンガー・ジャパン事件東京地判平成29年7月3日労働経済判例速報2332号3頁（地位確認等請求事件、控訴後和解）

㉙東京電力パワーグリッド事件東京地判平成29年11月30日労働経済判例速報2337号3頁（地位確認等請求事件、確定）

㉚幻冬舎コミックス事件東京地判平成29年11月30日労働経済判例速報2337号16頁（地位確認等請求事件、帰趨不明）

㉛Ｃ市病院事件千葉地判平成29年12月8日労働経済判例速報2340号11頁（分限休職処分取消等請求事件、帰趨不明）

㉜NHK（名古屋放送局）事件名古屋高判平成30年6月26日判例時報2415号63頁（1審：名古屋地判平成29年3月28日判例時報2415号76頁、上告、上告受理申立後帰趨不明）（未払給与等請求事件）

㉝神奈川SR経営労務センターほか事件第3次訴訟東京高判平成30年10月11日LEX/DB25561854（1審：横浜地裁平成30年5月10日労働判例1187号39頁）（地位確認等請求事件、帰趨不明）

㉞日東電工事件大阪地判令和3年1月27日労働判例1244号40頁（地位確認等請求事件、控訴されたが、2審（大阪高判令和3年7月30日労働判例1253号84頁）で棄却された[1]）

1）控訴に際して控訴人は、会社側が合理的配慮を控訴人と協議して決定し、それを尽くさず、また配置可能なポストがあるのに就けなかったなどと主張した。しかし2審は、会社側は産業医の関与も得て、主治医にもコンタクトして本人の状況を十分に確認し、合理的配慮の可能性も検討していたし、合理的配慮をすれば就業可能な状態にあったとも言えない、控訴人が主張する在宅勤務も、もともと復職時に予定されていた勤務形態ではないなどとして、それらの主張を斥けた。

2 司法の復職判定基準

1 就業規則規定との関係

　復職判定基準は、**傷病休職からの復職場面であることを踏まえた**雇用契約上の本来業務（債務の本旨に従った履行）の具体化であり、傷病休職自体、使用者が任意に設ける制度なので、合理性が認められる限り雇用契約を規律する就業規則の定めぶりが影響する。そこで、この点に関する裁判例の傾向をみる。

　初期（1965（昭和40）年頃）の裁判例は、復職判定基準を労使自治の課題と捉え、労働協約等の客観的解釈によって事件を判断していた。たとえ休職事由が消滅していなくても、協約規定で休職期間満了時の復職を定めていれば、そのとおり命じる判決もあった（①）。また、就業規則の休復職規定について、所定の要件の充足により復職や期間満了退職の効果を当然に生じさせるとの硬直的な解釈の例もあった（④）。

　その後も、就業規則規定に基づいて判断する傾向自体に変化はないが、もう少し柔軟に実質的な解釈（就業規則規定の文言にはとらわれない解釈）をするようになった。

　例えば、会社の就業規則上、復職判定が使用者の裁量とされている場合にも、その判定が休職者の利害（所得、雇用等）に大きく影響する以上、休職者が適正な診断書を提出して復職を申し出る限り、それに対抗し得る合理的な資料を獲得して理由を明示しなければ、復職申出時点以後、民法第536条第2項に基づき所定賃金の支払義務を負うとした例がある（⑤）。

　一般的な休復職規定に基づく被告会社の休職制度を労働者保護のための制度と解したうえで、復職可能性の判断は、使用者が作成した就業規則規定だけではなく、信義則に基づいてなされるべきと明言した例もある（⑨）。

　復職判定に関するリーディングケースである片山組事件（⑪）では、事業規模としては会社に就業規則があったはずだが、全審級がそれに言及していない。裁判所は、この頃から、当該雇用契約の「債務の本旨に従った履行」が可能か否かが復職判定基準だと述べるようになった（⑪⑬⑰など）。

　使用者が講じた退職措置が信義則違反に当たるかについて、片山組事件最高裁判決（⑪）（以下、片山組最判（⑪））の判断基準（1．原職務に復帰可能、2．短期間の軽減業務を経て原職務に復帰可能、3．労働者の申出を前提に、原職務以外で配置可能な職務に復帰可能。以下、片山組最判（⑪）に基づく典型3基準）を踏襲しつつ、⑮

と同様に、従前とは異なる職務でも、相当期間内に通常業務を遂行可能となるなら復職させ得る旨を述べた例がある（⑱）。この会社の就業規則は、従前の職種を遂行可能か、程なく遂行可能となる場合のみを復職の条件としていたので、やはり、その定めを超える判定基準を示したことになる。ただし、結論的には使用者が講じた退職措置を合法と判断した。

結構使用者側に有利な解釈として、休職期間を特定しない（＝したがって、休職命令を発するたびに休職期間を定めることとなる）就業規則規定も、休職事由が消滅した場合等には休職者が復職を請求すればよいので有効とした例もある（⑧）。

2　契約類型との関係

1　職種非限定契約の場合

■ア　原職務への復帰が可能となった時点とするもの

初期の裁判例には、休職前に就いていた職務（原職務）で労務を提供できる状態が、雇用契約の履行であり、それと異なる種類、程度、内容の労務提供につき、使用者に受領義務はないとするものがあった（②）。

被告会社の一般的な就業規則の休復職規定について、所定の要件の充足により復職や期間満了退職の効果を当然に生じさせるものとしたうえで、**休職処分は、従業員の職務従事が不可能か不適当な事由が生じた時に、その地位を保全して職務への従事を禁じる処分**なので、休職事由の消滅とは、「原則として*従前の職務を通常の程度に行える健康状態に復したときをいう」［*下線は筆者付記］とした例もあった（④）。これは、債務の本旨に従った業務の命令権が、雇用契約により使用者に付与される当然の権限という趣旨だろうが、長期休職者への配慮という観点には欠ける。

■イ　原職務への復帰を原則としつつ、最初は軽減業務でもよいとするもの

初期（1985（昭和60）年頃）には、就業規則が病気休職を労働者の権利と位置付け（るような定め方をし）つつ、休職事由が消滅しない場合の当然退職措置も定めていた前提で、その要件を、「今後の完治の見込みや、……職場の諸般の事情等を考慮して、解雇を正当化しえるほどのものであること」とし、休職者が休職前に就いていた業務の一部しかできない場合にも、そこに復職させて徐々に慣らしていくべきとした例（③）がある。

⑥は、休職期間満了による解雇を定めた就業規則規定の下で、休職者の復職判定に際して、原職務で就労可能な場合のほか、勤務軽減期間（一定の合理的な慣らし運転

の期間）を設ければ、原職務に就労可能になる場合、復職を認めるべきだが、原職務以外での就労が可能な場合にも、そうした慣行が認められるなどの例外を除き、使用者にそれを受領する法的義務はないとした。明快にイ（240ページ）の方針を示した最初の例と思われる。

　雇用主の創業者の息子であり、従前から労働能力等に疑問を持たれていた労働者が、私的な交通事故で脳挫傷等の重傷を負い、その後の治療で主治医が労働能力を認めたが、雇用主が復職を避けようとして、本人に様々な要求をしたという事案について、傷病休職制度を労働者保護のための制度と解しつつ、復職の可否は、「当該従業員の客観的な傷病の回復状況」で判断すべきであり、従前の職務を基準に、直ちに100％の遂行が不可能でも、2〜3か月の猶予でそのレベルに達する状態か否かで判定すべきとして、勤務軽減の期間の目安を示した例もある（⑨）。

　この例は、判断手続きに関連して、労働者は、使用者に対して、主治医の診断書以外の診断書や、復職後の症状悪化につき使用者の責任を問わない旨の念書を提出する義務を負わないとした。会社指定医の受診を命じる就業規則規定がなかったようなので、そのことも影響したように思われるが、基本的には事件の経過を踏まえた判示であろう。

ウ　原職務以外であっても、労使の諸事情に照らして配置可能な職務に復職させるべきとするもの

ア）当該職務を労働者側が申し立てるべきとするもの

　近年の裁判例は、この立場をとるものが多い。その嚆矢（こうし）は片山組最判（⑪）であり、職種非限定契約者の場合、一部の業務で就業が困難でも、労使双方の事情に照らして他に配置可能性のある業務[2]があり、**本人もそこでの就業を申し出ているなら**、労務を受領すべきであり、本件自宅治療命令発令の際に本人がなし得た事務作業がそれに当たる可能性を審理すべきとした。しかし、差戻控訴審は、本人が希望していなかった事務作業への配置可能性を**使用者が自ら検討しなかったことをもって**、不就労期間の賃金債権を認めた（⑪差戻控訴審）。

　その後、片山組最判（⑪）の枠組みに従い、職種非限定契約者である以上、債務の本旨に従った履行の範囲内で、労働者の申出を前提に、労使双方の事情から調整可能な職務への復職を認めるべき旨を述べつつ、復職判定に関する主張立証責任の所在については、労働者側の立証の困難を慮り、労働者側が、配置可能性がある

2）従来の判例・裁判例は、これを通常の人事政策で配置可能性があり、従前賃金、同じ職群（総合職、技術職）、職位を前提にしていると分析した例として、石﨑由希子「病気休職・復職をめぐる法的課題―裁判例の検討」労働判例1202号（2019年）10頁がある。

いずれかの業務で就労可能と立証すれば、休職事由の消滅につき事実上の推定が働き、使用者が、そのような業務の不存在を反証しない限り、休職事由消滅が推認されるとして、実質的には後述のイ）（243ページ）に近い趣旨を述べる例も現れた（⑫）。

　その他、最終的にアスペルガー症候群の診断を受けたSE（システムエンジニア）の正社員が、傷病休職期間満了により退職させられた事案につき、被告会社の就業規則上の休職制度は、その期間内に休職事由が消滅すれば復職、消滅しなければ自動退職となるものなので、被告会社による休職命令は、解雇の猶予が目的だとしたうえ、休職事由の消滅の判断基準については、片山組最判（⑪）に基づく典型3基準を挙げ、原告は、上司との通常のコミュニケーションすらとれなかったので、どの基準も満たさないとした例（㉖）、

　送配電事業等で就労する技術職の正職員が、入社から約8年後に精神的不調を訴え、一度症状が落ち着いたが、その約2年半後に再発再燃して以後長期欠勤して傷病休職に入り、その1年経過後にリワークプログラムへの通所を開始したが、振り返りが不十分とされるなど好評価を得られず、被告会社の産業医とメンタルヘルスの専門医が、休職期間満了間近の時点でも病識が欠如し、ストレス対処ができない状態などとして、復職不可と判断したことなどを受け、被告会社から休職期間満了による退職措置を受けた事案で、片山組最判（⑪）に基づく典型3基準に準拠しつつ、結局、本人に対人関係能力が欠け、被告会社にその能力が不要な業務がない以上、いずれの基準も満たさない旨を述べた例（㉙）、

　片山組最判（⑪）の枠組みに従い、職種非限定契約者である以上、債務の本旨に従った履行の範囲内で、労働者の申出を前提に、労使間で調整可能な職種への復職を認めるべき旨述べたうえで、1審原告から原職務（報道制作）以外の業務での労務提供の申出はなかったとし、同人のように精神的な疾患による休職者が復職する際は、原職務が相当と解されること（厚生労働省の職場復帰支援の手引き[3]に原職務への復帰が原則と記されている）、1審原告の処遇区分は相応に高度で責任ある業務の遂行が求められたことなどから、他に復職可能な職はなかったとした例（㉜：ただし、複数回にわたる休職で合計休職期間が6年ほどに及び、途中で幾度も試し出勤を行わせたが、トラブルを起こすなどして再度休職に戻る事態を繰り返していたなどの経緯があった）、

　生産技術開発業務に従事していて業務外の事故で頸髄損傷等の重傷を負って、下

3）改訂版心の健康問題により休業した労働者の職場復帰支援の手引き（平成21年3月23日付け基安労発第0323001号）。

肢完全麻痺等の後遺障害を残した休職者につき、片山組最判（⑪）を引用しつつ、従前の業務は遂行不可能としたうえで、本人が会社との面談で従前の事業所での従前の業務のみを曰し出ていたとして、その他の職務への配置可能性も否定した例（㉞）、

などがある。

これらは次のイ）よりも多数を占めるが、傷病の重さや快復可能性、快復へ向けた本人の自助努力、素直さ等の"事件の筋（経過）"が影響しているようにも思われる。つまり、裁判所が復職拒否相当と見立てた事件について、本人が相当な職務での就労を申し立てなかったことを、後付け的に判断理由の一つに挙げた可能性がある。

イ）復職先の職務を使用者が検討すべきとするもの

多くの裁判例に、片山組最判（⑪）の判断枠組みを踏襲し、原職務以外の職務への復帰は、本人の申出を前提とする立場をとるが、医師の診断書や会社が設置した委員会の判定等に基づき使用者が休復職を命じる旨の就業規則規定を前提に、職種非限定の労働契約の場合、労使双方の諸事情に照らして現実に配置可能な職務を使用者自ら検討し、従前就いていた職務以外でも復職させる（指示する）べきとした例もある（⑩⑫）。

これらは、暗に「障害者の雇用の促進等に関する法律」（以下、障害者雇用促進法）上の合理的配慮の趣旨を体現した例とも言える。殊に⑩は、復職可能性のある業務の一部が履行不能でも、雇用契約上の信義則から、できる限り適応を支援すべき（具体的には、重量物取扱業務の排除、共同作業体制の構築など。ただし、主治医の診断内容のポジティブな変化、以前の所長がそうした内容を本人に提案していたことや、その後の**会社側の対話の姿勢の欠如**、会社の規模等を前提としている）と明言し、会社が設置した医師を委員長とする委員会の復職不可判定も、主治医の診断をくんでおらず不当とした。⑫は、⑩⑪を引用しつつ、配置可能な職務には、原職務とは別の部署の職務も含まれるとした。

┃ エ　その他

原職務に復帰可能な場合（基準１）のほか、労使双方の事情に照らして他の軽易な職務に配置可能な場合（基準２）[4]、または、当初その職務に就ければ短期間で通常の

4）この基準には、原職務を軽減したものと原職務とは異なる軽易な職務の双方が含まれるとも解される。

職務を行えると予測できる場合（基準3）の3つを復職認定基準とした例がある（⑮）。

　特筆すべきは、基準1～3は、一見、片山組最判（⑪）の判断枠組みと同じだが、実際の判断では、基準2は単独では用いられず、基準2と基準3の双方を満たさねばならないとしたこと（同旨の例として、カプコン（休職期間満了）事件大阪地判平成27年9月4日判例秘書L07051061）、また、原職務とは、休職者が配慮を受けて現に就業していた職ではなく、会社の職員が本来通常行うべき職務と解すべきとしたこと、すなわち、たとえ労働者から申出がなくても他の軽減業務への復職可能性を探るべきだが、あくまで短期間で原職務に戻れることを前提とし、原職務とは、雇用契約上本来遂行すべき職務だとしたことである[5]。片山組最判（⑪）は、**休職前にたまたま配置されていた職務の如何によって、休職者の復職の難易が左右されてしまうという事情を**、復職希望者の有利に活用し、復職先を広く考えるべきとしたが、**本判決は、以前から本来的職務を果たせていなかったことを前提に、その事理を、復職希望者の不利に活用した**。ということは、もとより所定業務を十分に果たせない労働者には、疾病性が不明確でも、医師の診断書さえ得られれば傷病休職を命じ、休職期間満了をもって退職させてよいと述べたことになる。裏から言えば、**本来、労働能力不足で普通解雇できる労働者について、疾病の影響可能性があるなら、慎重を期して休職させて快復可能性を探るという方法を承認した**とも言えよう。

　もっとも、⑮の判決は、実質的に、就労意欲を欠き、実績も挙げられず、関係者に迷惑をかけるような行動を続け、主治医が人格障害と述べたこともあった（と認定された）労働者を前提としている。

　近年、このような判定方法は、傷病休職制度の悪用によって普通解雇制限を潜脱するもので許されず、労働者に元々あった能力や性格傾向の問題はさておき、傷病休職を適用した以上、疾病が快復すれば復職させるべき旨を述べる判例が現れた（シャープNECディスプレイソリューションズほか事件横浜地判令和3年12月23日労働判例1289号62頁）。しかし筆者は、精神障害の事案であったことを前提に、精神障害と本来的な性格傾向や能力の問題は容易に切り分けられないとの批判を加えた[6]。

5）しかし、その後、たとえ原職務が雇用契約上予定された本来業務より軽易なものだったとしても、特に配慮を受けたのではなく、使用者が自主的に長期間その職に就けていたのであれば、その履行が可能な状態をもって復職させるべきとする例が現れた（日本漁船保険組合事件東京地判令和2年8月27日労働経済判例速報2434号20頁）。この例では、総合職で採用されながら、約2年半にわたり単純な事務作業に従事させられていた労働者にとっての復職判定基準は、その事務職に従事できるかであるとされた。

6）三柴丈典「問題行動がみられ発達障害が疑われた労働者の退職措置が違法とされた例」労働判例1289号（2023年）5-9頁。

そもそも企業の疾病休職制度は、働けない、周囲に迷惑をかけるなどの事例性を基本として、その背景に疾病性がうかがわれるから適用されるものであって（疾病性があっても事例性がなければ同制度は適用の必要がないし、制度趣旨に反するだろう）、同制度が適用された労働者に係る裁判所の復職判定も、疾病性と事例性の双方を踏まえ、債務の本旨履行が果たせるか否かを基本的な基準として行われてきた。障害者雇用促進法上の合理的配慮も、使用者に過重負荷を求めるものではないし、障害者としての基準で所定業務を遂行しがたい者まで復職させる根拠にはならない。

2 職種限定契約の場合

雇用契約上、職種が限定された労働者の場合、従前の業務を通常程度に遂行できなくなれば、原則として債務の本旨に従った履行ができない状況にあるが、他に配置可能な部署や業務があり、会社の経営上もその配置にさほど問題がない場合は除くとした例がある（⑬）。もっとも、事案に即した判断では、運転手として雇用された労働者が、他に配置可能な業務（作業員の業務）を希望しなかったことを理由に、会社側が配置可能性を検討せずともやむを得ないとされた。

厳密には職種限定契約者ではないが、ほぼ職種が特定されていたタクシー運転手が交通事故の後遺症で第二種運転免許を失ったケースにつき、当事者の合理的意思解釈を根拠に、他職種への配転可能性を検討しない解雇は違法とした例もある（東京エムケイ事件東京地判平成20年9月30日労働判例975号12頁）。また、障害者雇用促進法上の合理的配慮義務の履行支援を図る指針（合理的配慮指針（平成27年3月25日厚生労働省告示第117号）第4の1(2)ロ）に、中途障害者について、原職務での配慮では対応できない場合、職務を継続させるため、他職種での就業等を検討すべきと記されており、少なくとも同等に処遇される他職務の打診が求められ得るとの見解もある[7]。

3 その他の復職判定基準

上述のとおり、復職が可能な状態とは、雇用契約の債務の本旨に従った履行の提供がある状態であり、「履行の提供」と言う以上、復職申出後の改善可能性より、復職申出時点での労働能力を問うべきとした例がある（⑫）。仮に復職申出後に労働能力が改善しても、遡って申出時点で復職可能だったとは言えないということである。

他方、会社が本人に陰性感情を持ち、一貫して復職を拒否する姿勢で臨んだことを

7）石﨑由希子前掲論文「病気休職・復職をめぐる法的課題—裁判例の検討」11頁。

裁判所が問題視したことがうかがわれるケースで、法定外労働は例外なので、遂行不能でも復職可とすべきとした例がある（⑰）。最高裁の代表的判例は、時間外・休日労働に関する協定（36協定）があり、就業規則に根拠規定があれば、時間外労働命令違反に基づく懲戒処分を合法としていた（日立製作所武蔵工場事件最１小判平成３年11月28日労働判例594号７頁）にもかかわらずである。

なお、この判決（⑰）は、本人の主治医の意見よりも復職可能な時点を１年遅らせたが、その理由として、本人が発症した精神症状と身体疾患（副腎の疾患）の関係が不明だったという医学的な事情のほか、会社側が主治医や本人と面談する用意があると伝えていた（のに本人が応じなかった）という会社側の誠実さないし客観的姿勢を挙げていることも特筆されよう。

休職者の復職を、その健康状態や会社の受入れ事情などの客観的事情ではなく、ほぼ使用者が復職させる意思を有していたか（の客観的解釈）のみで判断し、本来依拠すべき労使の客観的事情は、別途、使用者が講じた退職措置が信義則違反に当たるか否かの判断で考慮するに留めた例もある（⑱）[8]。

もっとも、脳出血を発症し、右片麻痺の後遺症を残し、当初の就業規則上は１年だった休職期間が規則変更と副社長の判断で２度延長され、その２度目の延長休職期間中に、会社はリハビリ勤務と説明して軽作業に従事させたが快復せず、退職措置が講じられたという事実経過を前提としており、休職者の疾病性の重さと使用者が講じた措置の合理性、誠実さが積極的に評価されたものと思われる。

4　復職後も有効な基準か

片山組最判（⑪）は、労働者の申出に基づき、労使双方の事情から調整可能なら、原職務以外の職務へ復職させるべき旨を述べ、⑩は、後遺障害で、原職務への復帰自体が困難な者にもこの基準が適用されることを述べたが、では、この基準による労働者の復職後、使用者は、その者への業務命令権を制約され続け、なおかつ、当該労働者の従前の格付けに沿った賃金の継続支払いを求められるのか。

⑮は、たとえ復職時点での配慮として業務軽減が認められても、短期間で通常業務に復帰できる見込みがなければ復職要件を満たさないと解しているが、判例法理として確定したとは言えない。他方、⑫は、身体障害等の場合、雇用契約上の信義則に照

8）石﨑（前掲論文「病気休職・復職をめぐる法的課題—裁判例の検討」14頁）が言うように、本来、復職判定は、雇用契約の客観的な意思解釈の問題なので、就業規則規定の定めぶりを踏まえつつ、労使双方の意思の一致点をうかがわせる事情から客観的に解釈されるべきだろう。

らし、健常者とはある程度労務提供の密度と速度が異なる点は許容して、職務分担の変更により、本人の能力に合った職務の割当てを図るべきだが、雇用契約上賃金との対価性は求められ、例えば管理・専門職者が私傷病で単純軽作業しかできなくなった場合、債務の本旨履行とは言えないので、復職申出の時点で、使用者が割当可能な業務のうち、従前業務と近い質量の業務を遂行できる必要があり、その能力の獲得は本人に委ねられ、それは障害者雇用促進法の精神に照らしても変わらないとし、賃金や格付けを労務提供の質量に見合った水準に下げ得ることも暗示した。

これらの例から、私傷病が前提なら、使用者は、復職から2〜3か月以後、相当期間内に実働に見合った格付けへの変更を申し込み、労働者が応じなければ、注意・指導、一定期間の観察等の手続きを経て、雇用契約の解約も不可能ではないだろう（民法第542条第3号〜第5号を参照されたい）[9]。そもそも、日本では、一定の総合職社員の場合、配置転換命令に従わなければ、懲戒解雇も許されるという判例法理がある（東亜ペイント事件最2小判昭和61年7月14日労働判例477号6頁）。解雇回避努力や障害者雇用促進法上の合理的配慮義務の履行の観点からも、実働に見合った格付けへの変更の申入れまでは、使用者の信義則上の一般的義務として、格付けに見合わない業務への配置が求められると解して差し支えないだろう。

整理すると、使用者には、専門家の意見を聴き、本人や関係者らと協議のうえ、人的・物的な合理的配慮（配転や職務割当ての変更の場合、短期間を除き、質量が原職務に相当するもの）を恒常的に講じること自体は信義則上求められるが、経営状況の変化等により、過重な負担として停止されることがある。また、当該労働者の配置可能性と職務の質量に応じた処遇の引下げは可能であり、就業規則等に合理的な定めがあればそれに従い、なければ使用者から申し入れ、承諾されなければ、その処遇に相応する労務提供の能力を再検証して確認されなければ、労働契約の解約も可能と解されている。筆者もそれでよいと考える。

5　障害者への対応

1　障害者一般

労働者の労働能力が原職務の遂行に到底堪えない状態だったことを前提に、当該労働者からの当時の身体障害者雇用促進法（現在の障害者雇用促進法）の雇用努力義務

9）島田裕子「リハビリ勤務の法的性質」民商法雑誌144巻3号（2011年）405頁は、そもそも判例自体が、いったんは別職務に就いたとしても、程なく原職務への復帰が可能なことを想定していたとする。

規定に基づく雇用継続の主張について、訓示規定にすぎないので根拠にならないと一蹴した例がある（④）。

先述したとおり、身体障害等の場合、雇用契約上の信義則に照らし、健常者とはある程度労務提供の密度と速度が異なる点は許容して、職務分担の変更により、本人の能力に合った職務の割当てを図るべきだが、雇用契約上賃金との対価性は求められる。また、復職申出の時点で、使用者が割当可能な業務のうち、従前業務と近い質量の業務を遂行できる必要があり、その能力の獲得は本人に委ねられるとした例もある（⑫）。

脳出血を発症し、右片麻痺の後遺症を残し、当初の就業規則上は１年だった休職期間が規則変更と副社長の判断で２度延長され、その２度目の延長休職期間中に、会社はリハビリ勤務と説明して軽作業に従事させたが快復せず、退職措置が講じられたケースで、労働者は、会社が従業員500人を擁する企業であり、職種と事業内容が多様で、雇用契約も職種非限定であり、障害者の法定雇用率を定めた障害者雇用促進法第43条に反していたことなどから、休職前の業務を十分に遂行できなくても、本人が遂行可能な業務を提示すべきだったと主張したが、退職取扱い時点で、仮に原職務以外の業務でも、程なく、または相当期間内に通常業務を遂行できる程度にまで回復するとは見込まれなかったとして、退職措置を有効とした例もある（⑱）。

生産技術開発業務に従事していて業務外の災害で頸髄損傷等の重傷を負い、下肢完全麻痺等の後遺障害を残した休職者につき、片山組最判（⑪）を引用しつつ、従前の業務は遂行不可能としたうえで、本人の業務内容、後遺障害の程度等を勘案すると、合理的配慮指針（障害者雇用促進法第36条の５第１項に基づく）が例示する事業主に過重負担とならない措置程度では業務遂行は困難であり、従業員数5000人を超える大企業でも変わらないとした例もある（㉞）。結論的に休職者の退職措置は有効としたが、この判決は、**復職判定に際しても、障害者雇用促進法上の合理的配慮を勘案すべきことを示唆した。**

2 精神障害者等

業務外の事由による精神障害者等（精神病質者や、社会不適合を生じやすい性格傾向の者を含む）であって、事例性（疾病による労働能力、職場秩序への影響等）を呈する者に関する裁判所の復職判定は一般に厳しいが、以前に比べると、主治医や産業医らによる疾病性と事例性の確認、経過観察等の手続きは求められるようになっている。

例えば、

休職前から契約に見合った仕事ができていなかった場合、契約上の本来業務ができない限り復職させる必要はないとの論理により、実質的に、就労意欲を欠き、実績も挙げられず、関係者に迷惑をかけるような行動を続け、主治医が人格障害と述べたこ

ともあった労働者の退職措置を合法化した例（⑮）のほか、

総合職社員としての格付けに見合った総合的な対応力が必要とした例もある。

日本企業では通例ながら、総合的な対応力を求めること自体、多くのタイプの精神障害者を排除する。大手商社に総合職社員として入社から約8年後に体調を崩して以後、3年弱の間に300日以上欠勤し、その間にそううつ病（双極性障害）と診断され、さらに2年9か月病気休職したが、会社産業医による主治医との緊密な連絡、本人への支持的対応等があっても脈絡なく自分の関心ばかり述べる多弁傾向等が改善せず、休職期間満了前に試し出勤が行われたが、通常のコミュニケーション能力が認められなかったという事案で、休職事由の消滅（債務の本旨に従った労務提供が可能な状態）の主張立証責任は労働者側にあるとしたうえ、それには、取引先同士の取引の媒介等を生業とする会社の"総合職"として対人折衝等の複雑な調整等にも堪え得る程度の精神状態が最低限求められるとした例（㉓。同旨の例として㉖）、

片山組最判（⑪）の枠組みに従い、職種非限定契約者である以上、債務の本旨に従った履行の範囲内で、労働者の申出を前提に、労使双方の事情から調整可能な業務への復職を認めるべき旨述べたうえで、本件では1審原告（当時はNHK職員）から原職務（報道制作）以外の業務での労務提供の申出はなかったし、同人のように**精神的な疾患による休職者が復職する際は、原職務が相当と解される**こと、1審原告の処遇区分は相応に高度で責任ある業務の遂行が求められたことなどから、他に復職可能な職はなかったとした例（㉜）、

最終的にはアスペルガー症候群の診断を受け、労働能力不足、職場秩序の紊乱などの問題を生じていたSEの正社員が、直属の上司ら使用者側の相当のサポートも奏功せず、傷病休職期間満了により退職させられた事案につき、障害者基本法第19条第2項（事業主による個々の障害者の特性を踏まえた適正な雇用管理による雇用の安定化）、発達障害者支援法第4条（国民による発達障害者の社会経済参加への協力）のほか、改正障害者雇用促進法（平成25年法律第46号）第36条の3（事業主による障害の特性に応じた合理的配慮）を考慮する必要があるが、前二者は努力義務であり、後者は労働契約の内容を逸脱する過度な負担を事業主に課すものではなく、法律の趣旨を踏まえた配慮は当然に必要だが、「雇用安定義務や合理的配慮の提供義務は、使用者に対し、障害のある労働者のあるがままの状態を、……労務の提供として常に受け入れることまでを要求するものとはいえない」として、上司との通常のコミュニケーションが成立しない原告の状態では、被告会社では就労不可能だったとした例（㉖）、

妄想で自分が複数人に監視されているなどと言い張り、会社に対処を求めて無断欠勤して退職処分を受けたが、1度目の訴訟では、最高裁（最2小判平成24年4月27日最高裁判所裁判集民事240号237頁）で精神科の診断を仰ぐべきだったなどとして処分

無効と判断された後、自宅待機中に会社の産業医から妄想性障害であり、退職処分当時にも精神疾患に罹患していた、労働自体は不可能ではないが、他の社員とのコミュニケーションはとれないなどと判断され、会社から休職命令を受け、約1年半の経過後、自然退職扱いを受けた事案で、たとえ社会一般に言う"働くことが可能"でも、コミュニケーション能力を欠き、他の社員の精神的健康を侵す危険があって、会社に社内外の者とのコミュニケーションが不要なポストがない以上、たとえ職種非限定の雇用契約者であっても、債務の本旨に従った履行の提供は不可能だったとした例（㉗）、

　などがある。

　精神疾患と性格傾向等の区別は難しいが、傷病休職者の復職判断を性格傾向等で行ってはならないとする例もある。

　例えば、

　本人の考え方、物の見方には偏りがあり、卑屈な態度をとった経緯もあり、上司から多少厳しい叱責等を受けてもやむを得ず、会社側に不法行為はなく、休職命令は正当で、休職命令の理由となった視覚障害が業務上とも認められず、労働基準法（以下、労基法）第19条に基づく雇用契約上の地位確認請求は認められないが、傷病休職からの復職では、労働者の健康状態等の客観事情によるべきであり、事務職なら復職できたのに、会社が陰性感情から復職拒否したとうかがわれるなどとして、退職措置を違法無効とした例（㉒）、

　面談に当たった産業医も、感情不安定で強迫観念が強く、相手がストレスで体調を崩す危険性があり、今後は弁護士や社会保険労務士（以下、社労士）にも面談に同席してもらう方がよいと意見するほど人間関係の問題がうかがわれる女性労働者が、2回目の出産・育児休業から復職しようとした際に会社から退職勧奨され、労働局に調停を申請するなどしたところ解雇されたという事案につき、要するに、まずは復職させ、問題行動には注意や軽い懲戒処分を重ねるなど手順を踏んで改善機会を与えたうえで退職勧奨や解雇等に及ぶべき旨を示唆し、たとえ「労働者に何らかの問題行動があって、職場の上司や同僚に一定の負担が生じ得るとしても、例えば、精神的な変調を生じさせるような場合も含め、上司や同僚の生命・身体を危険にさらし、あるいは、業務上の損害を生じさせるおそれがあることにつき客観的・具体的な裏付けが」ない限り、事業主は復職を甘受すべきと述べた例（㉘）、

　就業判定に当たった産業医が復職不可とした根拠である原告の性格傾向等は、使用者が同人に命じた傷病休職を解除すべき事由である、従前の職務を通常の程度に行える健康状態の回復とは無関係と明言した例（㉝）、

　などがある。

　たしかに、傷病休職制度である以上、疾病を理由に休職させた者の症状が改善した

場合、性格傾向等を理由に復職を拒否できないのが原則だろうが、特に精神疾患では、性格傾向等と疾患が関連していることも多いため、原則論一辺倒が妥当とも思えず、現に裁判所も、おおむね使用者側の悩みをくんだ判断方法を探ってきたように思われる。しかし最近は、傷病休職ならば臨床症状の快復をもって復職させ、その後改めて解雇事由の有無を確認すべきとの趣旨を述べる例が増えてきているように思われる（好例が、㉝のほか、前掲（244ページ）のシャープNECディスプレイソリューションズほか事件横浜地判である）。

3　審査の判断要素・手続き

こうした事案の審査では、**表12**の⑩が嚆矢となって、まず疾病性、次に事例性という判断の手順がほぼ確立した（⑫⑬⑭⑮㉒㉓㉖㉗等）。

ただし、⑩より前には、特に解雇の有効性との関係で発症の業務上外が問われた事案につき、会社が私傷病者の休職や解雇措置を講じるうえでは、原則として本人が求めた本人の主治医等への意見聴取は必要だが、業務上外の判断が主な目的である場合、発症事由や発症後の経過などから業務外と確信できるケースでは、（主治医等への意見聴取＝疾病性の確認は）必ずしも必要ない旨示唆した例がある（⑧）。会社側が嘱託医に面接等を行わせなかったことを含め、初手から復職拒否の姿勢で休職者に対応したこともあり、司法が、事例性も測らず、おおむね本人の主治医の臨床医学的見地からの診断のみで復職可能と判断した例もある（⑰）。なお、この判決は、会社が、休職者が申し立てた調停を一方的に不成立としたことも問題視していたと解される。

他に、本人は他の事業所への異動内示を受けて以後、2度にわたって急性口蓋垂炎で呼吸困難となって救急搬送され、長文の手紙や口頭で理不尽に会社を批判し続けるなど反抗的な態度を貫いたが、会社側は粘り強く理性的な対応をした末に休職期間満了により退職させたことがうかがわれる事案で、主治医が恐怖症性不安障害と診断したことは認めつつも疾病性は確定しないまま、事例性を重視して退職措置を合法とした例（⑲）や、病院の看護師が多数の医師や看護師らから問題を指摘されるような行動を続け、傷病休職を幾度も更新されながら産業医面談も拒否し続けた経過を前提に、秩序を逸脱するような症状から精神疾患への罹患が明らかな場合、たとえ病名が不明でも、休職命令等の措置が正当化され得る旨述べた例もある（㉛）。

4 休職制度の法的性格と要件事実（主張立証責任）論、賃金支払義務の存否

　休職制度の趣旨と要件事実（＝主張立証責任）論（ここでは、休職事由の消滅につき原告と被告のどちらが主張・立証する責任を負うか。責任を負う方が主張・立証できなければ、その事実は存在しないものと取り扱われる）はつながっているので、ここでは、その両者に関する裁判所の示唆を整理する。

1　単に被用者の地位を保全したまま職務従事を禁じる処分とするもの

　初期の頃（1985（昭和60）年頃）、就業規則の休復職規定について、所定の要件の充足により復職や期間満了退職の効果を当然に生じさせるものとしたうえで、**休職処分は、従業員の職務従事が不可能か不適当な事由が生じた時に、その地位を保全して職務への従事を禁じる処分**なので、休職事由の消滅とは、「原則として*<u>従前の職務を通常の程度に行える健康状態に復したときをいう</u>」[*下線は筆者付記] とした例がある（④）。

2　単に被用者の地位を保全したまま職務従事を免じる処分とするもの

　雇用主の創業者の息子であり、従前から労働能力等に疑問を持たれていた労働者が、私的な交通事故で脳挫傷等の重傷を負い、その後の治療で主治医が労働能力を認めたが、雇用主が復職を避けようとして、本人に様々な要求をしたという事案について、一定期間欠勤した者を対象とし、休職期間満了により退職させる旨の就業規則規定に基づく傷病休職制度は、**本来直ちに退職させられる労働者を、その期間中退職させずに回復可能性を見計らう、労働者保護を目的とした制度**であるとし、その制度趣旨から、客観的に復職可能性が認められれば、休職期間満了による退職措置は無効となるとした例がある（⑨）。

3　実質的に解雇の猶予措置としたと解されるもの

　病気休職制度を、一面でその期間は雇用を保障されて療養に専念できるという意味で労働者保護を目的とした労働者の権利と解しつつ、他面で、期間満了時には当然退職が認められるという意味で使用者に利益をもたらす点で均衡を図ろうとする制度と解し、それによる当然退職措置につき、**解雇規制法理との関係を強く意識して、使用者側に正当事由の主張立証責任を課した例がある**（③）。

　実質的には、休職者に対して使用者に配置や経過観察等の面で解雇回避努力を尽くさせ、それでもなお回復見通しが立たない場合に当然退職措置の合法性を認める趣旨と解される。

　また、その経緯に照らし、少なくとも本件では、本人が休職事由の消滅を証明すべきであり、仮にその立証責任が１審被告（使用者）側にあるとしても、テスト出局の状況、第三者の大学教授や産業医の意見に照らせば、１審原告（労働者）は、本件解職当時、疾病が復職可能な段階まで治癒していなかったとした例がある（㉜）。

　すなわち、１審原告（当時はNHK職員）が、入局から約15年を経て、１審被告名古屋放送局に配属以後、頭痛等で約２か月、うつ病で約２年８か月休務し、半年間のテスト出局の後約10か月勤務したが、再び約１年半以上の休務を経て実施されたテスト出局中、転勤者用住宅の継続入居を求めて警備員が駆けつけるほど担当者に食い下がって中止され、それから約１年２か月後に改めてテスト出局が開始され、おおむね予定どおりの出退勤時間で約60本のニュースを制作するなどしていたが、出局開始から５か月ほど後に本人の遅刻をきっかけになされた問答の後、一方的に早退し、以後再び１年以上休務し、その間に１審被告の産業医が本人の主治医に意見を求めようとしたが、代理人弁護士の同席等を求めて実現せず、結局、第三者の大学教授である精神科医を受診したが、同医師に電話やFAXをして１審被告から警告書を発せられ、同医師には気分（感情）障害による攻撃的・突発的言動で職場でのトラブルが生じ得る旨診断され、期間満了で退職措置を受けた、

　という事案について、判決は、会社の就業規則の規定（休復職は、欠勤が継続した場合など一定要件の下に会社が措置し得ること、本人の申出により無給で延長休職を命じ得ること、休職期間満了の際に解職し得ること等を規定）やテスト出局が労働者の早退等で中止となった経緯等に照らし、少なくとも本件では、本人が休職事由の消滅を証明すべきであり、仮にその立証責任が１審被告にあるとしても、テスト出局の状況、第三者の大学教授や産業医の意見に照らせば、１審原告は、本件解職当時、疾病が復職可能な段階まで治癒していなかったとした。

原審は、１審被告の傷病休職制度が解雇の猶予措置であることを明言し、本判決も、おそらくそのことは前提としつつ、主張立証責任は一律に決まらず、会社就業規則の定めや、事案の個別事情（経緯）に応じて定まる旨示唆したものと解される。

4　名実共に解雇の猶予措置としたもの

一般的な例としては、㉒が挙げられる。

本判決は、一般的に、雇用契約上の傷病休職制度が、私傷病により、使用者が長期にわたり労務提供を受けられない場合に、雇用契約の終了を猶予して労働者に治療・回復の機会を付与する制度であり、休職期間の満了で雇用契約は当然に終了するが、労働者が復職を申し入れ、健康状態を含む個人情報である治療・回復に係る情報をもって、債務の本旨に従った労務提供ができる程度に病状が回復したと立証した際に、契約終了の効果が妨げられるとした。

他に、休復職ともに会社が措置する旨の就業規則規定を前提に、会社の休職制度を解雇の猶予措置と解したうえで、原職務に復帰可能な場合（基準１）のほか、労使双方の事情に照らして他の軽易な職務に配置可能な場合（基準２：これには原職務での勤務軽減も他職務での勤務軽減も含む趣旨と思われる）、または、当初その職務に就ければ短期間で通常の職務を行えると予測できる場合（基準３）の３つを復職認定基準とした例（⑮）がある。基準１～３は一見、片山組最判（⑪）の判断枠組みと同じだが、実際の判断では、基準２単独では用いられず、基準２と基準３の双方を満たさねばならないとし、また、原職務とは、休職者が配慮を受けて現に就業していた職ではなく、会社の職員が本来通常行うべき職務と解すべきとした。

要件事実論を具体的に述べた例もある。

㉓は、被告会社の休職をめぐる就業規則規定が全体として私傷病による休職期間満了による雇用契約の終了の子細を規定したと解されること等を前提にすると、原告からの地位の確認請求に対して、被告会社は、原告が傷病で休職を命じられ、就業規則所定の休職期間が満了したことを、雇用契約の終了事由として、抗弁として主張立証し、原告は、復職を申し入れ、休職事由が消滅したことを再抗弁として主張立証すべきとした。

その他、会社が講じた休職期間の延長措置を正当化する論拠として、休職延長が解雇の猶予措置であるためと述べた例もある。すなわち、会社の就業規則に休職延長の定めはなかったが、休職延長は、心身の故障による解雇「規定の適用を排除するという趣旨において、一種の解雇猶予措置と位置づけられる」とした（⑱）。

5　その他

　休職命令には２つの側面があり、病気治療への専念の側面は強制力を持たない助言にすぎず、就労拒否の側面は、使用者が、従業員の健康配慮義務と職場の安全管理義務を負い、職場の秩序維持権限を持つから、違法事由がない限り、発令の裁量権を持つとした例がある（⑪の１審）。休職者からの賃金等請求については、民法第536条第２項により使用者の帰責事由の有無で決せられ、このケースでは、産業医への意見聴取等による調査を怠ったとして、使用者の帰責事由を認めた。

　上級審も、就労拒否の側面にかかる判断を否定していないので、使用者には、賃金を支払う限り自宅待機命令を発する裁量権があると解されていることがわかる。

　⑪の２審は、このうち賃金支払義務について新たな解釈論を示した。すなわち、労働者が私傷病で完全労務不能なら、特約なき限り賃金債権は生じず（民法第536条第１項）、労務の一部のみ提供可能でも、雇用契約の債務の本旨に従った履行の提供ではないので、使用者は、受領拒否して賃金支払債務を免れ得るが、雇用契約上の信義則から、提供不能な労務の質量がわずかか、配置部署内での担務の調整で容易に就業させられる場合、労務を受領すべきであり、受領拒否しても賃金支払義務を免れない（民法第536条第２項）。ただし、一部履行可能の申出があった場合等には、労働者側の申出や資料を信頼すればよく、自ら積極的に医学的調査を行う必要はない、という解釈であった。

　⑪の最高裁判決は、私傷病休職制度の趣旨も要件事実論も示さなかったが、配置可能性がある一部の業務でのみ就業が可能な場合、本人の申出を前提に、使用者に受領拒否が正当か否か（帰責性の有無）を判断する旨を示したので、少なくともその場合の主張立証責任は労働者に課していると解される。

　私傷病休職制度の趣旨については何も述べず、復職判定基準については、片山組最判（⑪）の枠組みに従い、職種非限定契約者である以上、債務の本旨に従った履行の範囲内で、労働者の申出を前提に、労使双方の事情に照らして調整可能な職種への復職を認めるべきだが、復職判定に関する主張立証責任の所在については、労働者側の立証の困難を慮り、労働者側が、配置可能性がある業務で就労可能と立証すれば、休職事由消滅につき事実上の推定が働き、使用者が、そのような業務の不存在を反証しない限り、休職事由消滅が推認されるとした例もある（⑫）。

　以上の裁判例の示唆を踏まえると、病気休職が使用者による解雇の要件が満たされた前提での猶予措置であれば、始期付（意思表示以後の特定の時期に解雇の効果を発生させる）・解除条件付（特定の条件が成就すれば解雇の意思表示を解除する）の解

雇の意思表示であり、その解除条件の成就の主張立証責任は、親切に雇用を保護してもらっている労働者側が負うことになり、病気休職が労働者の権利利益であれば、権利の保障期間中に労働能力が快復しないという条件を満たすことで初めてその効果が発生するという停止条件付（特定の条件が成就すれば解雇の効果が発生する）の解雇の意思表示と解され、労働者の権利利益を侵害するような停止条件の成就は、使用者側が主張立証すべきことになると解される。

そのいずれに当たるかは、就業規則上の休復職規定の定めぶりのほか（就業規則上、労働者の権利と解し得るような傷病休職規定が設けられていた前提で、休職期間満了時点で休職事由が継続していたことの主張立証責任を使用者に負わせた例として③がある）、事件の筋（事実経過に現れる当事者の理性や誠実さ）によって判断されることとなろう。主張立証責任は、基本的に衡平によって定まることによる。

なお、休職が解雇の猶予制度とすれば、休職事由と解雇事由がイコールかが検討されねばならない[10]。この点に具体的に論究した裁判例は見当たらないが、疾病による長期の労働不能など、雇用を存続できない事由の発生が休職の一般的要件と解されていることから、**直ちに解雇できなくても、その状態の継続により解雇の要件が満たされる状態であれば、休職命令の要件を満たすと解される**（もっとも、㉒のように、休職命令の合法性を認めつつ、期間満了による退職措置を違法とした例もある）。

なお、前述したとおり、裁判例は、就業規則上の一般的な休復職規定については、字義にとらわれず、その趣旨をくんで、解雇の猶予措置と理解し、猶予を受けた労働者側に労務提供可能の主張立証責任を負わせる傾向にある。よって、就業規則上、休復職を会社の措置と定めるか、労働者の権利と定めるか等は、傷病休職からの復職判定の基準や主張立証責任に必ずしも影響しないだろうが、**休職措置の恩恵的性格と休復職の判断に関する使用者の裁量を強調するなら、会社の措置と定めるべき**こととなろう（㉓が好例）。

傷病休職者の復職にかかる主張立証責任論については、最近、障害者雇用促進法の趣旨を踏まえた学説が現れた。同説は、労働者は、1）就労が可能な程度に快復したこと（雇用契約の本旨に沿った職務のうちいずれかの職務で就労できる程度の快復と思われる）、2）使用者の合理的配慮の不履行で復職が妨げられていること、について一般的な主張立証責任を負い、使用者は、労働者の疾病性と就労可能性について、臨床医や産業医らの専門家と関係者から聴取し（本人との対話を含む）、企業の実情から配置可能な職務がないか、負担の過重さから労働者が望む配慮を履行できないこ

---

10) 石﨑由希子前掲論文「病気休職・復職をめぐる法的課題―裁判例の検討」10頁も同旨と思われる。

とを具体的に主張立証する責任を負う、という[11]。要諦は、労働者側には一応の証明責任を課し、使用者側に具体的な反証責任を課したこと、使用者側に復職段階で労働者との対話を含む障害者法上の合理的配慮を行うことを求め、その不履行の効果を法的な復職扱いとしたことにあると解される。

従来の裁判例の審査方法を集約しつつ、合理的配慮の編入を図った説であり、筆者もこの枠組み自体に異論はないが、主に使用者側が反証すべき具体的事項として、以下の2点を加えたい。

まず、合理的配慮の内容に、客観的配慮と主観的配慮を含めるべきだろう[12]。特に精神疾患の場合、現れ方には個別性が強く、真意を隠したり、自覚しない場合も多いため、合理的配慮指針に書かれた配慮を参考にしつつ、本人の真意にアプローチする努力が求められ得る。その際の鍵は、本人の個性や症状の理解者（属性や知識と共に本人との相性が重要）を相談者として選任することである。

次に、復職場面で求められる手続的理性を尽くす必要がある[13]。具体的には、リワーク施設等の活用、産業医面談の勧奨、専門家（主治医、産業医ら）と関係者（上司、家族ら）からの意見聴取、（必要に応じて支援者を設けたうえでの）本人との対話を通じたゴールとなる復職条件（≒健康状態）の設定、復職プログラムの策定と説明等を基本として、事情に合った措置を講じることである。

5 休職期間の延長

使用者が就業規則規定上の根拠なく、本人同意もなく休職期間を延長したケースでは、さらに延長せずに退職措置を講じたことが違法だとか、延長休職時点で復職扱いすべきなどと主張されることがある。しかし裁判所は、このような措置は使用者の裁量で可能と解してきた。

例えば、就業規則規定では休職期間を定めておらず、現に休職者自身が都度診断書

---

11) 石﨑由希子前掲論文「病気休職・復職をめぐる法的課題—裁判例の検討」13頁。

12) 三柴丈典「本判決を手がかりに障害者法上の合理的配慮について考える—客観的な合理的配慮と主観的な合理的配慮—」労政時報3991号（2020年）111頁。

13) Takenori Mishiba (2020). Workplace Mental Health Law: Comparative Perspectives. London: Routledge（邦語版：三柴丈典『職場のメンタルヘルスと法—比較法的・学際的アプローチ』法律文化社、2020年）は、メンタルヘルスにかかる問題解決のため、①個別性、②連携的専門性（様々な関連分野の専門家による連携）、③多面性、④柔軟性、⑤継続性、⑥人間性（心理的特性の考慮）、⑦客観性、及びこれらすべてを包括する⑧手続的理性の8要素の確保が求められ、目標とすべき「健康」自体、自身及び関係者との対話を通じて合意形成される必要があるとしている。

を提出して休職が延長（更新）され、使用者の裁量でおおむね２～３か月ずつ３回の休職措置が講じられたケースで、こうした措置は、権利濫用に当たらない限り使用者の裁量で可能とした例がある（⑯）。

　また、会社の就業規則に休職期間の定めはあったが休職期間延長の定めがなく、休職者に延長の説明もされていなかった前提で、就業規則に心身の障害等で業務不能な場合の解雇が定められているので、休職期間延長は一種の解雇猶予措置であり、労働者の復職意欲等を鑑みた措置で、論難できない旨を述べた例もある（⑱。同様に、休職期間満了に伴う退職措置等を講じるうえで延長措置を肯定的に評価した例として④㉚等）。

6　復職希望者への医療受診命令

　使用者の復職判断に際して、就業規則規定に基づくなどして、産業医や指定医への受診を命じたが、使用者側への不信感を前提に、主治医の診断書があること等を理由に労働者に拒否される例が少なくない。こうした場合、その命令は有効か、命令違反は復職判定等との関係でどのような効果を生じるかが問われる。

　労働者に従前から勤怠不良等があったが、労働組合の一人分会長を務めていたため、退職措置等の不当労働行為性が争われた事案を前提として、一般論として、労働者側が傷病の業務起因性を主張する場合等には特に、労働者の今後の処遇にも関わるので、たとえ就業規則上の根拠規定がない場合にも、「労使間における信義則ないし公平の観念」を根拠に、使用者は、指定医への受診を命じることができ、労働者がその診断に不満があれば、当然に、自身が選択した医師の診断をもって対抗すべき旨を述べた例がある（⑦）。

　判決は、この事理は、たとえ後になって行政が業務起因性を認定した場合にも影響を受けず、労働安全衛生法（以下、安衛法）第66条第５項ただし書に、所定の法定健診に関する医師選択の自由は、このような法定外健診には適用されないと明言した。

　やはり、労働者（労働組合の職員）が罹患した頸肩腕症候群等について業務起因性を主張した事案について、就業規則上の根拠規定の有無は不明ながら、業務外を疑う合理的な事情があり、雇用主（労働組合）が本人に、既往歴、休務しても長引いていること等を説明したうえで指定医の受診を求めた経緯から、本人が指定医の適格性を疑うなら、雇用主と人選について協議すればよく、現に雇用主もそれを許容していたのに従わなかった以上、受診要求に従うべきだったとした例がある（⑧）。

　雇用主の創業者の息子であり、従前から労働能力等に疑問を持たれていた労働者が、私的な交通事故で脳挫傷等の重傷を負い、その後の治療で主治医が労働能力（の

回復）を認めたが、雇用主が復職を避けようとして、本人に様々な要求をしたという事案について、一般的な休復職規定を定めた被告会社の休職制度を、労働者保護を目的とする制度と解釈し、また、就業規則規定は字義どおりではなく、信義則に即して解釈すべきとしたうえで、労働者は、使用者に対して、主治医の診断書以外の診断書や、復職後の症状悪化につき使用者の責任を問わない旨の念書を提出する義務を負わないとした例もある（⑨）。

まさに、信義則に照らした就業規則の解釈論と思われるが、そもそも、会社指定医の受診を求める就業規則規定がなかった（ようである）こともこの判示に影響したと思われる。

休職前の勤怠不良、長期にわたる休職、会社が退職を前提とせずに休職者の復職手続きを講じようとしたこと等の事情を前提として、労使間の信義則や公平観を根拠に、使用者は復職を希望する労働者に医師への受診や医師への意見聴取を指示することができ、労働者はそれに応じる義務があるとした例もある（⑭）。この判決も、労働者は、使用者による医師の人選や診断結果に不満があれば、別の診断結果をもって争い得るとしている。

これは解雇や非自発的退職措置にもつながる使用者による復職判定への労働者の協力義務を説いたものにすぎないかもしれないが、訴訟法上の一般的な復職要件充足（休職事由の消滅）の主張立証責任にもつながる示唆だろう。つまり、使用者側の合理的対応等の経緯を前提に、復職適性の主張立証責任を労働者側に課す趣旨と解される。

7 産業医の関与の（法的）意義

1 主治医と産業医・指定医の見解相違

初期の事件では、正にも負にも産業医が意義ある関与を果たしたケース自体見当たらないが、その後、産業医の関与の意義を重視する裁判例が増えてきている。

裁判所は、医師の属性を問わず、情報確認の丁寧さ、本人の様子を継続的に診ているかを含め、合理的な見解を採用する傾向にあるが、産業医は、本人の健康情報のみならず、職場での状況や業務歴、職場環境等を知り得る立場にあるため（安衛法第13条第4項、安衛則第14条の2、第14条の4第2項第2号等を参照されたい）、主治医の意見も踏まえて疾病性と事例性を丁寧に確認し、総合勘案した見解は尊重する傾向にある。産業医側・会社指定医側の見解を尊重したか、主治医の見解の限界を指摘し

259

た例としては、以下のようなものがある。

　休職者が復帰を申し入れた頃に会社に提出した主治医2名の診断書と異なり、会社の産業医（C医師）は、契約上の特定業務（運転）は不可能としていた件につき、当該産業医は当該労働者の罹患した慢性腎不全等（循環器系統）は専門外だったので、その専門医の意見も踏まえて慎重に判断すべきではあったが、休職者の健診を担当し、平素の診断結果と相当精密な検査に基づいて就業不可能の判定をしたこと、主治医の1人の診断も病状好転を示していなかったこと等から、その判定が不当だったとは言えず、その判定を重視した会社の復職不可の判断も正当とした例（⑬）、

　主治医は本人を直接診察し、産業医は面談したことがなかったが、その主治医が理不尽な主張を続ける本人に共鳴して一方的に会社を責めるような診断等をしていた前提で、本人と会社間の信頼関係喪失の原因は主に本人側にあり、産業医はその経緯を知っていたので、説得力は損なわれないとした例（⑲）、

　適応障害による傷病休職の期間満了間際に突然発行された主治医の通常勤務可の診断書につき、「被告会社から原告に対し、休職期間満了の通知が届き、『焦って目が覚めた……、会社に戻りたい、頑張ろうと思う』との話があったため、希望どおりに書いたというものである。これは、医学的に軽快した……のではなく、原告の強い意向によることが理由と考えざるを得ない」とした例（㉕）、

　送配電事業等で就労する技術職の正職員が、入社から約8年後に精神的不調を訴え、一度症状が落ち着いたが約2年半後に再発再燃して以後長期欠勤して傷病休職に入り、1年経過後にリワークプログラムへの通所を開始したが、振り返りが不十分とされるなど好評価を得られず、被告会社の産業医とメンタルヘルスの専門医が、休職期間満了間近の時点でも病識が欠如し、ストレス対処ができない状態などとして、復職不可と判断したことなどを受け、被告会社から休職期間満了による退職措置を受けた事案で、主治医の見解は、リワークプログラムの評価を踏まえていないこと、職場事情や本人の職場での勤務状況を踏まえていないこと、一般に、主治医の診断は、患者本人の自己申告に基づかざるを得ない一方、リワークプログラムでは、一定期間の継続的な観察に基づく客観的評価となり得ることを述べた例（㉙）、

　市立病院（被告病院）の看護師が、抑うつ反応（病名は不明）により、市の分限条例に従い、5回にわたり分限休職処分を受けたことを不服として、処分の取消しと損害賠償を求めた事案で、主治医の診断書は、病状の回復程度で復職可能性を判断していることが多く、その職場で求められる業務遂行能力の回復を保障しているとは限らないことから、（市のマニュアルに従い）産業医面談を復職要件とすることは、被告が負う安全配慮義務の履行の一環として、復職適性等について専門家の判断を求めるものと解され、不合理とは言えず、被告の管理者の指定医だからといって不公正な判

断をするとは限らない以上、原告が被告病院から復職条件と伝えられた産業医面談をすべて拒否したのは不当だったので、本件休職処分は合法とした例（㉛）、

1審原告（NHK職員）が、何度も休復職を繰り返し、休務中に行われたリハビリ出局も本人の事情で停止され、通算すると6年以上休務した末、復職可と判断した主治医からの意見聴取を産業医が本人に求めても素直に応じず、指定医（大学教授）から気分（感情）障害による攻撃的・突発的言動で職場でのトラブルが生じ得る旨診断されるなどして退職措置となった事案につき、その主治医は、1審被告によるテスト出局開始時と、中止の約半月後に復職可能と診断したが、自宅療養下での心身のリハビリを前提とし、図書館通いや規則正しい生活を主な根拠に復帰可能と判断したにすぎず、1審原告の原職務の業務負荷への耐性の考慮や検証を十分行えておらず、休職事由が消滅したとは認められないとし、主治医の見解、従前の就労の経緯等を踏まえ、テスト出局を中止すべきなどとした産業医の判断を支持した例（㉜）、

生産技術開発業務に従事していて業務外の事故で頸髄損傷等の重傷を負って、下肢完全麻痺等の後遺障害を残した休職者につき、休職中の生活状況の確認、直接の面談による健康状態等の確認、職場関係者や主治医との面談等により、休職者の疾病性と事例性を丁寧に確認したうえで復職不可とした産業医の判断の妥当性と、それらに基づく会社の復職拒否の正当性を認めた例（㉞）、など。

他方、産業医・指定医側の見解の不合理性を指摘したか、主治医の見解の合理性を認めた例には、以下が挙げられる。

航空輸送会社で荷物の搭載にかかる業務に従事していて結核性髄膜炎に罹患し、長期間休務した後、夜間勤務がなく身体に負担のない場所・業務での復帰を希望した労働者につき、主治医は復職可、会社指定医も事務系の作業なら可能としていたが、産業医は復職不可判定をした事案につき、当該産業医の判定は、会社指定医ら専門医の所見を適切に踏まえていないとして合理性を否定した例（③）、

睡眠、食欲、気分、希死念慮、就労意欲等の健康状態からは、主治医の復職可能の判断は信用でき、本人の従前の業務の性格から、復職可能だったと解される一方、1審被告の産業医が復職不可とした理由は、休職前の状況から職場の他の職員に影響が及ぶリスクにあると解され、現に同産業医は、本人が冷静に内省できない、組織的な協調性を欠くなどと指摘し、人格障害等との判断もしたが、本人がトラブルの原因との主観に基づいており、合理的な根拠を欠く旨述べた例（㉝）、など。

まさに、医師の属性にとらわれず、診断等の合理性と妥当性を求める傾向がうかがわれるが、主治医の判断の限界を指摘する例が増えてきているように思われる。

2　積極的関与が復職判断にもたらす影響

　産業医の積極的関与の有無が裁判所の復職判定に影響を与えたことがうかがわれる例が増えている。

　まず、事例対応に産業医を関与させなかったことが、使用者に不利な判断をいざなったと思われる例として、以下のような例がある。

　職種非限定契約ながら長年工事現場監督に従事してきた労働者が、バセドウ病の発症で事務職での就労を希望したが、使用者が受領を拒否した事案での賃金支払義務（民法第536条第2項の帰責性）の有無の判断に際して、使用者が専門家（差戻控訴審は主治医のみを例示しているが、産業医を含む趣旨と解される）の意見を聴取したか否かを重要な要素とした例（⑪の1審及び差戻控訴審）、

　身体疾患が原因となって易疲労性など自律神経失調症の症状が生じていたと解される労働者に対し、会社側が、「敵対的でかちんとくる、何の努力もしないで自己主張する」と述べるなど、陰性感情を持ち、本人が会社の疑問に応える主治医の具体的な診断書を提出したのに、一貫して復職を拒否する姿勢で対応し、休職者が申し立てた調停も不成立としたこと等を問題視して、休職者側の雇用契約上の地位確認請求を認めた例（⑰）、

　事務職なら復職できる程度に快復していたが、やはり会社がおそらくは陰性感情から本人に産業医の面談を受けさせず、復職可能性について産業医の意見も求めずに行った退職措置は違法無効とした例（⑫）、など。

　他方、現に産業医が積極的に関与したことを肯定的に評価した例として、以下が挙げられる。

　産業医が、そううつ病（双極性障害）を発症した労働者に対して、支持的姿勢を粘り強く維持して主治医とも信頼関係を形成し、疾病性に関する正確な情報を収集しつつ本人の業務の性格も的確に認識し、就業可能性について冷静に判断したことで、会社が手続的理性を果たすのを助け、裁判所が会社寄りに事件の筋を読む（原告の地位確認請求等を棄却する）のに貢献したと解される例（㉓）、

　もともと就職前に無為・自閉・徒食生活を送ったり自殺を図ったりしたことがある者が、会社でシステム開発等の業務に就いた後、ある程度過重な負荷を体験し、うつ病等を発症して休職に入ったところ、症状自体の寛解と再発を繰り返し、また本人自身が症状が寛解しても復職しようとせず、所定の休職期間満了前の仮復職でも勤怠が安定しなかったため退職措置を受けた事案につき、うつ病等の発症について会社の安全配慮義務違反を認めつつ、会社が本人を仮復職させる際に産業医面談を実施し、本

人の希望や状態を踏まえた支援プログラムを作成したことについては、復職場面における会社の安全配慮義務の履行の一環として積極的に評価した例（㉔）[14]、などがある。

3　主治医が大学病院の医師である場合の判断

　休職者が自身の労働能力を証明しようとする際、高度医療機関である大学病院の医師の診断を求めることがある。特に産業医や会社指定医が復職拒否の判断をしている場合、そうした行動がとられる。

　大学病院の専門医の診断では、脳血管障害性運動不全麻痺を発症し、その後に快復したことが認められ、具体的に説明されたにもかかわらず、使用者が何ら確認もしないまま復職を拒否した事案について、国立大学附属病院の専門医の診断には高度の信頼性があるとした例がある（⑤）。

　他方、精神疾患で長期間休職したにもかかわらず、会社から主治医への事情聴取を拒否し、所定の休職期間満了が近づいた時点で労組に加入して交渉を委ね、医師の診断書を提出する旨合意したのに提出せず、会社が労組幹部を買収したなどと発言し、その後、突然主治医とは異なる大学病院の医師による「証明書」なる文書を提出し、会社からの事情聴取の求めを拒否した事案につき、復職の判断材料は、継続的に本人の診察を行ってきた主治医の診断が望ましく、たとえ大学病院の医師の診断であっても、的確さにおいて、必ずしもそれには及ばない旨を述べた例もある（⑭）。

　結局、医師の属性より、事件の筋（事実経過に現れる当事者の理性や誠実さ）の方が大きく影響するということと思われる。

8　陰性感情を招く事情（組合活動、職場秩序の紊乱）

　本稿では、度々、裁判所による"事件の筋読み"が判決に与える重要性に触れてきたが、傷病休職者の復職をめぐる司法審査は、労使双方の誠実さや行動の合理性の審査という面が強い。すなわち、使用者が講じた手続きの合理性、本人の傷病の重さや快復可能性、従前の就労意欲、快復へ向けた自助努力、周囲にかかる負荷等を要素と

14）本件の１審は、会社が月90時間以上の時間外労働をした者に産業医面談を受けさせていたことも、安全配慮義務の履行の一環として積極的に評価した。最終的には、この産業医の治療継続を要する（復職不適格とする）旨の判断に基づいて会社が仮復職取消し・退職措置を講じたが、その判断の妥当性は争われず、１・２審共にその措置を合法としている。

して勘案することが重要な意味を持つ。上述の基準論は、その低次の課題とも言える。そして、その意味で、産業医の（積極的）関与を使用者の有利に評価した例（㉓㉔。リワークプログラムの活用につき㉙）や、関与させなかったことを使用者の不利に評価した例も現れている（㉒など）。

たしかに、精神疾患等の周辺症状や二次障害として、言動が攻撃的、主観的、不可解となる場合もあるが、それは時間経過や多軸的視点で判断していると解される。また、仮に業務上傷病の二次障害でも、産業医面談の応諾を含む復職へ向けた自助努力が認められないケースでは、解雇・退職措置の効力、賃金支給、損害賠償額の認定等で本人の不利に判定する傾向にある[15]。

特に初期から中期（1965（昭和40）年頃から1998（平成10）年頃）の事件では、休職者がもとより労組に所属していた例が多く（①②⑥⑦⑩⑪㉛。⑧は雇用主自体が労組。会社の定める休職期間満了が近づいて労組に加入したのが⑭）、復職拒否等が不当労働行為と主張されるケースもあった（①⑥⑦⑪㉛）。たしかに、労組所属の復職判定への影響を認めた裁判例は見当たらないが（⑦では、労働委員会と下級審が休職者の退職措置等を不当労働行為と認めたが、上告審が否定した）、たとえ身体疾患のケースでも、使用者の復職の判断や支援の程度に、労組所属やそこでの活動のありようが影響している可能性は否定できない。上記の休職者が労組に所属していた８つのケースのうち、休職者の復職可能性が認められたのは２つ（⑩⑪）で、約25％だった。一方、本稿が取り扱った主要34件のうち、⑫（民事調停事件）と㉑（損害賠償請求事件）を除く32件の中で、休職者の復職可能性を認めたのは約30％（32件中10件）だったので、労組所属者の復職可能性が認められる割合が若干低かった。少数組合の組合員、一人分会長などで敗訴割合が高いように思われる。

とはいえ、より重要なファクターは、本人の性格と行動傾向であろう。労組所属との関係は定かではないが、本人の従前からの怠惰や反抗的態度、発症後の（病気の症状とは直接関係しない）健康管理への非協力等の行動・性格傾向が、使用者の対応や司法の判断に影響したことがうかがわれるケースが散見されるので、以下に列挙する。

【例１】

私傷病（骨折）による休職者が、一方では、会社にトイレの洋式化や階段への手すりの設置、出勤時間の変更などの復職条件を求めつつ、他方では、自身の骨折の重篤

15）ただし、裁判所の筋読みは、あくまで裁判所の「認定」事実に基づいており、擬制的側面も拭えない。例えば、㉝では、１審原告の人格を問題視する１審被告の産業医の判断が否定されたが、その主な根拠は、先行する第１訴訟（パワハラを理由とする損害賠償請求訴訟）の１審被告のパワハラを認めるような内容での和解での終結、第２訴訟（和解条項不履行等に基づく損害賠償請求訴訟）での本人側の請求認容であり、自らハラスメントの有無等を審査し直したわけではない。

さを隠し、その快復状態の確認のため会社が労組と合意したレントゲン検査も拒否した（②）。

裁判所の判断：本人の傷病の状態と受傷前の業務との不適応を主な理由として、会社による退職措置を有効と判断した。

【例2】

　以前から同僚の酒気帯び運転に同乗して懲戒を受けるなどしていて、酒気帯び運転による交通事故で重傷を負い、休職に至った（⑥）。

裁判所の判断：休職前の職務に直ちに戻れないこと、及び、当面軽作業に就けても戻る見込みが立たなかったことを理由に、会社による休職期間満了後の解雇を正当とした。この会社では、てんかんやもらい事故で負傷した他の労働者の勤務を継続させた／支援した経緯があったが、医師の診断書の内容等を理由に別扱いした。

【例3】

　入社のすぐ後に私傷病で3か月休み、その後も勤怠状況が安定せず成績不良だったところ、地域労組の分会長となり、その後、脊椎椎間軟骨症となって長引くと、生協診療所の医師から業務上の傷病をうかがわせる診断を得て、会社から指定医受診を求められたが応じなかった（⑦）。

裁判所の判断：2か月ほどの休職後の退職措置につき、労働委員会と下級審は不当労働行為と認定したが、最高裁は正当とした。

【例4】

　精神疾患で長期間休職したにもかかわらず、会社から主治医への事情聴取を拒否し、所定の休職期間満了が近づいた時点で労組に加入して交渉を委ね、医師の診断書を提出する旨合意したのに提出せず、会社が労組幹部を買収したなどと発言し、その後、突然主治医とは異なる医師の「証明書」なる文書を提出し、会社からその医師への事情聴取も拒否した（⑭）。

裁判所の判断：このケースの経過からは、会社が本人の病状を知るため診断書を求めるのは合理的かつ相当なのに提出しなかったこと、会社は休職期間満了後も自宅待機措置をとって（正確な情報をつかもうと努めて）いたこと等から、休職期間満了後の解雇は正当とした。

【例5】

　入職し試用期間経過直後から相当日数の欠勤を重ね、本人の希望で単純軽作業ばかりに従事し、会議等での居眠りなどの問題があったが、勤務先の業務承継に際して自分が辞めさせられると不安になって職務遂行が困難となり、心身症等の診断を受けたほか、地域労組に団交を申し入れさせるなどし、その後、主治医の診断書を得て休職したが、休職期間中に他社で実施された試験的な勤務でもほとんど実績を挙げられ

ず、主治医も、関係者に人格障害と説明しつつ体面上本人寄りの姿勢をとって、診断にも客観性を欠いていた（⑮）。

裁判所の判断：使用者は、たとえ労働者から申出がなくても、原職務以外の軽減業務への復職可能性を探るべきだが、あくまで短期間で原職務に戻れることが前提という復職判定基準を示したうえで、ここで原職務とは、現に休職者が休職前に配慮されて就いていた職務ではなく、本来通常行うべき職務と解すべきであり、この労働者はそれを遂行できる能力を有していなかったから復職させる必要がなかったとした。

【例6】

当初は出向先のグループ会社でのシステム関係の業務で過重負荷に苛まれ、睡眠リズム障害に陥ったが、その後はそのグループ会社が残業制限したうえ、残業が少なく勤務時間が安定し負荷が少ない業務（プロパンガスの充填）に就ける子会社に新たに出向させるなどの配慮をしていたにもかかわらず、突然その出向措置に不満を述べ始めるとともに体調不良を訴え、会社の求めに応じて自律神経失調症の診断書を提出して休職に入り、その後の面談では、会社で最も負担の軽い従前のプロパンガス充填業務を嫌がり、「もっと楽な仕事ならできる」旨述べたうえ、通算275日の休職を経ても復調しなかった（⑯）。

裁判所の判断：会社による出向措置は本人の失調等に基づくもので問題なく、休職命令もその延長も診断書に基づいていたうえ、会社が配慮した職務を本人が希望しなかった経緯があり出向元・出向先双方が発令したものであって有効性に問題なく、退職措置も、休職措置の3度の更新で合計9か月経ても快復しなかったもので、就業規則に即しており、有効とした。

【例7】

入社から約16年間は特に問題なく働けていたが、他の事業所への異動内示を受けたところ、そこが地獄のような職場と思い込み、2度にわたって急性口蓋垂炎で呼吸困難となって救急搬送され、長文の手紙や口頭で理不尽に会社を批判し続け、会社から主治医へのコンタクトの求めも幾度も拒否、主治医も恐怖症性不安障害と診断しつつ本人に同調して、一方的に会社の配慮を求めるような意見を述べるなどしたが、会社は誠実な対応に努め、人事担当次長が本人の求めに応じ、休職命令の発令を延期して調査したうえで未払い割増賃金を支払い、休職期間中も電話で様子を確認するなどしていた（⑲）。

裁判所の判断：人事担当次長は本人の理不尽とも言うべき非難等に根気よく対応し、主治医の意見に反して産業医が復職を拒否したのも合理的などとして、地位確認請求等を棄却した。

【例8】

　就職前に無為・自閉・徒食生活を送ったり自殺を図ったりしたことがある者が、会社でシステム開発等の業務に就き、5年程度は正常に就労できていたが、ある程度過重な負荷（期限に追われながらの1か月当たり40〜90時間程度の時間外労働、上司からの期限遵守や仕事上の効率や機転を求めるやや厳しい注意等、調子を崩して入退院後もなお期限を意識した就業を求められ、産業医に残業を禁止されても就業を継続して疲労を蓄積したところで上司から無理解と感じる言葉を浴びたこと）にさらされ、うつ病等の診断を得て休職に入ったところ、症状自体の寛解と再発を繰り返し、寛解しても本人の意思で復職しようとせず、所定の休職期間満了前の仮復職でも勤怠が安定しなかったため退職措置を受けた（㉔）。

裁判所の判断：会社上司の不法行為責任は否定し、会社の講じた復職をめぐる措置にも過失はなかったが、会社は本人の中等度の業務上の負荷へのばく露や調子の悪化等を知っており、精神障害を予見できたので過失責任を負う。ただし、うつ病にかかってから約1年を超えた時点からは本人の資質も作用したので、その後の賠償額を減額すべきで、さらに約1年後からは完全に本人の問題として、それから3年後になされた退職措置を合法とした。

　けんか両成敗的な例と言えよう。

【例9】

　市立病院（被告病院）の看護師が、患者からの苦情を踏まえた配置転換をきっかけに発症した抑うつ反応（病名は不明）により、市の分限条例に従い分限休職処分を受け（最初の2回は本人からの診断書の提出に基づき、以後は被告病院の積極的判断による）、被告病院は産業医面談が復職条件と伝えたが、本人が頑なに拒否し続けた結果、4回にわたり処分が更新された（㉛）。

裁判所の判断：産業医面談を復職要件とすることは、被告病院の安全配慮義務の履行の一環とも言えるし、被告側の指定医だからといって不公平な判断をするとは限らないなどとして、各処分を合法とした。

　必要な場面での産業医面談等を頑なに拒むのも、その労働者に不利な判断をいざなうことが示唆される。

【例10】

　1審原告（当時はNHK職員）は、入局から約15年を経て名古屋放送局に配属以後、頭痛等で約2か月、うつ病で約2年8か月休務し、半年間のテスト出局の後約10か月勤務したが、再び約1年半以上の休務を経て、復職に向けて実施されたテスト出局（テスト出勤）中に、転勤者用住宅の入居継続を求めて警備員が駆けつけるほど担当者に食い下がって中止された。それから約1年2か月後に改めてテスト出局が開始

され、おおむね予定どおりの出退勤時間で約60本のニュースを制作するなどしていたが、テスト出局開始から5か月ほど後に本人の遅刻をきっかけになされた上司との問答の後、一方的に早退し、以後再び1年以上休務し、その間に産業医（1審被告）が本人の主治医に意見を求めようとしたところ、代理人弁護士の同席等を求めて実現せず、結局、第三者の大学教授である精神科医を受診したが、本人が同精神科医に電話やFAXをして1審被告から警告書を発せられ、同精神科医には気分（感情）障害による攻撃的・突発的言動で今後も職場でのトラブルが生じ得る旨診断された（㉜）。

裁判所の判断：労働契約上の地位確認、休職期間中と終了後の賃金、不法行為による損害賠償等の請求は1・2審ともに棄却し、2審が、テスト出局期間中に実際にニュースを制作した期間につき時給800円の最低賃金の支払いを命じるにとどまった。

　他方、使用者の対応に問題を感じ、裁判所が労働者寄りに"事件の筋読み"をしたと解される例もある。

【例11】

　身体疾患が原因となって易疲労性など自律神経失調症の症状が生じていたと解される労働者に対し、会社が「敵対的でかちんとくる、何の努力もしないで自己主張する」と述べるなど陰性感情を持ち、本人が会社の疑問に応える主治医の具体的な診断書を提出したのに、一貫して復職を拒否する姿勢で臨んだことがうかがわれる（⑰）。

裁判所の判断：復職適性を満たした時期をかかりつけ医より約1年遅めにみたが、当該労働者の地位確認請求を認容した。その際、法定外労働は例外なので遂行不能でも復職可とすべきとした。最高裁は、時間外・休日労働協定があり、就業規則に根拠規定があれば、時間外労働命令違反に基づく懲戒処分を合法としていた（日立製作所武蔵工場事件最1小判平成3年11月28日労働判例594号7頁）にもかかわらず、である。

【例12】

　外資系の著名な学術出版社に勤務する女性労働者が、1回目の出産・育児休業からの復職後、待遇等に感情的に不満を述べたり不和を招くような態度をとったりするようになって上司との関係が悪化し、産業医も面談の結果、感情不安定で強迫観念が強く、相手がストレスで体調を崩す危険性があり、今後は弁護士や社労士にも面談に同席してもらう方がよいと意見するほどであったところ、2回目の出産・育児休業から復職しようとした際に会社から退職勧奨され、労働局に調停を申請するなどした後に解雇された（㉘）。

裁判所の判断：まずは復職させ、問題行動には注意や軽い懲戒処分を重ねるなど手順を踏んで改善機会を与えたうえで退職勧奨や解雇等に及ぶべき旨示唆したうえ、たとえ「労働者に何らかの問題行動があって、職場の上司や同僚に一定の負担が生じ得る

としても、例えば、精神的な変調を生じさせるような場合も含め、上司や同僚の生命・身体を危険にさらし、あるいは、業務上の損害を生じさせるおそれがあることにつき客観的・具体的な裏付けが」ない「限り、事業主はこれを甘受すべき」として、本件解雇を違法とした。

　もっとも、この判決は労働者の非違性は認めており、暗に合法な解雇の手法を示唆したとも解し得る[16]。

【例13】

　ある部署に配属口、有能な後輩若手社員の加入後、その者に仕事を奪われて卑屈になるなどして他部署に配転され、その部署の上司（課長）は本人の仕事ぶりなどを積極的に評価する等の配慮をしていたのに（現に企画発案力は優れていた）、当該上司からパワハラを受けていると内部統制推進室に通報する、元の部署の上司（室長）への嫌悪感を露骨に示すなどした後、精神科主治医にうつ状態と診断されるとともに、背景に両親との関係等の生い立ちがあると指摘され、その後も同僚や元上司らを批判する電子メールを他部門の職員に送る、元上司に社内失業状態と訴えるなどしていたところ、視覚障害を発症し、休職命令を受けた後、期間満了退職となったが、以上の過程で業務の質量に過重性は認められなかった（㉒）。

裁判所の判断：本人の考え方、ものの見方には偏りがあり、卑屈な態度をとった経緯もあり、上司から多少厳しい叱責等を受けてもやむを得ず、会社側に不法行為はなく、休職命令は正当で、同命令の理由となった視覚障害が業務上とも認められず、労基法第19条に基づく雇用契約上の地位確認請求は認められないが、リハビリによる視力の改善、主治医による復職可能診断、企画書作成能力の回復等からも事務職なら復職できた。会社は産業医の判断すら仰がずに、陰性感情から復職拒否したと思われるが、傷病休職からの復職では、労働者の健康状態等の客観事情によって判断すべきなどとして、退職措置を違法無効とした。

　本人の認知の偏りを認め、休職命令を合法としつつ、その期間満了を経ても退職措置は違法とした珍しい例である。認知が偏った者の雇用保障を積極的に図ろうという価値判断を基礎にした判断と思われる。

---

16) ㉗の第1次訴訟の最判（最2小判平成24年4月27日最高裁判所裁判集民事240号237頁）が、まさにそのような例だった。

9 リハビリ勤務の法的性格

休職者の復職前に、無給で軽作業を行わせ、復職適性／準備性を高めるとともに確認する、いわゆる"リハビリ勤務"の法的性格及び賃金支払義務について、最近、注目すべき裁判例が現れた。

㉜は、債務の本旨に従った履行とまでは認められないが、職業的リハビリのみでなく、復帰の可否の見極めを目的とするテスト出局は、労使双方にメリットがあって合理的であり、健康保険法上の傷病手当金の活用により労働者の受給金額は基本的に同一となるから違法とは言えないが、指揮命令性があってその成果を使用者が享受している[17]などの場合、たとえ無給の合意があっても最低賃金相当額の支払義務は生じる（最低賃金法第4条第2項）と述べた。

もっとも、本件の原審のほか、無給でよいとする例はあった。当初の就業規則上は1年だった休職期間が規則変更と副社長の判断で2度延長され（合計約2年半。1度目の延長休職期間までは有給）、2度目の延長休職期間中に、以下の1）〜4）の条件で行われた作業につき、この期間は会社が復職を認めていなかったと推認されるし、行われた作業も「労働契約に基づく労務の提供ではなく、まさにXのリハビリのための事実上の行為にすぎ」なかったとした（⑱）。

ただしこのケースは、2度目の休職延長時点で復職適性を満たしていなかったにもかかわらず延長がなされた経緯があることに留意する必要がある（㉜も合計で6年以上休務した事例だが、会社の制度との関係では、特別な配慮で休職を延長したわけではなく、試し出勤中に本来業務に近い作業が行われた時期もかなりあった）[18]。

1）会社は本人にリハビリ勤務とだけ説明し、休職中とも復職したとも伝えなかった。

2）通勤手当を含めて無給だった。

3）最初の9か月程度は、週3日、1日2時間半程度、人事部の担当者からの依頼で電車通勤者の定期券運賃のチェック等の軽作業、その後半月ほどは、会社の就業日に1日6時間程度、社内特定部署による割当てで、海外との簡単なやりとりや輸送ガイドラインの作成等が行われた。

4）実質的な出退勤管理や業務評価はされなかった。

リハビリ勤務は、労使間の客観的な意思解釈に基づく一時的な労働契約内容の変更

---

17) 労働契約では、本来的に得られた成果は使用者に帰属する。請負契約ではなく、労務が成果を生む必要はないので、労務の絶対的基準にはならないが、要素にはなるだろう。

18) 島田裕子前掲論文「リハビリ勤務の法的性質」406頁も同旨。

であり、その期間中の基本給の1割引下げも認められるが、その長期間の継続は、使用者の人事上の裁量権の逸脱に当たるとした例もある（Chubb損害保険事件東京地判平成29年5月31日労働判例1166号42頁）。

リハビリ勤務の法的性質については、労働者性や労基法上の労働時間に関する判例の示唆が参考になる。前者に関する著名な新宿労基署長（映画撮影技師）事件（東京高判平成14年7月11日労働判例832号13頁）は、①業務遂行上の指揮監督関係の存否・内容、②支払われる報酬の性格・額、③業務指示等に対する諾否の自由の有無、④時間的・場所的拘束性の有無・程度、⑤労務提供の代替性の有無（他の者に労働を代替させられるか）、⑥業務用機材等機械・器具の負担関係、⑦専属性の程度、⑧使用者の服務規律の適用の有無、⑨公租などの公的負担関係、⑩その他諸般の事情を総合的に判断すべきとする。

後者に関する著名な三菱重工長崎造船所事件（最1小判平成12年3月9日労働判例778号14頁）[19]が支持した原判決（福岡高判平成7年3月15日判例タイムズ890号131頁）によれば、労基法上の労働時間とは、使用者の指揮命令下で労務を提供していると客観的に認められる時間であり、例えば法令や就業規則等で遂行が求められていて、従わなければ懲戒等の不利益を受け得る行動をとっている時間などが該当する。

法学説では、労基法上の労働者性があれば最低でも最低賃金は支払うべきとする見解[20]、使用者の管理が及んでいるか／その管理を外れて自主的に作業を行っているかを重視し、前者の場合、労働と評価され、所定賃金を支払う義務が生じ得るとする見解[21]、業務の諾否の自由（任意性）を重視し、それがなければ最低でも最低賃金は支払うべきとする見解[22]、医師の関与の下で適正に実施されている限り原則として労働法規の適用を及ぼすべきではないが、指揮監督下の労働で報酬を支払われるという点で労働者性が認められる場合、作業の成果が使用者に帰属するかを重視して判断すべきとする見解[23]、復職判定を主目的とする場合、原則として賃金請求権は発生しないが、労働者の主観的認識も踏まえて総合的に検討すべきとする見解[24]などがある。

19）㉜の原審もこの判決に準拠して、テスト出局の労基法上の労務性を否定した。

20）高橋奈々「労働者が休職期間中に従事した作業と賃金の関係—NHK（名古屋放送局）事件名古屋地判平成29年3月28日—」東海法学55号（2018年、東海大学法学部）225頁。

21）佐々木達也「休職期間中に行われたテスト出局における作業と賃金請求権〜NHK（名古屋放送局）事件（名古屋高判平30.6.26労判1189号51頁）を素材として〜」労働判例1192号（2019年）11頁。同評釈は、就業規則規定がない場合の最低賃金の支払いは、片山組最判（⑪）や⑩が、軽減業務が可能な状態でも休職事由消滅（＝復職適性あり）とした示唆に反し、所定賃金を得るには、復職前のリハビリ勤務では完全な労働、復職後には軽減勤務で足りることになり矛盾する、就業規則に定めがある場合より使用者の負担を軽減することになる、などと指摘する。

22）島田裕子前掲論文「リハビリ勤務の法的性質」400－411頁。

23）石﨑由希子前掲論文「病気休職・復職をめぐる法的課題—裁判例の検討」15頁。

総じて、労基法（ないし労働契約法）を重視するか、あるいは労使のメリットや合意を重視するかの相違のほか、たとえ労基法を重視する場合にも、同法上の労働者性や労働時間性の判断要素のうち何を重視するかによる相違と解される。つまり、今の労基法（ないし労働契約法）が、リハビリ勤務を想定していなかったことの問題とも言えよう。

筆者は、次項で挙げる「職場復帰支援の手引き」の改訂の際に、①もともと雇用関係がある前提で、②本来の就労に向けた準備行為として、③企業等の施設内で、④使用者が策定したか、使用者との相談の下に策定された計画に基づき、⑤職場秩序の遵守を求められる状態で作業する限り、原則として指揮命令関係が肯定され、労基法・最低賃金法や労働契約（の客観的意思解釈）に基づく賃金支払義務が生じるとの見解を述べたことがある[25]。最低賃金を超えて労働契約（の客観的意思解釈）と述べたのは、賃金は労務の対価とはいえ、日本の企業では長期的な対応関係が図られ、**短期的には、労働者としての契約上の地位に対して賃金が支払われることが多かった**ためである。また、条件は異なるが、一度賃金額が確定した前提があれば、その後賃金額で折り合えなくなっても、従前の賃金額がスライドする旨を示した裁判例もある（日本システム開発研究所事件東京高判平成20年4月9日労働判例959号6頁）。要するに、賃金（特に基本給）には下方硬直性がある。しかし、使用者がリハビリと復職適性の見極めを目的に外部のリワーク施設に休職者を通所させた場合の作業は無給（で、むしろ通所の料金が発生すること）が当然であることを考えると、実際に行わせている作業内容によっては（雇用契約上の本来業務の質量からかけ離れている場合）、最低賃金でもやむを得ないだろう[26]。労基法第26条は、使用者都合による休業でも平均賃金の6割の支払いでよいとしているので、たとえ作業内容が本来業務に近い場合にも、気遣いながら就業させる（＝拘束性の強い指示は困難である）以上、平均賃金の

---

24) 坂井岳夫「メンタルヘルス不調者の処遇をめぐる法律問題」日本労働法学会誌122号（2013年）36頁。

25) 三柴丈典「メンタルヘルス休職者の職場復帰に関する法的検討(5)」労働基準広報1630号（2008年）38頁。その他、リハビリ勤務期間中の処遇については、三柴丈典「職場復帰をめぐる法律上の諸問題～法学者の立場から～」（『心の健康 詳説 職場復帰支援の手引き』中央労働災害防止協会、2010年）141-176頁に記した。このうち、一覧図は、全国の労働衛生専門官らの教育研修資料として用いられた。

26) 柳澤武「休職期間中に行われた試し出勤（テスト出局）の相当性と賃金請求権などが争われ、試し出勤中の労働に対して最低賃金額相当の賃金支払が認められた事例—日本放送協会事件」（判例時報2445号（2020年）139頁（判例評論737号41頁））は、前掲脚注20の佐々木評釈と同様に、本判決は、実質的に、軽易な業務でも最低賃金は保障されるが、所定賃金受給は原職務ができなければ得られないという意味でハードルを高めたものと評している。また、労働者の不完全履行には、割合的な賃金支払いの途を探るべきとするが、就業規則等での規定なくそれを許せば、生活保障的要素をはらむ日本の職能給制度のような賃金の安定的支給モデルは崩れるだろう。

6割以下の金額が妥当だろう。

　なお、㉜が、健康保険法上の傷病手当金の活用による労働者のデメリットの減殺を指摘した点は、休職の継続による期間満了退職のリスク、職業技能の低下やキャリアの喪失等を考えると、直ちに賛成できない。

　たしかに、リハビリ勤務には、使用者が手続的理性（問題事情に応じた然るべき手続きを考案して果たすことにより、良識と理性を示すこと。絶対的な正解のない課題については関係者間の対話によるべきという社会科学的なテーゼの具現化）を尽くし、現れた結果について労働者ほか関係者の納得を得る効果が見込まれるが[27]、それだけに、使用者は労働者に対し、関連規定や制度について十分な説明をするように努め、条件面でも納得を図る必要があろう。また、傷病休職期間には労働者に対して就業規則や制度趣旨から療養専念義務が課されるから、労働の質量について、その趣旨に反する運用は許されないだろう。

　なお、綜企画設計事件（東京地判平成28年9月28日労働判例1189号84頁）の事案のように、リハビリ勤務中に休職者と別途短期の雇用契約等を締結する場合、労災保険は適用され、使用者は、一般的な安全配慮義務の負担を含め、雇用者としての法的責任は負う。賃金額は交渉で（実際にはおおむね使用者側の設定で）決められる。労働の質量が基本契約上の本来業務に近い場合の賃金額が問われるが、本来の契約過程への復帰適性の見極めの趣旨を含む点は、復帰可能性を高める点で、労働者にとって有利な事情と解するべきこと、使用者が気遣いながら就業させる必要があること等から、一時的に最低賃金の3割増し程度となってもやむを得ないと考える。しかし、期間は2～3か月にとどめられるべきだろう。

　私見は、外部リワーク施設を利用した場合との平仄（ひょうそく）を意識しつつ、作業の目的（をうかがわせる経緯）と質量、直接・間接の強制性（従わない場合の不利益の有無と程度）、当該事業における賃金制度の性格（労務対償性の有無等）、期間の長さ、就業規則の定め等を総合判断すべきと解するが、将来的には、基本的な契約条件（ないし判断要素）を、労働契約法等に定めるべきと考える。その際、リワーク施設の機能をより職場に近いものとする前提で、その活用をリハビリ勤務に組み込むモデルも考えられる[28]。

---

27) 産業保健における手続的理性の法的な重要性を論じた初期の例として、三柴丈典「休職・復職判定における課題について」産業保健21・66号（2011年）4－6頁などがある。また、2009年に改訂された厚生労働省「心の健康問題により休業した労働者の職場復帰支援の手引き」に、就業規則による制度設計の重要性が記載されたのは、筆者の提言による。

10 厚生労働省による「職場復帰支援の手引き」の法的な取扱い

　厚生労働省が2004（平成16）年に公表した「心の健康問題により休業した労働者の職場復帰支援の手引き」（平成16年10月14日付け基安労発1014001号。以下、「旧職場復帰手引き」）の公表前の出来事について争われた四国化工機ほか１社事件（高松高判平成27年10月30日労働判例1133号47頁：原判決取消し、１審原告ら請求棄却。その後最２小判平成28年５月11日Ｄ１-Law.com判例体系が上告不受理として確定）は、「旧職場復帰手引き」の公表後は、それを踏まえた職場復帰後のフォローアップ等を行うことが望ましいと述べつつ、被災者が復職した当時（1999（平成11）年）は手引きの策定前で、系統立った職場復帰の取組みを行っている民間企業も少なかったので、それを怠っていても直ちに安全配慮義務違反とは言えない旨を述べた。反対解釈すれば、手引きの策定後で、系統立った職場復帰の取組みを行う民間企業が増加すれば、それを踏まえた諸措置が同義務の内容となり得るとの示唆とも解される。

　たしかに、手引きは法令ではないので、直接的に裁判規範とはなり得ない。現に、ワコール事件（京都地判平成28年２月23日Ｄ１-Law.com判例体系：原告請求一部認容（帰趨不明））は、2009（平成21）年に公表された「改訂版心の健康問題により休業した労働者の職場復帰支援の手引き」（平成21年３月23日付け基安労発第0323001号。以下、「新職場復帰手引き」）について、法的義務を設定したものではないので、使用者にそれに沿った職場復帰支援を行う義務はないと明言した。もっとも、労働者の療養休職中、使用者は当該労働者を療養に専念させる義務があり、主治医から被告会社関係者との接触を制限すべき旨の診断書が出された後、主治医を介さず、または主治医に接触方法を確認せずに直接本人に連絡をとったことは、安全配慮義務違反に当たり、また、（原告が有期契約者であったため）休職期間中に満了を迎える労働契約につき、短期間化して更新する旨を合理的な説明なしに伝えたことも、このような状態にある者への配慮を欠く点で過失に当たるとしている。これは、「新職場復帰手引き」3(1)ウに記された内容である。

　また、㉜もおそらくは、「新職場復帰手引き」6(3)が、試し出勤が「いたずらに長期にわたることは避けること」としたり、6(4)アが、メンタルヘルス不調者の復職先を原則として原職務としたことを反映するなど、その影響を受けている。

---

28) Takenori Mishiba (2020). Workplace Mental Health Law: Comparative Perspectives. Routledge. 邦語版は、三柴丈典『職場のメンタルヘルスと法―比較法的・学際的アプローチ』（法律文化社、2020年）。デンマークについては英語版pp.43-46（邦語版49-52頁）、オランダについては英語版pp.57-61（邦語版64-67頁）で説明されている。

11 業務上傷病で休職した者の個体的要因で休職が長引いた場合の法的処理

業務上疾病による休職後に症状が寛解したが、本人の脆弱性や性格・行動傾向により再発・再燃したり、自ら復職を回避したりしたことがうかがわれる場合に、業務上疾病の影響が希薄化したと思われる期間の損害（逸失賃金等）には5割の相当因果関係があり、それ以後は相当因果関係なしとして、その後の会社就業規則に基づく退職措置も合法とした例がある（㉔）。

ただし、そもそも本人がばく露した業務上負荷（長時間労働、業務上のノルマや上司の言動等）が客観的には過重とまで言いきれない事案だったことによるとも考えられる。

12 おわりに

以上の検討から、疾病休職者の復職をめぐる司法審査では、使用者が講じた手続きの合理性、本人の傷病の重さや快復可能性、従前の就労意欲、快復へ向けた自助努力、周囲にかかる負荷等を要素とする"事件の筋読み"が重要な意味を持つことがうかがわれる。個々の基準論は、その低次の課題とも言える。

たしかに、精神疾患等の周辺症状や二次障害として、言動が攻撃的、主観的、不可解となる場合もあるが、それは時間経過や多軸的視点で判断していると解される。また、仮に業務上傷病の二次障害でも、産業医面談の応諾を含む復職へ向けた自助努力が認められないケースでは、解雇・退職措置の効力、賃金支給、損害賠償額の認定等で本人の不利に判定する傾向にある。

本人の従前からの怠惰や反抗的態度、発症後の（病気の症状とは直接関係しない）健康管理への非協力等の行動・性格傾向が使用者の対応や司法の判断に影響したことがうかがわれるケースが散見される。もっとも、裁判所が発達障害やパーソナリティ障害がうかがわれる労働者に対しても、①専門医受診の指示や勧奨、②適材適所、③経過観察、の手続きを尽くすことを求め始めていることには留意する必要がある。③は、まさに不調者への休職制度の適用と復職支援を意味することが多い。

実務的には、第Ⅰ章で示した疾病性→事例性の確認と、できる限りの職務定着支援を行う手続きを尽くすことが、復職場面でもめやすい事例への対応上も要となろう。

最後に、司法判断を踏まえた休職命令の基準と手順を端的に示し、終辞としたい。

<頭書き> 司法判断を踏まえた休職命令の基準と手順

職場に不調者が現れた場合、

① 就業規則やその具体化を担う規定に、休職命令について定めがあり

② 主治医が疾病性につき難治性などの事情から休職の必要を認め

③ 産業医等が職務・職場との適応（事例性）の観点で休職の必要を認め

④ 休職以外の方法（短期間の病気欠勤や職務割当てや配置の工夫等）では対応が困難であり

⑤ 本人に事情を説明しても休職について同意を得られない

という場合には、休職命令は正当化されるとともに、発令が安全配慮義務の内容となり得る。

もっとも、これらの要件は、緊急性や不調／異常の明らかさによって緩和される。また、ここで言う事例性には、雇用契約上の本来業務が果たせないことや、職場の秩序を乱すこと等が該当する[29]。

一般に、労働者は、休職措置により以下のような不利益を受けるので、これらの緩和措置を講じれば、休職命令の要件も緩和されると解される。

① 所定賃金の不支給ないし減額

② 昇格・昇給機会の喪失

③ 退職金・退職年金の減額

④ 休職期間満了による（自然）退職への接近

⑤ 職業経験その他キャリアの中断ないし蓄積機会の喪失

⑥ 休職履歴の記録

⑦ 復職段階での診査ないし審査を余儀なくされること

なお、こうした休職命令の法的な発令要件を満たさない場合にも、使用者が就業を不適当と考える場合、権利濫用など違法なハラスメントと評価されない方法をとれば、休業命令（自宅待機命令）を発し得る。日本では、職業スキルが低下するなどの特殊事情がない限り、就労を求める請求権は労働者に認められていないこと（読売新聞社事件東京高決昭和33年8月2日労働関係民事裁判例集9巻5号831頁等）等による。

---

29) ⑯のほか、富国生命保険（第4回休職命令）事件東京地八王子支判平成12年11月9日労働判例805号95頁等の示唆をくんだ。

X

産業医に関する裁判例

本章では、裁判例を素材として、事件の未然防止のための産業医の行為規範を検討する。

　具体的には、産業医が直接被告となった例、そうはならなかったが事件に重要な関与をした例、そう言いきれないが事件化防止に一定の役割を果たせたと解される例を取り上げ、それらの示唆をくむ。

　なお、本章は、三柴丈典「産業保健に関する裁判事例」（森晃爾 総編集『産業保健マニュアル（改訂8版）』（南山堂、2021年）80-88頁）を改変したものである。

1 産業医が直接被告とされた例

1 産業医が単独で被告とされた例

財団法人大阪市K協会事件
大阪地判平成23年10月25日判例時報2138号81頁（控訴後和解）

——〈事実の概要〉——

　内科専門の年配のベテラン産業医Yが、自律神経失調症の診断名で休職していた職員Xが復職準備段階にあるとして、訴外大阪市K協会より、急遽、その快復度合い等を測る目的で面接を依頼され、当該診断名のみを事前情報として面談を行った。

　一通りの聴き取りを行ったうえで、さほど状態は悪くないと考え、激励の趣旨で断続的に、「それは病気やない、それは甘えなんや」、「薬を飲まずに頑張れ」、「こんな状態が続いとったら生きとってもおもんないやろが」などと発言し、本人の不安の愁訴に傾聴しないような態度をとった。

　その後、不調状態が悪化ないし遷延化し、復職が約4か月間延期されたとの主治医の診断等を受け、Xが、面接に当たったYのみを相手方として、逸失利益と慰謝料等を求める損害賠償請求訴訟を提起した。

——〈判旨〉——

　Yは、勤務先から自律神経失調症により休職中の職員との面談を依頼されたのだから、面談に際し主治医と同等の注意義務までは負わないものの、産業医として合理的に期待される一般的知見を踏まえ、面談相手であるXの病状の概略を把握し、面談においてその病状を悪化させるような言動を差し控えるべき注意義務を負っていた。

　産業医の職務は、大局的な見地から労働衛生管理を行う統括管理に尽きるものではなく、メンタルヘルスケア、職場復帰の支援、健康相談などを通じて、個別の労働者の健康管理を行うことをも含む。産業医になるための学科研修・実習にも、独立の科目としてメンタルヘルスが掲げられていることなどに照らせば、産業医には、メンタルヘルスにつき一通りの医学的知識を有することが合理的に期待される。

　自律神経失調症という診断名自体、特定の疾患を指すものではないが、一般に、うつ病やストレスによる適応障害等との関連性は容易に想起できるのであるから、面談する産業医としては、安易な激励や圧迫的な言動、患者を突き放して自助努力を促すような言動により、患者の病状が悪化することを知り、そのような言動を避けること

が合理的に期待されるものと認められる。このようなことを考慮してもなお、上記の注意義務に反するものと言うことができる。

——〈くみ取るべき示唆〉————————————————————————

① 産業医にとって臨床上の専門でない症例についても、学科研修等での習得が求められているなど、産業医としての専門性をなす一般的な知識を踏まえて対応することが法的に求められる。敷衍すれば、仮に自身での対応が困難な場合には、臨床医の場合と同様に、適当な専門医等への照会ないし紹介が求められる。

② 産業医の職務には、組織全体の労働衛生管理のみではなく、個々の症例への個別的対応も含まれる。なお、医師である以上、企業内の診療所で従前から治療行為に携わってきた、または他に治療に当たれる者がいないなどの事情がある場合、応召義務が発生し、治療行為を行う義務を負うこともある。

③ 自律神経失調症の診断名による休職者については、うつ病等への罹患を疑ったうえでの対応が法的に求められる。また、事前情報が十分でない場合には、自ら必要な情報を獲得して対応する必要がある。

④ 仮にXがディスチミア親和性を持つ症例などであったとすれば、父性的対応も合理化され得ただろうが、そうした特殊な療法を施すには、病態の特定を手始めに必要な手続きを履践する必要がある。

⑤ 産業医は、事業者が果たすべき労働者の健康管理等の業務を代行ないし補助するため、同人との契約（雇用契約、業務委託契約等）により選任される存在だが、不法行為規定（民法第709条）により、直接かつ単独で被告とされることがある。

⑥ 事業者の業務上の方針に従ってなされた、いわゆる組織的過失に当たるような場合でも、原則として（会社から脅迫され、自由意思を失っていたなどの特別な事情がない限り）免責されない。事業者に独自の過失責任または使用者責任が認められる場合には、おおむね連帯責任を負うことになる（民法第719条）。また、仮に選任者に使用者責任が認められ、相当分以上の支払いがなされた場合、内部調整として加害者本人への求償がなされ得る。よって、違法が横行する組織での勤務は、産業医自身にとっても法的リスクを高める。

2 産業医が産業医と主治医の両面で被告とされた例

北興化工機事件
札幌地判平成16年3月26日判例時報1868号106頁（X請求棄却確定）

——〈事実の概要〉——

Xは、1966（昭和41）年にY1に入社し、1990（平成2）年より技術営業部の課長職として主に機械設置工事の現場監督などの業務に従事していた。

Y2は、Y1の嘱託産業医を務め、かつ自身の診療所を持ち、Xの主治医でもあった。

XがY2の下に受診したところ、本態性高血圧症、冠動脈硬化症と診断され、降圧剤の処方を受けて、3回ほど通院するうちに血圧値などにある程度改善がみられたため、受診を停止した。他方、Y1の定期健診では、上記受診前から高血圧状態（縮小期150～160mmHg程度／拡張期90～100mmHg程度）が一貫して継続し、心電図所見でPR延長、陰性T波により要経過観察とされたりしていた。

受診停止から2年ほど後には、血圧は180/120mmHgなどにより要治療、心電図所見で左房肥大、左室肥大により要観察とされるなどしていたところ、その半年ほど後に左脳出血を発症し、身体障害等級1級の重い後遺症を残した。

そこでXは、Y1については、安全配慮義務違反または注意義務違反、Y2については、主治医としての医療契約違反または不法行為、産業医としての債務不履行責任があるとして、損害賠償を請求した。

XはY2の過失責任を以下の両面から追及した。

① 主治医としての過失責任＝適切な治療、健康指導、受診勧奨などの義務の懈怠による。

② 産業医としての過失責任＝健診受診の指示、事後措置の実施、Y1への就業制限措置の提案などの義務の懈怠による。

このうち②の主張に際して、産業医たるY2とXの間に直接の契約関係がないことなどによる法理論的な障害を克服するため、Y2は、Y1と産業医契約を締結した時点で、Xに対して労働安全衛生法（以下、安衛法）第13条が定める産業医の業務を行う「第三者のためにする契約（民法第537条）」を締結し、その後XがY2に受診したことで受益の意思表示をなしたこととなるので、Y2がこれを怠ったことにより、Xに対して債務不履行責任を負う、との立論を試みた。

───〈判旨〉─────────────────────────

1）Y1への請求について

そもそもXの業務の過重性が認められず、業務起因性がない。

2）Y2への請求について

①　主治医としての責任は、診療後いったん血圧が改善していることからも、治療は適切であったと言え、受診停止後も、緊急を要する状態になかった以上、受診勧奨義務があったとは言えない。

②　産業医としての責任は、法理論的に成立しない。Y2はY1に契約責任を負うことはあっても、Xに対しては負わない。

───〈くみ取るべき示唆〉─────────────────

判決の結論はともかく、医師の1人2役（産業医・主治医）に伴う訴訟リスクなどが示唆されよう。このようなケースでは、特に経過観察を要する症例に統括管理の期待を抱かせてしまう場合があるので、両者の役割の"切り分け"、所掌範囲などにつき、対象者に応分の説明をなす必要性が生じよう。

また、本件ではそもそも原告側から主張されなかったようだが、Y2のような立場の医師には、①主治医としては、看護指導義務（医師法第23条（ただし訓示規定））の履行、②産業医としては、保健指導（安衛法第66条の7（ただし努力義務規定））の履行（行政解釈[1]では、その内容に医師への受診の勧奨も含まれると解されている）が求められ、いずれも、その不履行により被害が生じれば、不法行為法上は医師個人の過失責任を問われ得ることに留意する必要がある。

3　産業医が選任者と共同被告とされた例

F社事件
東京地判平成24年8月21日労働経済判例速報2156号22頁（X請求棄却帰趨不明）

───〈事実の概要〉─────────────────

XはYの正社員であり、SE（システムエンジニア）として勤務していたところ、年間1200時間、980時間、1070時間の時間外労働（法定時間外か所定時間外かは不明）と半年間で5か月にわたり100時間を超える時間外労働（同前）を経験後にうつ

1）健康診断結果に基づき事業者が講ずべき措置に関する指針（平成8年10月1日付け健康診断結果措置指針公示第1号。最新改正：平成29年4月14日付け健康診断結果措置指針公示第9号）2（5）ロ。

状態の診断を受けた。

　その１年ほど後に半年間ほどＹの業務請負先（Ｈ）で就労したところ、強迫性障害、うつ状態の各診断を受け、病気欠勤と休職を２度繰り返し、２度目の休職で１年４か月のＹの所定私傷病休職期間を満了したとして退職扱いを受けたため、次の①〜③を請求した。

① 　Ｙに対し、［＊おそらくは業務上の傷病による療養期間中＋αの解雇を制限した労働基準法（以下、労基法）第19条に基づく］雇用契約上の地位確認と本来支払われるべき賃金と実支給額との差額賃金［＊部分は筆者付記］

② 　Ｙ入社後に直属の上司Ｃから断続的にパワーハラスメント（以下、パワハラ）を受けていたとして、Ｃ及びＹに対して慰謝料の支払い

③ 　１回目の休職期間中からＸに関わり始めたＹの産業医Ｄが不当ないし不適当な行為をしたとして、Ｄに対して不法行為に基づく慰謝料の支払い

　このうち産業医Ｄの不法行為としては、ＸからＨでの就労条件の悪さやＣのパワハラ等を伝達したのに調査を怠ったこと、主治医の診断書を無視して（少なくとも１回目の）休職原因を私傷病としたこと、１回目の休職後の復職の際、主治医の復職可能診断書を添えた復職希望を放置して復職を妨害したうえ、Ｃのパワハラへの対応に抗議したところ、気に入らなければ医師を替えればよい旨の開き直るような発言をしたこと等が挙げられた。

───〈判旨〉────────────────────────────

①（業務起因性のある疾病休職期間中の退職措置）について

　ＸにはそもそもＹ入社以前に精神安定剤服用の経過があり、裁判所からの再三の求めにもかかわらず、退職に至る２回目の休職原因となった精神疾患（強迫性障害等）の発症直前に過重な業務上の負荷があったとの主張立証はなく、当初の長時間労働の事実のみでＸの傷病が業務上であるとまでは言えない。

②〜③（上司Ｃのパワハラや産業医Ｄの不適切行為）について

　そうした行為の存否自体不明なうえ、仮にあってもＹによる退職扱いとの相当因果関係が認められない。

───〈くみ取るべき示唆〉──────────────────────

　訴訟代理人の職務上の問題が暗に指摘されているように感じる。個々の主張の法的根拠や要件事実に係る主張立証が十分になされていないうえ、当初の長時間労働によるうつ病発症やその後の遷延化の有無などの論点に関する主張立証も尽くされていない。

裁判所がX本人の言動が全体に非常識との心証を抱いた可能性もある。

　本件からは、代理人弁護士の不十分な職務が判決にもたらす影響のほか、仮に関係者に過失があっても、生じた損害との間に相当因果関係が認められなければ民事責任は認められないという意味での過失責任法の原則、事件や当事者に関する裁判所の心証が結論に与える影響という意味での裁判所による事件の筋読みの重要性などが示唆される。

　疾病の業務上外や復職判定等に関する産業医の判断が不適切と考えられると、使用者と共同被告とされる可能性も示唆される。

2　産業医が被告とされなかったが実質的に事件に関与した例

1　被告とほぼ同レベルで事件に関与した例

ア　神奈川SR経営労務センターほか事件
東京高判平成30年10月11日 LEX/DB25561854[2]

──〈前提〉──

　Y（神奈川SR経営労務センター）は、「労働保険の保険料の徴収等に関する法律」（労働保険徴収法）に基づく厚生労働大臣に認可された事務組合であり、会員である社会保険労務士から選出された理事により運営され、事務局長以下職員7名の団体である。その職員のうちの2名（X1、X2：以下、Xら）が、Y及びYの役職員（役員と職員の双方を意味する。以下同じ。以下、第1訴訟Yら）を被告として、以下のように訴訟を次々と提起し、2018（平成30）年12月には、産業医Kを被告として、通算4つ目となる名誉毀損等による損害賠償請求訴訟を提起し、2023（令和5年）1月25日に東京高裁で当該訴訟の2審判決が下されたが（1審で敗訴した原告の控訴棄却）、以後の推移は承知していない。

　①　X1による、第1訴訟Yらを被告とするパワハラをめぐる損害賠償請求訴訟（第1訴訟）

　②　X1による、Yの役員（以下、第2訴訟Yら）が第1訴訟を本案とする調停の和解条項を履行しなかったとする損害賠償請求訴訟（第2訴訟）

2）前提は、田中建一、三柴丈典「神奈川SR経営労務センター事件の教訓」産業医学レビュー33巻2号（2020年）151-152頁、事実の概要と判旨は、原俊之「産業医に関する裁判例」同前109-111頁を改変したものである。

③　Ｘらによる、Ｙ及び役員（以下、第３訴訟Ｙら）を被告とする、休職期間満了による自然退職をめぐる地位確認請求訴訟（第３訴訟）

④　Ｘらによる、第３訴訟Ｙら及び産業医Ｋによる名誉棄損等を理由とする損害賠償請求訴訟（第４訴訟）

　筆者の知る限り、①は訴訟上の和解で終結し（横浜地平成24年11月26日）、②は１審でＸ側の請求が棄却されたが（横浜地判平成27年１月30日）２審で認容され（東京高判平成27年８月26日）、Ｙ側の上告受理申立が却下されて終結した。

　ここでは、このうち、復職可否をめぐり産業医と主治医の見解が対立した第３訴訟である地位確認等請求事件を取り上げる。また、Ｘら２名は、ほぼ同様の事実経過を経験し、ほぼ同様の主張をしたことから、うち１名（Ｘ１）を取り上げる。

────〈事実の概要〉────

　Ｘ１は、2008（平成20）年９月に、労働保険事務組合であるＹに職種非限定で雇用され、以後、労働保険事務組合関係業務や庶務関係業務（窓口業務、電話対応、書類整理等）に従事していたところ、2011（同23）年７月、Ｙ職員であるＡ主任及び第１訴訟Ｙらを被告としてパワハラを理由とする損害賠償を求めて提訴した（第１訴訟）。

　約１年４か月後の2012（平成24）年11月に、①第１訴訟Ｙらが再発防止に努める、②和解成立を全従業員に周知させる、③解決金を支払う、などを条件とする和解が成立した。しかし、Ｘ１（Ｘ２は参加せず）は和解条項が履行されず職場でＸ１への嫌がらせが続いているとして、第２訴訟Ｙらを被告として損害賠償請求訴訟を提起した（第２訴訟）。その後、１審判決（横浜地判平成27年１月30日労働判例1122号14頁）、控訴審判決（東京高判平成27年８月26日労働判例1122号５頁）共に第２訴訟Ｙらに損害賠償の支払いを命じた。

　第１訴訟和解成立前から産休・育休を取得していたＡが2014（平成26）年５月１日に復帰することが決定すると、Ｘ１はＡから危害を加えられるのではないかと不安になり、不眠や食欲不振がみられるようになり、Ｂ医師（主治医）によりうつ状態（以下、本件うつ状態）と診断され、５月１日から有休取得を経て欠勤を続け、９月８日にＹから本件休職命令（2014（同26）年９月８日～2015（同27）年６月７日）が発令された。Ｘ１は休職期間中の2014（平成26）年秋頃から、復職に向けてウオーキングを始め、１日おきに４キロ程度歩くようになった。また徐々に睡眠がとれるようになり、食欲も出てきて気持ちも明るくなり、後述の退職扱いがなされた当時、従前処方されていた投薬もなくなっていた。

　2015（平成27）年５月８日、Ｙは、Ｘ１に対し、休職期間が６月７日で満了するため、復職を希望するときは主治医の許可を証明する書類を添えて申請すべきこと、Ｙ

から主治医に連絡することがあり得ること、産業医の診断を受けさせる場合があること等を通知した。Ｘ１は、６月１日から復職を希望する旨Ｙに通知した。その際提出したＢ医師の診断書には「うつ状態と診断され通院加療中であるが、病状改善により復職は可能な状態と判断する」と記載されていた。

　６月８日、Ｘ１はＹの産業医であるＣ医師と約40分面談した（以下、本件面談）。Ｘ１はＣ医師に対し、ウオーキングにより気持ちが明るくなり、眠りも深くなり、体調が良いこと、復職の意欲があること等を話した。また、Ｃ医師から、再発予防のための希望を尋ねられたところ、互いの人格権を尊重して仕事をしたいと述べたうえ、和解の経緯について話を続けた。

　１・２審の認定によれば（上告審は上告受理申立を却下したと思われる）、Ｘ１の面談の様子に、特に不自然不合理な点は認められず、精神障害が疑われる事情はうかがわれなかった。しかし、Ｃ医師は、自分の行動分析も含めて客観的な振り返りができず、冷静に内省できているとは言いがたいこと、組織の一員としての倫理観、周囲との融和意識に乏しいことなどを理由に、復職不可との意見をＹに述べた。

　Ｙは、６月18日付けでＸ１に対し、「産業医による診断及び意見を参考に検討し、従前の職務に復帰することは不可能との結論に達し、休職期間満了日においても復職できないことから、休職期間満了日である同月７日をもって自然退職扱いとした」旨を通知した（以下、本件退職扱い）。Ｘ１は、本件退職扱いは無効であるとして、労働契約上の地位確認などを求めて提訴した。原審（横浜地判平成30年５月10日労働経済判例速報2352号29頁）は地位確認についてはＸ１の請求を認容し、Ｙがこれに対し控訴した。

──〈判旨〉────────────────────────

　以下の原審（横浜地判平成30年５月10日労働判例1187号39頁）の判断[3]を引用する。
　①Ｘ１は、本件退職扱いの当時は、睡眠がとれるようになり、食欲も出て、投薬も終わっており、気分の落ち込み、考えがまとまらない、死にたいと思うような精神状態も認められなかったこと、②本件面談においても、Ｘ１は、体調が良く、復職の意欲があることを話し、何ら不自然不合理な点は認められず、精神障害が疑われる事情は何らうかがわれなかったこと、③Ｘ１は、第２訴訟の各期日に問題なく出廷できていることからすれば、復職可能と判断したＢ医師の診断書は信用できること。これら

3）なお、本件原審判決の前、2017（平成29）年12月11日には、本件退職措置は違法だが、小さな事業場に復職させることは実質的困難として、民事調停法第17条に基づき、Ｘらは退職したこととして、第３訴訟Ｙらに賠償金を支払わせる旨の調停に代わる決定が出されたが、（いずれの当事者からかは不明だが）異議が申し立てられ、判決手続きに移行した経緯がある。

から、X１が従事していたのが、窓口業務、電話対応、書類整理等であったことからすれば、X１は、従前の職務を通常の程度に行える健康状態に回復していたと認められる。

　C医師が復職不可とする理由は、結局のところ、休職前の状況からすると、職場の他の職員に多大な影響が出る可能性が高いというものであるが、これは、X１の休職事由となった本件うつ状態及び本件適応障害が寛解し、従前の職務を通常の程度に行える健康状態に回復したか否かとは無関係な事情と言うことができる。

　C医師は、Xらについて、①自分の行動分析も含めて客観的な振り返りができず、冷静に内省できているとは言いがたい、②再発予防対策として必須の、組織の一員としての倫理観、周囲との融和意識に乏しい、③自分の症状発現の一義的原因は、組織の対応及び周囲の職員の言動であるとして、一貫して組織及び職員の誹謗に終始したと判断している。しかしながら、この判断は、一定の基準ないし価値判断、すなわちXらが、Yや他の職員とのトラブルの原因であるとの見解を前提としたものと解されるところ、第１訴訟が第１訴訟Yらの落ち度を認める内容を含む和解で終了していること、第２訴訟もX１の主張が認められ確定していることからすれば、その見解には疑問があるうえ、本件面談において、XらにC医師の上記評価の根拠となり得るような発言があったとの事情もうかがわれないことからすれば、C医師の上記評価は、採用できない。

　C医師は、本件各退職扱いの時点において、X１については、人格障害、適応障害であり、統合失調症の症状もみられる（X２については、自閉スペクトラム症、うつ状態、不安症状などのほか、依存性の性格傾向あり）と指摘している。しかしながら、C医師自身も、上記精神障害の指摘は診断ではなく判断であると述べており、X１は医学的には病気ではなかったと認めていること、さらに、精神科医であるD医師が、X１について統合失調症、人格障害であることを否定していること（X２の主治医も上記のC医師の診断を否定していること）、そもそも本件面談は１回約40分にとどまり、このような限られた時間での面談により、上記のような判断が可能であるかについても疑問が残ることからすれば、C医師の前記各指摘は、合理的根拠に基づくものであるとは認められず、採用できない。

──〈くみ取るべき示唆〉──

　まずは、採用の時点で採用者との相性を十分に確認すべきである。採用後に行わせる予定の業務のうち、過去に複数の採用者がつまずいた業務や、採用者の事業の個性を象徴するような業務を前倒しして行わせると、適性を測れることが多い。採用は最大の勝負どころである。偏見はいけないが、可能性への過剰な期待や仏心も大抵奏功

しない。

　採用後には、嫌悪感が顕在化するような疎外や、厳罰主義的な父性的措置ばかりで対応するのではなく、本人の気持ちに寄り添える人物をあて、本人の希望を一定程度かなえるなどの母性的措置も講じ、本人の問題行動を制御しつつ、退職なり適職への定着なり、しかるべき終着点に軟着陸させるようにすべきだと言える。併せて、本人への周囲の者の許容力を育成する素材とすべきである。例えば、本人が休職後に復職を希望した場合、産業医であれば、事業者らの希望をそのまま意見するのは良策とは言えない。その組織の人物相関図を念頭に、手順を踏んだ戦略的な対応を図る必要がある。臨床症状が収まっていれば、実験的に復職させるのも一案である。その際、陰性感情（嫌悪感）を抱いている周囲の労働者らには、「スムーズに退職させるためにもいったん復職させる必要がある」と説明し、受入れ方法を議論させて自ら受容力・許容力を高めさせ、本人に対しては、復職後に求められる勤務上の具体的な条件を示し、それが達せられなければ復職させないか、再休職等とすることに合意させるなどの方法も考えられる。

　なお、第４訴訟では、まず、１審（横浜地判令和４年６月23日）で請求が棄却され、控訴審（東京高判令和５年１月25日）でも控訴棄却された。いずれも論旨は、産業医の判断や発言に法的に過失と言えるほどのものはなかったし、そもそも産業医として不適当な判断や言動とも言いきれないというものだった。仮に産業医の復職判定が不適切だったとしても、法的に過失と評価できるかは別問題ということと、その観点では、産業医が本人のみでなく、組織（本人の周囲等）の健康を気遣ったとしても当然という趣旨がうかがわれる。

イ　東京電力パワーグリッド事件
東京地判平成29年11月30日労働経済判例速報2337号３頁[4]
──〈事実の概要〉──

　Ｘ（1973（昭和48）年生まれ・男性）は、大学卒業後、1998（平成10）年４月にＹ（東京電力の会社分割により、一般送配電事業等を承継した会社）に雇用され、技術職として、主に送電部門に勤務してきた。

　採用の直後から、上司や先輩からの指導の記憶定着度が低く、作業の進め方についての判断力も低く、思考停止状態に陥ってしまうことがあるなどと評価されていたところ、2006（平成18）年２月から、人前で緊張するなどの不調を訴え始めた。ＹのＤ

---

4 ）事実の概要と判旨は、原俊之前掲論文「産業医に関する裁判例」113-114頁を改変したものである。

産業医から勧めを受けて相談したメンタルヘルス専門医〔＊後掲のF医師と思われる〕から紹介を受けたクリニックで主治医となるE医師に受診して、一時は症状が落ち着いたものの、2008（平成20）年8月頃から出社日数が半分程度に落ち込む、首を絞められたように感じるなど、心身の症状が再度悪化し、通院を再開した。

Xは、2011（平成23）年には有給休暇や傷病休暇を使い果たし、D産業医の勧めを受けて、Yのメンタルヘルス専門医である〔＊Yと嘱託契約を結んでいる医師との趣旨と思われる〕F医師との面談、主治医のE医師との相談を経て、同年3月8日から療養休暇の取得を開始し、翌2012（同24）年3月8日から傷病休職に入った（以下、本件休職）。〔以上、＊部分は筆者付記〕

休職期間中の2013（平成25）年6月上旬から、Xは、F医師の勧めにより、リワークプログラムへの通所を開始した。そして、主治医のE医師は、2014（同26）年2月4日付けで、復職可能との診断書を発行し、XからYに提出された。しかし、翌3月に、Yは、D産業医及びF医師の判断を踏まえ、Xの復職を不可と決定した。そこでXは、労働契約上の地位確認などを求めて提訴した。

Xの復職をめぐる各医師の意見は以下のとおりであった。

- E医師（主治医）：Xの病名は持続性気分障害であり、現在の精神状態は良好であって、就労は可能。

- D産業医：復職不可。休職期間満了直前である2014（平成26）年1月や2月においても、Xは、自身の休職事由は逆流性食道炎であると考えており、自己の精神疾患に対する病識が欠如していたこと、同年1月14日の同産業医との面談の中で、過緊張状態となり、質問を理解できなくなるなど、ストレス対処ができない状況であったことなどによる。

- F医師：復職不可。2014（平成26）年1月23日のXとの面談において、休職に至る体調不良の理由について、逆流性食道炎であると述べ、主治医による神経衰弱状態とは異なる診断名を述べるなど、病識の欠如が甚だしかったこと、リワークプログラムを実施した機関から、F医師が意図した振り返りが不十分であるとの評価が示されたことなどによる。

──〈判旨〉────────────────────────────

Xは、本件休職前には、ほぼ内勤業務に従事し、人と接するとすればほぼ社内の人間のみという状況で、療養休暇取得及び本件休職に至っているうえ、本件休職期間満了時においても、規則正しく定時に勤務できる状態にまで回復していたとは言えないばかりか、自己の精神疾患に対する病識が欠如し、復職後における自己のストレス対処も不十分な状況にあったことなどの事情を総合考慮すると、仮に休職前に勤務して

いた送電部門に復職したとしても、他の社員との仕事上の対人関係を負担に感じ、精神疾患の症状を再燃あるいは悪化させて、就労に支障が出るおそれが大きい状態だった。

そして、Y社員の仕事上の対人関係にXの精神的な負担があるとすると、Xの業務の負担を軽減しても、Xの精神状態の負担が直ちに軽減されるとも解されないことに照らし、当初軽易作業に就かせればほどなく当該職務を通常の程度に行える健康状態であったと認めることもできない。

復職可能とするE医師（主治医）の見解は、リワークプログラムの評価シートを参照しておらず、リワークプログラムに関与した医師の見解（持続性気分障害、ASD（Autism Spectrum Disorder：自閉スペクトラム症）であり、今後も従前どおりにリワークプログラムに通所する必要がある旨）等を踏まえていないうえ、患者の職場適合性を検討する場合には、職場における人事的な判断を尊重する旨述べていること等の内容自体に照らし、必ずしも職場の実情や従前のXの職場での勤務状況を考慮したうえでの判断ではない。

一般的に、主治医の診察は、患者本人の自己申告に基づく診断とならざるを得ないという限界がある一方で、リワークプログラムにおいては、精神科医の指導の下、専門的な資格を持った臨床心理士が患者本人のリワークへの取組みを一定期間継続的に観察し、その間に得られた参加者の行動状況等を客観的な指標で評価し、医師と共有したうえで最終的に精神科医が診断するものであって、客観性が認められる。

「Xが社内の人間との対人関係を負担に感じて精神疾患を発症し、その病識もないことを踏まえると、本件休職期間満了時において、Xが配置される現実的可能性のある部署が存在したと認めることはできない」。

──〈くみ取るべき示唆〉────────────────────

片山組事件最高裁判決（最1小判平成10年4月9日労働判例736号15頁）が示した復職判定基準（①従前の業務を遂行可能な状態、②短期間軽減業務に就ければ、従前の業務を遂行可能な状態、③契約上配置可能性のある業務につき本人が申し出て、なおかつ労使間での調整が可能な状態）を援用して判断している。よって、実務上もこの判断基準は基礎となる。

私病（≠業務上疾病）であることが明らかなケースでは、産業医が、主治医の診断を踏まえつつ、疾病性（このケースでは、主に快復可能性と就労による疾病の治療への影響可能性）と事例性（このケースでは、主に労働能力）を客観的に調べ、職務・職場への適合性（就業可能性）を判断すると、その判断に基づく使用者の復職不可の決定が正当と認められやすくなる。この判決では、より進んで、主治医の判断の一般

的な限局性ないし偏りまで指摘されている。

　精神疾患の事例性を測る場合、特に、病識や対人関係の障害が重視される。

　リワークプログラムによる復職準備性の評価の客観性が積極的に評価されている。よって、発達障害を筆頭に、精神障害の罹患者の復職判定に際しては、リワークプログラムを積極的に活用すべきと言える。

ウ　B金融公庫事件
　東京地判平成15年6月20日労働判例854号5頁（X請求一部認容確定）

────〈事実の概要〉────

　応募者であったＸは、Ｙの採用活動の一環としての採用時健診（Ｙより肝機能検査の細目を含む健康診査の項目を記載した書面が交付され、署名が求められた）において、肝機能に異常が発見されたことを受け、検査目的を具体的に伝えられないまま以下の検査を受けさせられた結果、Ｂ型肝炎ウイルス感染が明らかとなった。

①　肝機能検査を含む再検査
②　再々検査（HBs 抗原検査：本件ウイルス検査）
③　精密検査（HBe 抗原、HBe 抗体、HBc 抗体、HBV-DNA（ルミ法）などの検査項目を含み、Ｂ型肝炎ウイルス感染の有無、ウイルス量、感染力などを判定する検査。以下、本件精密検査）

　それまでは、「おめでとう、一緒に頑張ろう」などと告知され、Ｘ本人も、他の内定先企業への入社を断っていたところ、当該検査結果を確認したＹより不採用を告げられた。そこでＸは、Ｙを相手方として、1）内定または内々定取消しにかかる損害賠償、2）本件ウイルス検査及び本件精密検査によるプライバシー権侵害にかかる損害賠償、を請求した。

　本件でＹの産業医は、本件ウイルス検査において陽性の者がいることをＹ人事部から聞き、Ｙ職員と（結果的には）協働し、検査内容を具体的に伝えないまま本件精密検査を実施した。

────〈判旨〉────

1）について

　内定などの成立や雇用の期待は認められず、それにかかる損害賠償は認められない。

2）について

　両者ともに、検査を実施すべき特別の事情も、インフォームド・コンセントも認められない。また、Ｙの産業医は、本件ウイルス検査や本件精密検査の実施者だったの

で、YにXの病状に関する情報を得る目的があったと認められる。

　よって、本件ウイルス検査によるプライバシー権侵害（不法行為）による損害賠償責任と、本件精密検査によるプライバシー権侵害（不法行為）による損害賠償責任の双方共に認められる。

――〈くみ取るべき示唆〉――――――――――――――――――――――――――

　判決が、プライバシー権侵害に当たる本件ウイルス検査や本件精密検査につき、産業医と事業者Yの一体性を指摘していることからも、このような場面では、むしろ産業医が専門家として、適切な情報の取扱いについて事業者に意見すべきことがうかがわれる。そのためにも、まずは産業医が的確な法的知見を獲得すべきことが示唆されよう。

　また、産業医の職性上、医療個人情報の取扱いに関する事件が生じる可能性が高いことも示唆されよう。

エ　三菱電機（安全配慮義務）事件
静岡地判平成11年11月25日労働判例786号46頁（X請求棄却控訴、帰趨不明）

――〈事実の概要〉――――――――――――――――――――――――――――

　Yの従業員としての地位を残したまま、その子会社（訴外A社）に出向して就労していたXは、遅くとも出向以後の定期健診において、拡張期90〜110mmHg/収縮期130〜176mmHgに達する高血圧状態にあり、当初の5年間ほどは定期健診を担当したYの産業医I医師から高血圧症により要観察などと診断されていた。

　しかしその後、I医師に代わってYの産業医を務め、定期健診を担当したS医師は、

① 眼底所見などを総合して同人を「軽度の」高血圧症と診断し

② 同人が（定期健診とは別に）Yに設置された診療所に受診した際に処方されていた降圧剤の投薬、業務上の配慮共に不要と判断する一方

③ 総合所見を「管理区分2」の要観察とし

④ 節煙・節酒、血圧への留意などを指導

していた。

　Xは、S医師着任の約5年後に非外傷性の脳動脈瘤破裂によるくも膜下出血などを発症して重い障害状態に至った。そこで、基礎疾患を持つXに対して過重な業務上の負荷をかけたことや、S医師らが適切な医療措置をとらなかったことは、Yの安全配慮義務違反に当たるなどとして、Yを相手方として損害賠償を請求した（S医師は被告とされなかった。また、S医師の過失にかかるYの使用者責任（代位責任）も主張

されていない）。

──〈判旨〉────────────────────────

まず、Ｘにとって業務上の過重負荷があったとは言えない。

次に、Ｓ医師による健康管理について言えば、当時のＸの病状からすれば、臨床医学的に降圧剤の投薬が望ましかった可能性は否定できないが、

①　安衛法に基づく産業医による健診は治療目的ではなく

②　そもそも高血圧症という疾患も、各個人が一般療法や医療機関への個別の受診などにより改善を図るべきものである。

よって、Ｙの過失責任は認められない。

──〈くみ取るべき示唆〉────────────────

本件では、Ｙの産業医が健診以外の時期にＹ設置診療所にいたか否かが不明であり、前掲の北興化工機事件（281ページ）とは事案が異なるが、Ｙ設置診療所で降圧剤を投薬されていたことが、Ｘの治療にかかる産業医への期待を高めた可能性も否定できない。

だとすれば、やはり健康管理と治療の区分点について、労働者（クライエント）に適切な説明を行い、十分に納得してもらうとともに、両役割に利益相反が生じそうな場面や、本格的な治療が必要となる場面では、他の臨床医に受診するよう指導する必要があると解される。

オ　システムコンサルタント事件

最2小決平成12年10月13日労働判例791号6頁（Ｘら請求一部認容。1審：東京高判平成11年7月28日労働判例770号58頁、原審：東京地判平成10年3月19日労働判例736号54頁）

──〈事実の概要〉──────────────────

Ｚは、コンピュータソフト開発会社であるＹに入社し、裁量労働制の適用を受け、ＳＥとして開発業務に従事していた。

Ｚが、ある銀行業務に関するシステム開発プロジェクトのグループリーダーに就任して以後、

①　当初予定の遅れなどとの関係で、本来行うべき重要なテストを省略するなどしたことで多数のトラブルが発生し、発注元と現場作業者双方の板挟みとなるなどし

②　もとより入社以後、年間平均3000時間程度（年によっては3500時間を超える）の恒常的な過重業務を行っていたところ、さらに過大な精神的負担がかかるようにな

り

③　基礎疾患であった本態性高血圧が増悪し、小動脈瘤破裂による原発性脳幹部出血により死亡したことを受け、

その遺族（Xら）が、Zの死亡はYの安全配慮義務違反によるものであるとして、損害賠償を請求した。

本件では、X側から、Yの産業医が、①労働安全衛生規則所定の事業所巡視、②定期健診における業務歴調査、③就業上の注意事項の指示など、必要な業務を行っていなかったこと等も、Yの従業員につき必要な健康状態を把握する義務の懈怠の一環として問責された。

───〈判旨〉────────────────────────

Yは、Xの業務軽減措置を講じずに被災させた以上、過失責任を負う。

［＊Yの産業医の業務に懈怠があったかはともかく、］Y側の業務軽減措置をとるべき義務が、「使用者が選任した産業医が使用者に対して業務軽減の指示をしなかった」ことにより「消長を来すことはない」。［＊部分は筆者付記］

───〈くみ取るべき示唆〉──────────────────

上記判旨は、産業医より事業者側の視点で過失を判断しており、事業者と産業医の法的な一体性を示すものとも言える。であれば、産業医は、たとえ事業者が簡単に従わなくても、自身の役割として、的確な健康状況調査に基づき、就業制限措置の意見や勧告など、適宜、業務管理に適切な介入を行うべきことが示唆されよう。それが安衛法の要請でもある。ただし、就業先の人と仕事の全体を把握し、適切な介入方法を模索する必要があろう。

2　判決文中に「産業医」の文言が5か所以上登場する判例のうち、事件への関わりが一定程度認められる例

ア　NHK（名古屋放送局）事件

名古屋高判平成30年6月26日労働判例1189号51頁（上告・上告受理申立）[5]

───〈事実の概要〉──────────────────────

Xは、1991（平成3）年4月にYに採用されて以後、報道制作担当や専任記者として勤務してきた（図11）。

2008（平成20）年2月末から、（当初は頭痛で2か月間、その後）うつ病を理由に

傷病欠勤を経て傷病休職に入り、約半年間のテスト出局（休職者の職場復帰のためのリハビリの一環であり、Xの上司と産業医の協議によって計画が作成され、おおむね軽度ながら、徐々に作業の質量（＝職務上の負荷）を増して通常勤務に近づける仕組みがとられ、復職の可否の判断のための試し出勤の趣旨も持っていた）の後、2010（同22）年11月に復職した。Yでの復職要件は、傷病が治癒し、職務遂行上支障がないことを産業医が認定することとされていた。

しかし、2011（平成23）年9月12日から3か月の傷病欠勤を経て、2012（同24）年1月16日から再び傷病休職となった。2013（平成25）年4月8日からXのテスト出局が開始されたものの、入居していた転勤者用住宅の退去期限に関する説明に納得ができなかったため、無断で途中退局して翌日以降出局しなくなり、東京のY人事局に予告なく赴いて福利厚生担当者に長時間にわたって継続入居を求め、話し合いを打ちきった担当者を追いかけて警備員が駆けつけたことから同年7月26日にテスト出局は中止され、同年9月16日からは無給休職扱いとなった。

2014（平成26）年9月22日から再びテスト出局が開始され（以下、本件テスト出局）、少数ながらニュース番組の制作業務を担当したりもしたが、遅刻をめぐる上司とのやりとりをきっかけにかんしゃくを起こして同年12月19日に中止され、その後、2015（同27）年1月には、主治医のE医師の診断書を添えて復職を求めたため、Yが同医師への面会を求めたが同意を得られなかった。そこで2月には、遠方の東邦大学医学部精神神経医学講座（千葉県佐倉市）教授のG医師へ受診させたところ、「適切

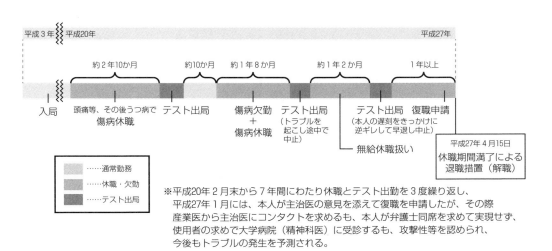

図11　Xの休職とテスト出局の経緯

5）事実の概要と判旨は、原俊之前掲論文「産業医に関する裁判例」108-109頁を改変したものである。

な治療介入が継続されなければ、攻撃的かつ突発的な言動に伴う職場でのトラブルが今後も起こる可能性があり」、復職は時期尚早と判断されたこと等を受け、Yの人事局総医長であり産業医だったD医師及び名古屋放送局の産業医であったF医師の復職不可の判断を踏まえ、2015（平成27）年4月15日、休職期間満了によりYにより解職された（本件解職）。

そこでXは、2014（平成26）年8月末時点で主治医により就労可能と判断されており、本件テスト出局開始時には休職事由が消滅していたとして、労働契約上の地位確認等を求めて提訴した。原審（名古屋地判平成29年3月28日労働判例1161号46頁）はXの請求を棄却したため、Xが控訴した。

──〈判旨〉────────────────────────────

2014（平成26）年8月末頃に示されたE医師（Xの主治医）の復職ないし就労可能との判断は、「自宅療養下でのリハビリをすることを前提とし・・・図書館通いが実施でき、リズムが乱れることなく規則正しい生活を送っていることを主な根拠に復帰可能と判断したに過ぎず、Xが傷病欠勤及び傷病休職以前に行っていた業務の負荷にどの程度耐えられるかどうかの考慮や検証が十分行えていないのではないかという疑問」があることなどから、本件テスト出局開始の時期にXの休職事由が消滅したと認めるに足りない。

また、E医師がYに提出した診療情報提供書では、Xの治療に成果が挙がっていないことや、認知行動療法等を勧めたが導入に至っていないことなどが明らかにされており、E医師のY代理人に対する回答書では、Xの攻撃的言動やトラブルの可能性が指摘され、治療に限界がある旨指摘されていることなどから、「E医師の意見を基にしてもXの精神的領域における疾病が復職可能な段階にまで治癒していたとは認め難い」。

D医師（Y人事局総医長、産業医）及びF医師（Y名古屋放送局産業医）は、東邦大学教授のG医師（Yが第三者的な意見を求めた専門医）の意見書を踏まえ、Xの復職を不可としている。DらのXの疾病に関する診断名は分かれているが、「それぞれが必ずしも矛盾する概念ではなく、厳格な診断名の特定は困難で、いずれかの意見を積極的に否定する医学的な根拠があるわけではないし、いずれの意見も、Xがストレス負荷に対し、気分や感情の変調を来し、衝動的又は感情的で、攻撃的な対応を行う面があり、それに根本原因があることを指摘している点では一致して」いる。本件テスト出局でも、「Xがストレスに対して過剰に反応し、衝動的又は感情的で、攻撃的な対応に出てしまう場面が繰り返しみられたことから、Xの疾病が根本的な原因解決に至っていない可能性がある」という各医師の意見は首肯できる。

Xは、「大学卒業の全国職員の一般職として採用され・・・報道制作の専任記者となっており、相応に高度で責任ある立場で業務を行う地位にあったこと、Xは、職場復帰を目指した本件テスト出局中に、精神的領域における疾病が原因となってテスト出局自体が中止となっていることなどに鑑みると、Xについて他の現実に配置可能な業務があるとは考え難く、Xに復職可能性があったと認めることはできない」。

——〈くみ取るべき示唆〉————————————

大筋では、本人の攻撃性等の精神疾患の症状ないしパーソナリティの問題が引き起こす**事例性の重さ**と、産業医を含む**使用者側の対応の適正さ**（慎重さ、粘り強さ、合理性）を認め、使用者側有利の判断が導かれたと察せられる。

専門性（専門家の意見の尊重）と自律性（本人と関係者の合議による自主的な対応方針の決定と連携）が図られたことも、使用者有利の判断に貢献したと解される。すなわち、専門性の面では、産業医が一貫して対応に主体的に関与し、結果的にかなわなかったが主治医とのコンタクトに努め、精神科専門で産業メンタルヘルスにも詳しい大学教授の診断を踏まえて判定を行い、Yもそれを尊重して復職拒否の判断を下した。自律性の面では、テスト出局の計画を上司・産業医と本人が協議して作成する、その後も産業医と連携しつつ、本人の攻撃的ないし不可解な言動があっても、問題は問題として指摘しつつ、激高したりせず、おおむね冷静な対応を貫いた。

イ　日本ヒューレット・パッカード（休職期間満了）事件
東京高判平成28年2月25日労働判例1162号52頁（最3小決平成29年2月7日で上告棄却・上告受理申立却下された）[6]

——〈事実の概要〉————————————

X（1審原告）は、2000（平成12）年10月にYに無期限で雇用され、ITスペシャリストとして勤務していたが、2008（同20）年5～6月頃、上司に対し、自身が社外の加害者集団に監視されており、彼らと結託した同僚がXのプライバシー情報をほのめかすなどして嫌がらせをしている旨を申告した。これを受けて、Yの人事担当者が、Xの周囲の従業員らに聴き取り調査を行うなどしたが、Xが申告するような嫌がらせや情報漏えいは認められなかった。

Xは、希望する措置が講じられないとして、同年6月4日から7月30日までの間Yを無断欠勤したため、Yは、Xが手続き方法を質した休職措置を講じることも、医療

———————————

6）事実の概要と判旨は、原俊之前掲論文「産業医に関する裁判例」111-112頁を改変したものである。

受診を勧めることもなく、Xを諭旨退職処分（以下、本件処分）としたところ、Xが労働契約上の地位確認を求める訴えを提起した。この訴訟は、2012（平成24）年4月の最高裁判決（最2小判平成24年4月27日最高裁判所裁判集民事240号237頁）によって、休職措置を講じ、医療受診を勧めるなど、Xの状況と快復の可能性を見定めるための手順を踏まずになされたことを理由に、本件処分の無効が確定して終了した。

その後、YはXに自宅待機を命じたが、Xは、自身が受けたと主張する嫌がらせや脅迫、情報漏えいなどの内容（「2006年7月　Xが勤める日本ヒューレットパッカード（株）の他部署に、何者かから電話番号を尋ねる不審な電話あり」、「2006年　夏　Xの実家に空き巣が入る」、「『早く殺してやりたい。・・・これをみてるお前だよ。わかるだろ俺がだれか！』」など）を自身のブログなどに書き込む一方、所属する労組とY間の団体交渉を通じてYに対し復職を求めた。Yは、復職の前提として精神科医による診断を受けるよう求めたため、Xは、2012（平成24）年5月、A医師の診察を受け、その診断書（「現状では就労に関しては精神面でも身体面でも問題はない」との記載あり）をYに提出した。

しかしYが、職場復帰の前提として、就業規則に基づき、同年11月にB医師（産業医）と面談させた結果、B医師は、上掲のブログの内容や団体交渉におけるXの言動（最初に「荻窪3階の嫌がらせ事件の真相究明を求める」などと述べ、職場への復職のみならず、Xが"加害者"と主張するY従業員に対する処分や、当時調査に当たった人事担当者を解雇するよう求めた）も考慮し、Xには妄想性障害が発現しており、2008（平成20）年当時もXが何らかの精神疾患に罹患していたことは確実と判断した。

B医師がYに提出した意見書には、Xは、労働自体は不可能ではないものの、オフィス内で適宜他の社員とコミュニケーションをとる必要がある標準的な作業環境での就労には障害がある旨の記載があった。

Yは、これらの経緯を踏まえ、Xに対し、2013（平成25）年2月1日から2014（同26）年11月30日まで休職命令（以下、本件休職命令）を発令し、期間満了とともにXを自然退職扱いとした。Xは、本件休職命令の無効及び労働契約上の地位確認を求めて提訴した。原審（東京地判平成27年5月28日労働判例1162号73頁）は、Xの請求を棄却したため、Xが控訴した。

──〈判旨〉────────────────────────────

以下の原審の判断を引用する。

一般に妄想性障害の患者は、妄想に直接関連する行為と態度を除けば、感情、会話、行動は正常であって、社会機能はしばしば保たれており、B意見書（Y産業医の

Bによる意見書）でも、Xの健康状態は、社会一般に言う“働くことが可能”という観点では、就労可能とされている。

　他方で、B医師は、会社における標準的な作業環境は、オフィス内で作業し、業務上の必要に応じて社員の誰とでもコミュニケーションをとらねばならない環境であるところ、Xが過去に他の社員から受けた嫌がらせの問題が未解決であると考えていることを踏まえると、Yにおける標準的な作業環境でXが就労するには障害がある旨述べている。

　そして、仮に、対人接触を最小限にするため在宅勤務の制度を例外的に適用したとしても、社内外との調整や、他の社員との協同作業が必要となることに変わりはなく、Xと業務上接触し、Xから加害者として認識される可能性のある他の社員の精神的健康にも配慮する必要がある。

　すると、本件休職命令が出された2013（平成25）年1月時点で、Xに就労の現実的可能性があるような職場は社内にはなかった。

　Xについては、その精神的な不調の存在故に、本件休職命令時点で、職種非限定の労働契約だったことを考慮しても、Y社内での配置転換で労働契約上の債務の本旨に従った履行を提供できる職場を見いだすことは困難な状況にあった。

──〈くみ取るべき示唆〉────────────────────────

　本件は、先に生じた解雇事件（以下、先行事件）の延長線上で生じた事件であり、先行事件では、要するに、休職による経過観察、専門医への受診勧奨等の手続き不足を理由に、Yが講じた解雇措置が違法無効とされた経緯があった。もっとも、1審は当該解雇を正当と評価するほどXの行動上の問題（事例性）は重かったところ、本判決は、Yが先行事件で最高裁が示唆した手続きを尽くしたことを評価し、講じた退職措置を正当と認めたものと解される。

　すなわち、本判決からくみ取るべき示唆は、産業医等の産業保健の専門家らが、不調者の疾病性（疾病罹患の有無、罹患した疾患の性格と重さ）と事例性（労働不能、職場秩序の乱れなど、疾患から生じる具体的な問題）の両者を客観的に調べ、職務・職場への適応をできる限り支援することの重要性である。休職措置や退職措置も、そうした手順を誠実に尽くせば正当化される。

ウ　ティー・エム・イーほか事件
東京高判平成27年2月26日労働判例1117号5頁[7]

──〈事実の概要〉────────────────────────

　亡A（1970（昭和45）年生まれ・男性）は、2007（平成19）年9月に派遣会社Y1

に雇用され、Ｙ２出張所に派遣されて、中部電力浜岡原子力発電所中央制御室の空調設備のメンテナンス工事等の現場管理業務に従事していた。これは、さほど精神的負荷の大きくない書類作成を中心とする業務で、死亡直前３年間の１か月平均の残業時間（１日当たり7.5時間を超えた時間）も、約26時間から約38時間だった。

亡Ａは、Ｙ１に採用される前、遅くとも2007（平成19）年２月初旬に精神科を受診し、夜眠れず緊張がある、飲酒後に物忘れがある旨などを訴えた。医師は、不安障害及び不眠症と診断し、支持的精神療法を実施し、節酒を指示し、読書や音楽を聴くことを勧め、塩酸リルマザホン（催眠鎮静剤）を処方した。

亡Ａは、その後も通院を続け、2009（平成21）年10月頃までは、精神症状が安定していると判断され、支持的精神療法と症状に応じた投薬がなされていたが、同月下旬頃以降は、うつ症状がみられるとして、抗うつ剤や抗不安剤等の投与を毎月受けるようになった。

2010（平成22）年３月及び４月、亡Ａに休暇取得や早退がみられたことから、Ｙ１代表者が様子を聞いたところ、亡Ａは、頭痛や不眠のため病院で薬をもらっている旨の話をした。その後も幾度かＹ１代表者らが体調を問い合わせたところ、おおむね、体調は悪くなく、以前よりも改善している旨返答していた。また、Ｙ１にもＹ２にも、うつ病に罹患した旨の診断書を提出することはなかった。

しかし、主治医に対しては、例えば３月20日の受診時、「状態はあまり変わらず、仕事に出ているが、頭が働かず生き地獄のようであった。何をしたらよいのかわからない。辛いが休むわけにはいかない。睡眠はとれるようになってきた」旨を訴え、精神運動抑制、仕事の疲労と判断され、支持的精神療法のほか、テシプール（抗うつ剤）及びセルシン（精神安定剤）の追加処方を受けるなどしていた。

亡Ａは、2010（平成22）年12月９日、自宅で自殺した。そこで、遺族であるＸらが、Ｙ１・Ｙ２のほか、Ｙ２の現場管理責任者（Ｙ３）とＹ１の代表者（Ｙ４）を相手取り、Ｘのうつ病罹患を認識しながら休養させるなどの適切な措置を講じなかったことは、安全配慮義務違反に当たるとして、損害賠償を求めて提訴した。原審（静岡地判平成26年３月24日労働判例1117号12頁）は請求を棄却したため、Ｘらが控訴した。

──〈判旨〉────────────────────────────

厚生労働省が策定した「労働者の心の健康の保持増進のための指針（平成18年３月31日付け基発第0331001号[8]）」によれば、メンタルヘルスケアでは、「ストレス要因の

7）事実の概要と判旨は、原俊之前掲論文「産業医に関する裁判例」117-118頁を大きく改変したものである。

8）その後改定された。最新改定は、平成27年11月30日健康保持増進のための指針公示第６号。

除去又は軽減や労働者のストレス対処などの予防策が重要であるが、これらの措置を実施したにもかかわらず、万一、メンタルヘルス不調に陥る労働者が発生した場合は、その早期発見と適切な対応を図る必要がある」（6（3）メンタルヘルス不調への気づきと対応）として、労働者からの相談に応ずる体制を整備し、特に個別の配慮が必要と思われる労働者から管理監督者が話を聞いたり、労働者の家族に対してストレスやメンタルヘルスケアに関する基礎知識を提供したりすることが望ましいなどとしている。

　そして、本件では、実際に亡Aが就労していたＹ２出張所の責任者は、亡Aの休暇取得状況や早退の頻度からその健康状態について不安を抱いてＹ１に伝え、Ｙ１、Ｙ２共に、亡Aとの対話を通じて亡Aの体調不良を認識できていたのだから、Ｙ１、Ｙ２は、それぞれ従業員に対する安全配慮義務の一環として、亡Aやその家族に対して、単に調子はどうかなどと抽象的に問うだけではなく、より具体的に、どこの病院に通院していて、どのような診断を受け、何か薬等を処方されて服用しているのか、その薬品名は何かなどを尋ねるなどして、不調の具体的な内容や程度等についてより詳細に把握し、必要があれば、Ｙ１またはＹ２の産業医等の診察を受けさせるなどしたうえで、亡A自身の体調管理が適切に行われるよう配慮し、指導すべき義務があったが、それを怠った。たしかに、亡AがＹらにうつ病罹患等を申告しなかったという問題はあったが、Ｙ１代表やＹ２出張所の責任者の日頃の亡Aへの接し方から、亡Aが、申告すれば解雇されるなどの不安を抱いたとも解される。

　その義務違反と亡Aの自殺の間に相当因果関係があるとは言えないが、その義務違反による精神的苦痛について、Ｙらは亡Aに慰謝料金200万円を支払う義務があり、Ｘらはそれを相続した。

───〈くみ取るべき示唆〉───────────────────

　業務上の過重負荷が認められない条件下でも、国が公表した健康管理に関するガイドライン（の趣旨）に反するような状況が認められれば、安全配慮義務違反等の過失として、たとえ自殺等の損害との相当因果関係が認められなくても、慰謝料の支払い程度は認められ得る。

　本人が不調を使用者に申告していなくても、使用者が申告しにくい条件をつくり出していた場合には、使用者の過失とされる可能性がある。

　使用者が労働者の不調に気づくべき事情がある場合、診断名、処方薬[9]を含め、健

9）精神科医が産業医ら使用者側に診断名を明確にしない場合が多いため、多くの産業医が処方薬の確認によって診断名を推知するようになっている。

康状態に関するかなり具体的な情報の収集と、それに応じた就業上の配慮が求められる。国が公表した健康管理に関するガイドラインが、二次予防の必要性を示唆している場合にはなおさらと言える。その際、産業医の活用が求められる。

派遣労働関係では、健康管理上の落ち度につき派遣元・派遣先の双方共に連帯責任が課せられやすい。

エ　建設技術研究所事件

大阪地判平成24年 2 月15日労働判例1048号105頁（Ⅹ請求一部認容・一部棄却
控訴）

──〈事実の概要〉────────────────────────────

Ⅹは大学院で土木工学を専攻し、建設工事の調査、設計やコンサルティング等を営む大手企業のＹに入社して、河川工事の技術部門で就労していた。

入社 2 年目に年間3500時間を超える長時間勤務 [＊月平均約135時間の法定時間外労働] となった後、体調不良を経て SDS（Self-rating Depression Scale：自己評価式抑うつ性尺度）でやや高い点数となった（裁判所は、遅くともこの頃精神疾患に罹患したと認定）。[＊部分は筆者付記]

遅刻が常態化し、Ｙ所属の看護師のカウンセリングを受けるようになり、主治医ＥやＬから身体表現性障害や適応障害の診断を受け、約 1 か月の在宅療養（以下、 1 回目療養）後、元職場に復帰した。

復帰後、主治医Ｅから身体表現性障害につき完全寛解との診断も受けたが、精神疾患が完治したわけではなく、その約 4 か月後には同じ主治医から抑うつ状態と診断され、約 5 か月間の在宅療養（以下、 2 回目療養）に入った。

この間（ 2 回目療養期間中）、主治医Ｅは抑うつ状態はほぼ寛解しており就労可と診断したが、精神科を臨床上の専門とするＹの統括産業医は、医学的には復職可能だが労働関係上の問題がある旨の意見等を述べ、在宅療養が継続された。

約 5 か月後には復職し 1 年弱勤務した。この間にも主治医Ｅが抑うつ状態は寛解し就労可と診断していたが、Ⅹは労災申請や過去の賃金の問題などからＹに不信感を強めるなどして再び出社しなくなった（以下、本件欠勤。この間に労使紛争に至ったとして主治医Ｅが以後の関与を拒否。その後別の診療所医師も診断書の作成を拒否した）。

約 2 か月後に新たに主治医となったＭがⅩの申告を基に睡眠障害により通院加療を要する旨診断したが、その約 1 か月半後から無給となり、さらにその約 1 か月半後にＹの統括産業医が MMPI（Minnesota Multiphasic Personality Inventory：ミネソタ多面人格テスト）を経て就労可と診断した。

X自身が就労を拒否したことを受け、その約2か月後（入社からの通算で約4年9か月後）に正当な理由のない欠勤を続けたとして解雇された。そこで、労働契約上の地位確認や、未払賃金、安全配慮義務違反や違法解雇による慰謝料等を請求した。

——〈判旨〉————————————————————

事実関係として、以下の①〜⑨が認められる。

① 入社2年目の著しい長時間労働と翌年第1四半期の長時間労働

② 定時退社や休暇取得が難しい"職場の雰囲気"

③ X自身の問題も背景にあって複数の上司との関係が悪く、厳しい叱責を頻繁に受けるなどしていたこと

④ そもそも経験に比して業務量が多かったうえ、生産目標による圧力が加わっていたこと

⑤ 身体表現性障害の診断を受けた後も休暇の取得を拒絶され、深夜残業を含む勤務を継続したこと

⑥ 1回目療養明けに勤務軽減条件下としては過重な業務と生産目標を課されて残業が行われ、2回目療養直前には月間法定時間外労働時間が100時間を超えるに至ったこと等がいずれも過重な心理的負荷となっていたこと

他方、

⑦ 2回目療養以後に過重な業務上の心理的負荷要因はなかったこと

⑧ Xは人格障害であった可能性があるが、過重な業務によって精神症状が発症したこと（人格障害でなかった場合には、過重な業務により身体表現性障害を発症したこと）

⑨ Xの精神疾患は2回目療養期間中に寛解し、当該療養から復帰して約半年後には完治したこと

これらを前提に、以下のように判断できる。

Yの統括産業医は、Xは（おそらく妄想性）人格障害の影響で発症した適応障害であったと診断していた。それをうかがわせる事情もあるが、Y側のバイアスのかかった資料に基づいて初診に臨んだり、上記①〜⑥のような業務上の過重性を捨象しているなどの問題があった。

Xは、2回目療養からの復帰後に閑職に追いやられ、能力に見合わない仕事を課されたことで心理的負荷を受けたと主張したが、Xが指示された軽減業務（写真のライブラリー化業務）は、容易な分だけ生活リズムを整えやすく、そこで実績を挙げたうえで新たな業務の割当てを求めるべきなのに、Xはそうしなかった。

以上から、Xの発症前と発症後の再発再燃の双方に業務上の過重性が起因し、当該

過重性の背景には、Xの上司がXの長時間労働の実態及び健康状態の悪化を認識しながら負担軽減策をとらなかった過失があった。

他方、YによるXの解雇については、Xが2回目療養のしばらく後には完治していたにもかかわらず（よって労基法第19条第1項の適用はない）、その3か月後のYからの求めに従わず、約4か月半にわたり欠勤を続けたことを理由とするもので、出勤か休養の必要性を証する診断書の提出を文書等で再三通知するなどの適正手続きを経ており、かつ就業規則上の根拠規定に基づくものであり正当である。

Xが本件欠勤期間中に休養を要する旨のM作成の診断書を提出していたことは認められるが、Yがそれに疑義を感じて産業医の診断を受けるよう指示しても2か月間以上応じず、実際の診断でも就労可とされたうえ、Mへの医療情報提供依頼への同意にも退職勧告書の受領まで応じておらず、不当である。

XはYによる労災申請への妨害があったと主張するが、事業主が証明を拒んでも労災申請は受理されるうえ、（特に過重労働事案のような場合には）使用者側にも労災要件該当性を争う機会が保障されるべきであり、労災保険の申請にかかる事業主の協力義務を規定した労働者災害補償保険法施行規則第23条第2項もそうした場合にまでは適用されない。労災申請以外の解決方法等を協議すべく社会的に相当な範囲で労働者を説得することは不当ではない。

────〈くみ取るべき示唆〉────────────────────────

① 業務上の過重な心理的負荷の一次予防として、耐性のない者に長時間労働を慫慂するような職場環境を改善する必要がある。

② 同じく三次予防として、復帰間もない労働者に従前と同様の過重労働をさせてはならない。

③ パーソナリティに問題がある労働者でも、過重負荷をかけて精神症状を発症させれば、業務起因性や使用者側の責任が認められ得る。

④ たとえ業務上の過重負荷で不調を発生させた場合にも、本人にパーソナリティの問題がうかがわれる場合、使用者側として復職支援を含めた適正手続きを講じ、かつ寛解ないし回復に至ったような場合、不調者側の問題が浮き彫りとなり、解雇まで正当化される場合がある。

⑤ 業務起因性がうかがわれる不調者に対しても、使用者として労災要件該当性に疑義を抱く場合、申請上求められる事業主側の証明に協力しないこと、過度にわたらない範囲で申請回避を説得することは直ちに違法とはならない。

オ 日本通運（休職命令・退職）事件

東京地判平成23年2月25日労働判例1028号56頁（Ⅹ請求棄却控訴）

───〈事実の概要〉───

Ⅹは、1989（平成元）年に物流事業を営む企業Ｙ1に雇用され、Ｔ支店Ｎ事業所で営業係長職にあった。

2005（平成17）年6月、直属の上司Ｙ2を通じてなされたＢ事業所への転勤の内示（以下、本件内示）に強い拒否反応を示したことを契機に、同月、急性口蓋垂炎による呼吸困難で救急搬送（以下、本件救急搬送）された。

以後、主治医からストレス反応性不安障害の診断名を得て欠勤するとともに、それ以前は特に関係に問題のなかったＹ2らに対して敵対的・攻撃的態度をとるようになり、紆余曲折の末に2007（平成19）年2月に休職命令（以下、本件休職命令）を受け、2008（同20）年1月末に所定休職期間の満了により退職措置（以下、本件退職措置）を受けるに至った。

本件救急搬送の1週間ほど後からⅩが受診を開始した主治医Ｄが、特に休職や復職に関わる場面で不相当にⅩ側を利する診断を行い、Ｙ1の産業医ＥやⅩの上司の不信を招いた経緯がある。

Ⅹは、Ｄへの最初の受診日（2005（平成17）年7月5日。以下、本件受診開始日）の翌日に別の病院でうつ病の診断を受けていたが、その約2か月後にＤよりストレス反応性不安障害により約3か月の休養加療を要する旨の診断を受け、Ｙ1にそれによる欠勤を届け出て、以後も休養加療期間の満了ごとに同様の診断を受けて欠勤していた。本件受診開始日の翌月頃からは、「Ｙ2の犯罪行為」など、Ｙ2らを激しく非難・攻撃する長文の手紙をＹ1（特にＴ支店総務課長Ｃ、時に社長）宛てに繰り返し送付するようになり、Ⅹの父親も同調するようになった。

対してＹ側は、以下のようにおおむね冷静な対応を行ったうえで、復職へ向けて前向きに取り組むよう励ましつつ、本件休職命令（実質的には欠勤から休職への変更）を発令し、その後も何度か電話連絡するなどして意思の疎通を図った。

① Ｃらは、Ⅹや父親に手紙で本件内示の理由、Ｙ2の言動の実際の内容、病気欠勤期間の期限と休職命令の予定等を伝えた。

② Ｔ支店のＨ次長は、Ⅹと複数回面談する過程でＹ2の労働時間管理の不備による割増賃金不払いを指摘されたため、休職命令をいったん延期して当該不備［＊Ｙ2による意図的な労働時間の減算を含む］の事実を確認してⅩに謝罪したうえ、（消滅時効にかからない）過去2年分の割増賃金200万円余りを支払った。［＊部分は筆者付記］

③ ほぼ同時期に、Ｄから「ストレス反応性不安障害当初の疾患により通院加療中

である。症状は改善し、就労は可能と思われるが、可能であればストレスの少ない職場への復帰が望ましい……」との診断書を受け取ったため、Xに電話して、復職条件は不安の除去なので、その点についてDと話をするよう伝えたが、激高され電話を切られた。

本件休職命令の発令後、産業医E、X、主治医Dは、以下のようなやりとりをした。

1）まず、EがXに対してDから診療情報提供を受けることへの同意を求めたところ、不合理な理由を述べて拒否された。そこで、休職期間満了が迫った時期に、Dに対して本人同意なく情報提供を求めたところ、傷病名を恐怖症性不安障害とし、不当な人事措置が発症要因らしく、ここ1年ほどは症状が落ち着いてきたので復職可能と判断したが、会社への信頼回復が復職支援の前提になる旨の情報が示された。

2）そこでEは、改めて主治医に直接問合せを行ったうえで、本人の会社への信頼感の回復を待たずに復職しても症状が増悪する可能性が高い旨の意見書をYに提出した。

Yは、以上の経緯を踏まえて本件退職措置を講じた。

─〈判旨〉─────────────────────────────

本件休職命令について発令に至るH次長らの冷静かつ良識的な対応の経緯から、不当な目的は認められない。たしかに休職を要する旨の診断書等はなかったが、欠勤からの復職を示唆するDの診断書では、ストレスの少ない職場への復帰も示唆しているため、純粋な復職可能診断とは言えず、その妥当性や実効性にも疑問があること等から合法である。

次の理由から、本件退職措置は合法である。

① 労働時間管理の不備をめぐるY側の対応の相当性などから、そもそも休職の原因をYがつくったとは言えないこと

② Y側はXとの信頼回復の努力をしていたこと

③ それにもかかわらずY2らへの非難・攻撃を続けるXの不安の除去は困難と解されること

④ Dはそうした事情を十分に認識せずに診断していたと解される一方、そうした事情を知りつつ診断していたEの意見には「相当の説得力」が認められること

⑤ Xは本件退職措置の後も半年間以上Dの処方する抗不安薬等を服用していたこと

——〈くみ取るべき示唆〉——————————————————

　相当程度の事例性（この場合、本人の労務不能のほか、周囲への迷惑行為、職場秩序の紊乱等）をもたらす不調者や、客観的な情報分析をせずに彼らに同調する主治医への対応に際しては、産業医と選任者（企業等）が協力し、手続的理性（合理的な手続きを考案し、公正に運用することで、良識や理性を示す作業）を尽くす必要性がある。

3　その他参考になる例

第一興商（本訴）事件
東京地判平成24年12月25日労働判例1068号 5 頁（X請求一部認容・一部棄却控訴）

——〈事実の概要〉——————————————————

　Xは、業務用カラオケ機器の製造・販売等を業とし、従業員数1500名を超える大企業Yで総合職従業員として就労していたが、紆余曲折の末、視覚障害（以下、本件視覚障害）を発症して休職命令（本件休職命令）を受けた。保障休職期間（12か月）内に治癒しなかったとして自動退職扱いされたことを受け、そもそも本件視覚障害は、上司による嫌がらせやYによる不当な配転等による業務上の事由により発症した、または休職期間満了時点までには復職可能な状態にあったなどとして、Yに対して労基法第19条第 1 項に基づく雇用契約上の地位確認、退職措置後の賃金のほか、上記嫌がらせ等に係る安全配慮義務違反等に基づく損害賠償等を請求した。

　Xは、20代半ばでYに入社して約 3 年後に総務部法務室（室長B）に配属されたが、その約 3 年半後に特販営業部営業第二課（課長D）に配転され、その約 1 年半後に「DAMステーション」の運用や契約を管理するDSサービス部管理課（課長E）に配転された。その約 1 年後には、視界の中心が白色になり見えなくなる等の本件視覚障害（後にミトコンドリア遺伝子変異による視神経症と診断された）を発症し、その翌年に本件休職命令を発せられ、さらに 1 年後に自動退職措置を受けた。

　Xは、法務室勤務の当初は特に問題なく働けていたが、有能な若手職員の新規加入以後担当業務が減少するなどして不満を抱き始めて卑屈な態度をとるようになり、B室長の判断で営業第二課に配転された経緯があった。この措置に遺恨を抱いてB室長と顔を合わせても意図的に避けるなどの露骨な態度をとり、営業第二課での業務でも熱心さを欠き、営業成績も悪かった。

　D課長は、新規顧客の開拓は困難と考え、既存顧客の担当とする、人事考課でも長

307

所を捉えて積極的な評価を行うなどの配慮を行ったが、自ら考案した企画の中止を命じられたこと等を契機にY内外に電子メールで不満を送信する、実際には存在しないパワハラ被害をD課長から受けていると内部統制推進室に通報するなどの行動をとるようになった。

DSサービス部管理課配属の約2か月後には、精神神経科医師に抑うつ状態と診断され、その後同じ部門の同僚や過去の上司などを批判する電子メールを他部門の従業員に送るなどの行動もみられるようになり、その約1年後には、元の上司らに社内失業状態であるなどと訴えるとともに、本件視覚障害を発症する等の経過をたどった。

この間のXの法定時間外労働は、最も長い時期でも月60時間程度であった。

——〈判旨〉————————————————————————

本件視覚障害が過度のストレスにより発症する可能性は認められるが、客観的な業務上の過重負荷がないため業務上疾病とは認められない。よって、その前提に基づく雇用契約上の地位確認、民事損害賠償等の請求は認められない。

本件休職命令も、就労中の症状の悪化、自宅療養を指示する医師の診断等から合法である。他方、休職期間満了時の退職措置は、以下の理由から違法無効である。

① 視力強化の専門家であるXの主治医より、本人の工夫と職場による一定の配慮（保護具の活用等）により復職可能とされていたこと

② 現に視覚障害に罹患した以後もパワーポイント等を用いて企画書を作成できていたこと

③ Yは、Xに産業医の診断を受けさせたり、復職の可否について産業医の意見を求めた形跡すらなく、復職不可としたYの判断こそ客観性を欠くこと

④ 大企業であるYにとって、たかだか月額26万円程度の給与水準の事務職が内部に存在しないとは考えにくいこと

⑤ Yの主張の真意は、Xの人間関係等の情意面の問題にあると思われるが、「復職の可否の判断は、基本的に労働者の心身の健康状態を初め（原文ママ）とした客観的事情に基づいて決せられるべき」こと

——〈くみ取るべき示唆〉————————————————————

この事件の特徴の一つは、Xの性格傾向について、裁判所が「考え方、ものの見方に偏り」があり、その「供述内容には、全般的に疑問な点が多い」と認めている点にある。たとえパーソナリティに問題がうかがわれる労働者への対応でも、復職判断など労働者にとって重要な条件に関わる判断は客観的事情に基づいて行うべきこと、その際、産業医の診断は、判断の客観性をうかがわせる要素となり得ることがうかがえ

4 くみ取り得る産業医の行為規範[10]

以上の裁判例からくみ取り得る産業医の行為規範を整理すれば、以下のとおりとなる。

① 産業医が、自身の臨床上の専門分野外の症例についても、主治医とのコミュニケーションを含めて積極的かつ慎重な調査や学習を重ねて対応したケースでは、その判断は司法によっても尊重され、妥当性を認められることが多い。特に、不調者の疾病性（疾病罹患の有無、罹患した疾患の性格と重さ）と事例性（労働不能、職場秩序の乱れなど、疾患から生じる具体的な問題）の両者を客観的に調べ、職務・職場への適応をできる限り支援することが重要な意味を持つ。休職措置や退職措置も、そうした手順を誠実に尽くすことで、正当化される。このことは、主治医の意見が症例に偏り過ぎるなどして産業医と診断を異にした場合等にも妥当する。

② 的確な法知識は、バランスのとれた判断と行動を支援する。特に難治性の労働者や事例性をもたらす労働者、とりわけ主治医と同調して不当に使用者に敵対する労働者などへの対応に際しては、産業医自身も労働法などの関係法令や判例に関する知識を持ち、事業者、上司らと協力しつつ、企業等が法的リスクについて過剰防衛によらず、手続的理性を粘り強く履践し、結果的に良識と理性を示し得るよう促す必要がある。

③ 逆に、産業医が、特に人事や離職、災害疾病の業務上外判定など労働者にとって重要な利害得失に関わる場面で不公正に使用者側に寄った判断をする（ずさんかつ偏った事情認識による場合を含む）と、使用者側への不信感を高め、かえって大きな対立やトラブルを招くことがある。また、産業医が臨床医からの信頼を失う結果、必要な折に主治医とコミュニケーションをとることが困難になることもある。

逆もまた然りで、単に主治医の診断をなぞったり、労働者の言い分に偏り過ぎれば、使用者からの信頼を得られないばかりか、使用者への攻撃材料とされることもある。

---

10) 三柴丈典「裁判事例から学ぶ産業医の活動と責任」Medical Practice31巻9号（2014年）1400-1401頁に若干の加筆修正を加えた。

④　産業保健活動における健康情報等の不適正な取扱いは、訴訟を招きやすい。もっとも、ただ労働者のプライバシーを保護すればよいわけではない。産業医は、労働者の健康情報等について、取扱いの必要性と保護の必要性の均衡を考え、オール・オア・ナッシングではなく、その専門性と良識に基づき、適正な（＝柔軟かつ合理性があれば時に果敢な）判断を行う必要がある。そもそも、健康情報等の取扱いについてもめるのは、労働者との信頼関係が破綻した場合が多く、それ自体が本質的問題でないことも多い。

⑤　産業医が自身の運営する診療所で労働者の主治医を務めていたり、企業等に診療所が設置されていて、そこに籍を置いて一定の治療行為も行っているような場合、労働者に治療や健康管理について過剰な期待を持たせてしまう場合があるため、本格的な治療が必要な場合やCOI（Conflict of Interest：利益相反）が生じそうな場合には、適宜自身の職掌について十分に説明を尽くし、本人同意を得て主治医を交替するなどの措置が求められる。

XI

職域の化学物質管理と法

1 はじめに

　本章では、目下進められている化学物質の自律的な管理へ向けた規則改正等[1]により、産業保健スタッフの職域の化学物質管理に関する関心が高まっていることを踏まえ、関係裁判例、関係法制度の歴史と実態、社会調査の結果、自律的管理へ向けた制度改編と残された課題について論じ、職域の化学物質管理に関する法制度の趣旨と、本来現場で求められる措置について共有を図る。

　いくつかの関係裁判例については、筆者が技術専門家らに対して行ったインタビュー（2023（令和5）年11月22日、同年12月15日実施。事実関係を伝え、①判決の当否、②未然防止策の2点を尋ねた）の結果も概要に盛り込んだ。

　なお、「はしがき」に記したように、文章の途中で行替えしている箇所が複数あるが、これは文章の伝わりやすさを重視し、プレゼンテーション用のスライドに近づけることを意図したものである。

2 化学物質管理関係の主な民事裁判例

　ここではいくつかの関係裁判例から、化学物質管理をめぐってどのような災害が生じ、どのように事件化するかを示し、裁判例による事業者らの民事過失責任の認定水準（法令の定めを超え、適切なリスク調査と管理を怠れば、民事過失責任を課してきたこと）を明らかにしたうえで、そうした責任を免れるために事業者らに求められる措置について示唆をくむ。

1 裁判例

ア 日本化学工業事件
　東京地判昭和56年9月28日判例時報1017号34頁

──〈事実の概要〉──────────────────────

クロム化合物製造を行う事業の労働者（X）が作業中のクロム（以下、**本件物質**）

---

1) 2021（令和3）年7月に公表された厚生労働省「職場における化学物質等の管理のあり方に関する検討会報告書」により方向付けられた。

粉じんへの大量ばく露により、鼻中隔穿孔、肺がん等の疾病に罹患したことから、雇用主（Ｙ社）に対して不法行為に基づく損害賠償請求を行った。

──〈判旨～Ｘ請求認容～〉────────────────────

　およそ、化学企業が労働者を使用して有害な化学物質の製造、取扱い等を行う場合、内外の文献によって調査研究を行い、その毒性に応じて衛生を図る義務を負う。また、**予見すべき毒性は、重篤な健康被害の指摘があれば十分**であり、具体的症状や発生機序などの確認は必要ない。

　本件物質については、1938（昭和13）年頃には、**ドイツで肺がん発症との因果関係**が明らかとなり、労災補償対象となったことが日本にも伝えられていたから、**本件物質による重篤な疾病の発症リスクの予見は容易**だった。

　また、当時のＹ社社長は応用化学者で本件物質やそれによる障害関係に深い学識があり、**Ｙ社の労働者が以前に鼻のがんで死亡したこと等から、調査研究は可能**だった。

　こうした調査義務を尽くしていれば、**当時ドイツでとられていた予防措置（工場の完全密閉化と吸じん装置の設置、３年おきの配転、胸部Ｘ線撮影）による肺がん発生予防は可能**だったし、

　十分な措置の完了までは、**労働時間短縮、早期配転、健康管理、肺がんリスクのある者の退職措置などを講じる義務**があった。

　なお、Ｙ社が労働基準法（以下、労基法）等の取締法規に反して労働者に有害業務を行わせても、直ちに民事上の故意責任を構成しないが、

　Ｙ社が労働省（現・厚生労働省）の規則、通達所定の作業環境基準（クロム濃度）その他法令上の規制（労働時間等）を遵守していたからといって、**民事上違法がないとは言えない**。

┌─ 事件に関する技術専門家の意見 ──────────────────

　１）判決について

　　①　判決に消極的な見解

　　判決は厳しすぎるように感じる。

　　クロムという物質は、既存化学物質であって当時のハザード認識は不十分で、法令上求められる対策も限られていた。会社も法令上の最低基準は守っていたと思うが、それでも防げなかった災害なのではないか。取扱業者だから取扱物質すべてのハザードやリスクに詳しいとは限らない。法令以上を求める考え方は、その後に生まれた［＊労働安全衛生法（以下、安衛法）第28条の２の新設や民事裁判例の蓄積、国際的な規格による安全推進の動向等による企業の動きを示唆して

いるものと思われる］のであって、本件災害当時は、法令で対象物質や規制値を明確化するのが先決だったように思う（湯本）。［＊部分は筆者付記］

　たしかに、当時にもじん肺法はあったが、最低限の内容しか定めておらず、本件災害を防止できるようなものではなかった。本判決が示した、ドイツの知見、専門家である事業者の認識、事業場の先例などによる論法は、少々こじつけの感がある。対策面でも、吸じん装置の設置程度はできたかもしれないが、密閉型の局所排気装置となると、技術面・費用面で今でも難しい。たとえ住民を守れても、従業員にリスクをもたらす可能性もある（尾崎）。

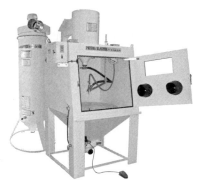

写真提供：株式会社不二製作所（製品名：ニューマ・ブラスター、型式：SGF-4（B））

局所排気装置の例

②　判決に共感的な見解

　たしかに厳しい判例ではあるが、先例として、鼻中隔穿孔のほか死亡例まであったのだから、もう少し経営者として対策を考えるべきだったのではないか（北口）。

2）未然防止策について

　経営者は一般に化学物質のリスクに関する認識が不足しており、規制値を重視する傾向もあるので、むしろこのケース等を契機に法規制の強化を図るべきだったのではないか。

　裁判の結果、比較的高額で和解し、新規物質のハザード研究の資金にあてさせるような例もあるので、訴訟が起きて被告企業が一定の和解金や賠償金を支払うような収め方が一概に悪いとは限らない。

　新規化学物質の製造業者を絞り込み、厳格・適正な製造・検証プロセスを課すような方策もあり得るが、産業の発展の制約にもなり、そうした規制は現実的に難しいかもしれない（湯本）。

湯本公庸氏（安全工学会事務局長）、日本化学工業協会より北口源啓氏（旭化成株式会社環境安全部労働安全グループ長）、尾崎智氏（日本化学工業協会環境安全部・RC推進部管掌常務理事）

イ　内外ゴム事件
神戸地判平成2年12月27日判例タイムズ764号165頁

数年間、**換気が悪い作業場**で、**保護具を着用せず**、トルエン、ヘキサン等の**有機溶剤を含有するゴム糊を使用する業務**を行っていた作業員が、**慢性有機溶剤中毒に罹患**し、使用者の安全配慮義務違反が問われた事案につき、

　安衛法及びそれにひも付く労働安全衛生規則（以下、安衛則）や有機溶剤中毒予防規則（以下、有機則）の規定は、行政取締規定だが、その**目的の一致**から、使用者の労働者に対する**私法上の安全配慮義務の内容となる**としたうえで、

本件では、

① 　**局所排気装置の設置**（安衛法第22条、第23条。有機則第5条、第14条ないし第18条）

② 　呼吸用保護具（防毒マスク）、保護手袋等適切な**保護具の具備**（安衛則第593条、第594条、有機則第32条ないし第33条）

③ 　有機溶剤の特性・毒性・有機溶剤中毒の予防にかかる安全衛生**教育**（安衛法第59条、安衛則第35条）

④ 　適切な**特殊健康診断**（有機則第29条、第30条）

⑤ 　必要な作業環境**測定**と結果の記録（安衛法第65条、施行令第21条、有機則第28条）

⑥ 　有機溶剤のリスクと取扱上の注意事項、中毒発生時の応急処置等の**掲示**（有機則第24条、第25条）

が同義務の内容となるとし、そのうえで、

いずれも（適切に）実施されなかった（局所排気装置は一切設けられず、保護具は十分に用意されず、全く着用されず、教育指導はされず、特殊健診は適正になされなかった）とされた。

なお、法定の測定は一応行われ、**個々の有機溶剤は許容濃度内だった**ことを認めつつ、**個人サンプラーを活用した正確なばく露濃度測定［＊法定外］、複数の有機溶剤の相加作用の評価［＊法定外］**等も同義務の内容だったが果たされなかったとされた。［＊部分は筆者付記］

―― 事件に関する技術専門家の意見 ――

1）判決について

　判決が事業者が行っていた一応の測定の精度を疑ったのは理解できる。

　トルエン等は芳香剤であり、許容濃度は当時も50ppm程度だっただろうが、測定の仕方で誤差も生じる。トルエン等は比重が重く、下方に滞留しがちなので、検査器具によっては正確な測定は難しい。今も使用されているが、引火点が低いので、現場では濃度よりむしろ静電気による引火を気にする傾向にある（北口、尾崎）。

　しかし、当時に個人サンプラーの使用など、とても要求できない。現在でも、実際の測定は、机上の推計→検知管によるラフな測定→作業環境測定士による測定の順で試み、それでも的確な検査ができない場合に限り、個人サンプラーによるのが現実。そもそも、個人サンプラーは、日本に1000人ほどしか適切に活用（を指導）できる者がいない（北口、尾崎）。また、労働基準監督署（以下、労基署）自体が活用を否定していた経緯もある（湯本）。

　まして相加作用の測定など、よほど高度の専門家でなければ実施できない（尾崎）。動物実験、場合によっては人体実験まで求められるレベルの要求であり、現実的でない（湯本）。

　とはいえ、経皮吸収が生じやすい物質なので、もし実施していなかったなら、検知管での測定や、特殊健診くらいは実施すべきだったように思う（湯本、尾崎）。

2）未然防止策について

　1）に同じ。

湯本公庸氏（安全工学会事務局長）、日本化学工業協会より北口源啓氏（旭化成株式会社環境安全部労働安全グループ長）、尾崎智氏（日本化学工業協会環境安全部・RC推進部管掌常務理事）

ウ　みくに工業事件

　　長野地諏訪支判平成3年3月7日労働判例588号64頁（帰趨不明）

　下請の労働者が化学物質（ノルマルヘキサン）へのばく露で**多発神経炎**に罹患した事案において、

　元請-下請間での指示関係があったことのほか、当該化学物質が法令上**第2種に分**

類された有害物質であること、当該化学物質を提供していたこと、過去に取扱経験があったこと等を理由として、

　下請の労働者のばく露防止のための下請への指示、指導を怠ったことをもって、元請の過失責任を認めた例。

────〈事実の概要〉────────────────────────────

　X1〜X3（原告ら）の3名は、K製作所（光学機械器具部品加工等を業とする資本金200万円、従業員数二十数名の会社）の従業員であった。

　同製作所は、Y（被告：みくに工業。工作機械類の製造等を業とする資本金3000万円の会社）から**腕時計針の印刷加工（以下、本件業務）の発注**を受け、Xらを従事させていた。

　Yは、訴外S社から、当該業務を受注した経緯がある。これは、腕時計の針の中心線をインク印刷する業務で、インク汚れ落とし等の目的で、**有機則所定の第二種有機溶剤であるノルマルヘキサンを主成分とする有機溶剤（A−ベンジン）を使用**するものだった。Yは、K製作所に、本件業務に必要な**機械器具、備品、治工具を無償で貸与**したほか、**A−ベンジンとインクを支給**した。

　Xらは、この業務に約4か月〜2年弱従事したところで、**ノルマルヘキサン吸引による多発神経炎に罹患し（本件疾病）**、両上肢末梢の筋力低下、両下肢の筋力低下等の症状となり（以下、本件災害）、X1、X2は、稼働は困難な状態、X3は、時折手のしびれを感じるものの労働に支障ない状態まで回復した。

　なお、**K製作所**は、Yから本件業務を受注するまで腕時計針の印刷業務や**第二種有機溶剤を使用する業務を行ったことはなかった**。

　また、本件災害が主な誘因となり、Xらの罹患の数か月後に**事実上倒産**した。

ノルマルヘキサンのような第二種有機溶剤については、

事業者に対し、

• 発散源の**密閉**設備や**局所排気**装置の設置（有機則第5条）

• 屋内作業場の**気積**を原則として労働者1人当たり10m³以上とすべきこと（安衛則第600条）

• 6か月に1回以上の**特殊健診**（安衛法第66条第2項、労働安全衛生法施行令（以下、安衛令）第22条第1項第6号）

• **作業環境測定の実施**（法第65条第1項、安衛令第21条第10号、有機則第28条第2項）

• 有機溶剤**作業主任者**の選任等（法第14条、有機則第19条第2項、第19条の2）

を義務付ける定めがあった。

　Xらの疾病は、罹患の半年ほど後に業務上と認定された。

───〈判旨〜Ｘ請求一部認容〜〉───────────────

　Ｙは、Ｋ製作所に本件業務を請け負わせる前後に、本件業務の**作業手順について研修指導**したが、ノルマルヘキサンの有毒性にかかる対策の必要性を十分に認識していなかったため、その人体への影響や取扱上の注意事項等を指導しなかった。

　Ｋ製作所は、本件業務を請け負った当初は旧工場で作業を行い、その後、同じ市内の新工場で行ったが、

　まず、Ｙは、新旧工場での業務に際して、**作業環境整備を助言・指示したことはな**く、ノルマルヘキサンによる中毒防止のための局所排気装置の設置や気積の確保の必要性等について指導したこともなかった。

　Ｋ製作所は、本件業務に使用する有機溶剤が、第二種有機溶剤に指定されているノルマルヘキサンを主成分とすることも、認定事実に記載した**事業者として講ずべき法定の義務**も全く認識していなかった。

　そのため、新旧両工場において、**局所排気装置を全く設置せず**、気積は、新工場では労働者一人当たり5.94m³しか確保せず（旧工場でも10m³未満）、6か月に一度は行うべき**ノルマルヘキサン濃度の測定もせず**、費用がかかるからと、Ｘらに**特殊健診**も受けさせなかった。また、有機溶剤**作業主任者**の資格取得者はいたが、実際にその業務には従事させなかった。

　Ｘらの本件疾病は、Ｋ製作所が局所排気装置を設置せず、気積を十分に確保しなかったこと等により発生したものである。

　ＹとＫ製作所は**元請−下請の関係**にあり、Ｙは、自身の工場内で、Ｋ製作所の従業員に作業手順を研修指導したこと、本件業務に必要な**機械器具、備品等を無償で貸与**し、**A−ベンジンとインクを支給**したこと、Ｙは**長年ノルマルヘキサンを使用する**腕時計針の印刷業務を行ってきたのに対し、

　Ｋ製作所は、本件業務を下請けするまで、その業務経験はなく、第二種有機溶剤を使用する業務経験もないこと等の事実を総合すると、

　ＹとＫ製作所は、本件業務については**実質的に使用関係と同視し得る関係**にあった。

　そして、A−ベンジンに含有されている**ノルマルヘキサンは、第二種有機溶剤であ**り、その取扱いについては法規則等で厳格に規制されているのだから、Ｙは、その有害性及び対策の必要性を十分認識し、本件業務に従事するＫ製作所の従業員がＹの支給するA−ベンジンによって中毒症状を起こさないよう、**同製作所に認定事実所掲の法定諸措置を講じるよう指示・指導する注意義務**があった。

　しかるにＹは、その強い毒性や対策の必要性に気づかないままA−ベンジンをＫ製作所に支給し、前記指示・指導をしなかったのであり、

319

当該過失により、K製作所は、本件業務で使用していた溶剤の有毒性や対策の必要性の認識を欠き、局所排気装置を設置せず、十分な気積を確保しなかったこと等のため、Xらがノルマルヘキサン吸引による多発性神経炎に罹患したのだから、

Yは、民法第709条により、その損害の賠償義務がある。

――〈判決からくみ取り得る示唆〉――――――――――――――――――――

本件災害の直接的な加害者は、言うまでもなくK製作所だが、事実上倒産していたため、Xは、元請であるYを相手方として賠償を求め、裁判所も、その責任を論理付けようとしたケースと言える。

直接の言及はないが、**安衛法第29条の趣旨に近い趣旨を不法行為法上の注意義務とした例**と解される。とはいえ、Yは、訴外S社から**受注した業務**を、そのまま**K製作所に丸投げ**したようなので、**法第29条が名宛人とする元方事業者（仕事の一部を自ら行う者）には当たらない。**

そこで、

① Y−K製作所が**元請−下請関係にあること**

② K製作所の従業員に**作業手順を教育指導**したこと

③ 労働手段である**機械器具、備品等を無償貸与**したこと

④ 本件災害の原因であり、作業上の原料でもあるノルマルヘキサンを含有する**Ａ−ベンジン等を支給**したこと

⑤ **Yには、当該物質の取扱経験**があり、K製作所にはなかったこと

等を根拠に、

元請である**Yには、法第29条が定めるような、K製作所による法定諸措置にかかる指示・指導の注意義務があるとした。**

このうち④からは、**法第57条の2**が定める、化学物質の危険有害性情報（化学物質のハザードやリスク、対応策等に関する情報）の提供義務の趣旨を民事事件に反映したもの（ただし、Yが同条の譲渡・提供者に当たるかは議論の余地があろう）との評価も可能だろう。

本件では、**発注者である訴外S社は、元より被告とされていない。**

これは、②③④の関係がなかったことに加え、自ら仕事の一部を行う者でなく、安衛法第29条が名宛人とする元方事業者にも元請にも当たらないこと、おそらく、ノルマルヘキサンの取扱経験もなく、**ほぼ純粋な発注者（お客さん）であったこと**によると思われる。

┌─ 事件に関する技術専門家の意見 ─

1）判決について

　法的な責任関係はともかく、実質的には被災者の雇用主だった二次下請が廃業
したため、一次下請に責任の追及と認定が集中したように思われ、本来は二次下
請がより大きな責任を負うべき事案だと思う。判決は二次下請の化学物質にかか
る知識不足を言うが、かなり環境の悪いところで働かせ、現に短期間で重い中毒
症状がみられたので、何とかできたように思われる。ただ、たしかに上位の注文
者側が協力会社等に危険の下請け化のようなことをしてしまうこともあるので、
必要な情報提供、指導はすべきだと思う（北口）。

　事実経過をみると、民事的処理として納得できる判決ではある。自身も注文者
側にいた立場で、受注者側の協力会社との関係でなすべきこと（情報提供、指導
等）について考えさせられる。法人が違っても、安全面については同じ人間とい
う認識を前提にすべきだと感じる（尾崎）。

2）未然防止策について

　特に化学物質管理は専門的で、SDS（Safety Data Sheet：安全データシート）
作成一つとっても、個々の小さな請負企業では無理なことが多い。元請企業が自
社の社員と併せて下請企業の社員の安全教育に一緒に取り組むことはよく行われ
ているし、下請企業の安全管理を監査するような例もあるので、そうした例を一
般化することが望ましいと思う（尾崎、湯本）。

湯本公庸氏（安全工学会事務局長）、日本化学工業協会より北口源啓氏（旭化成
株式会社環境安全部労働安全グループ長）、尾崎智氏（日本化学工業協会環境安
全部・RC 推進部管掌常務理事）

エ　三星化学工業事件

福井地判令和 3 年 5 月11日判例時報2506・2507合併号86頁

───〈事実の概要〉───

　染料（溶媒に溶ける着色料）・顔料（溶媒に溶けない着色料）の中間体を製造する
Ｙ福井工場に勤務し乾燥工程での洗浄作業等に従事していたＸらが、相次いで膀胱が
んを発症したため、Ｙに安全配慮義務違反に基づく損害賠償を請求した。

　これは、製品原料に用いられていた**オルト−トルイジン**によるものと考えられた
が、本災害当時、**化学物質による健康障害防止指針の対象物質に指定されず**、労災認

定における**職業病リスト**（労基法施行規則別表第1の2）にも掲げられていなかった。

ただし、Ｙの**福井工場副工場長は、SDS に目を通し、本件薬品の発がん性も認識**していた。

────〈判旨～Ｘ請求認容～〉────────────────────────

化学物質を用いる使用者の**予見可能性としては、抽象的な危惧で足り**、生じ得る障害の性質、程度や発症頻度まで具体的に認識する必要はない。

そのうえで、本件では、**SDS に経皮的ばく露による発がん可能性の記載**があって、副工場長が本件薬品の発がん性を認識していたこと、以前から**従業員の尿中代謝物に本件薬品が高濃度で検出**されていたことを**Ｙも認識**していたから、**Ｙは、本件薬品の経皮的ばく露による健康障害の可能性を認識し得た**。

Ｙには、**安全配慮義務として、不浸透性保護衣等の着用**や、身体に**本件薬品が付着した場合の措置の周知を徹底し、従業員に遵守させる義務**があったが、**徹底されておらず、結果回避義務違反は免れない**。

────〈判決からくみ取り得る示唆〉────────────────────

本判決は、特別規則はもとより、健康障害防止指針（いわゆる「がん原性指針」）の対象となっていなかったオルトートルイジンによる膀胱がんの発症について、**SDSの記載等を根拠に使用者の予見可能性を認め、過失責任を認めた点に特徴がある**。

がん原性指針は、規則上は未規制だが発がんのおそれのある物質の早期把握早期対応を図る目的も持っているが、**民事責任との関係では、その対象物質でないことは、被害の予見可能性を否定しない**。

▌オ　建設アスベスト訴訟（神奈川第1陣）事件
最1小判令和3年5月17日最高裁判所民事判例集75巻5号1359頁

アスベストにより石綿肺や肺がんなどに罹患した建設会社従業員や自営業者の職人である一人親方が、

国に対しては、アスベストの危険性の**ラベルによる表示**（現行安衛法第57条等）や**掲示**（現行特定化学物質障害予防規則（以下、特化則）第38条の3等）の指導監督、**保護具使用の義務付け等に関する規制権限不行使を国家賠償法上違法**であるとし、

建材メーカーに対しては、**製品のリスクに関する警告を行う注意義務の懈怠**等が不法行為であるとして、

それぞれに対して損害賠償請求を求めた建設アスベスト訴訟（神奈川第1陣）事件

（最1小判令和3年5月17日最高裁判所民事判例集75巻5号1359頁）において、興味深い判断が示された。

　国は、クボタショック（機械メーカーであるクボタの旧神崎工場の労働者が、アスベスト関連疾患で多数死亡するとともに、周辺住民にも被害が及んだことが明らかとなり、多額の賠償金の支払い等に発展した問題）等を受け、2006（平成18）年9月に至り、法令で、アスベストを施行令に基づく製造等禁止としたが、それまでに建築物の建設や解体工事等に従事していた建設作業従事者（労働者及び一人親方等の非労働者）が、中皮腫や肺がん等のアスベスト関連疾患を発症した。

　そこで、全国8つの地裁に、国とアスベスト建材のメーカーを相手方として集団訴訟を起こした。本件はそのうちの一つである。

　本件では、基本的には"労働者"の安全衛生の確保を目的とする安衛法が、請負・業務委託契約により就業する一人親方も保護の対象としており、彼らの保護のための規制を怠ると、国の規制権限不行使が違法となり得るかも争点の一つとなった。

　最高裁は、アスベスト建材メーカーの責任を認めるとともに、

　国が、保護具の準備等の義務は事業者に課したうえで、アスベストのハザードの判明度合いに応じて通達等で対策を講ずべき前提のレベルを引き上げてきていた経緯は認めつつも、

　国は、事業者に保護具を準備させるのみならず、労働者らに保護具を「使用させる」ことを省令で義務付け、指導監督により確保すべきだった、

　リスクの内容と管理方法等の具体的内容を記したラベル（現行法第57条）、掲示（現行の特化則第38条の3等）を通達等で示し、指導監督すべきだったのに行わなかったことから、

　被災者らに対して国家賠償法上の損害賠償責任を負う旨と共に、

　物的な措置義務は、いわば集団的な措置、環境整備の措置であって、保護対象は労働者に限らず、一人親方等にも及ぶ旨を述べた。

　なお、同判決が違法状態が解消したとしたのは、結局、含有量1％の混合物に至るまで製造等がほぼ全面的に禁止され、かつその結果輸入（流入）量がゼロになった時点であった。

事件に関する技術専門家の意見

1）判決について ［＊部分は筆者付記］

　アスベストに限らず、この類の事件［＊その時点ではハザードが十分に判明していなかったが、多くの被災者が生じて救済を求める集団訴訟が生じるなどして社会運動化したケース］では、原告救済の判断傾向を感じる。

若干国や業者にとって厳しい感じがするが、日本より規制が厳しい国もあるし、時代の流れもあるので、判決に理解はできる。

もっとも、安衛法の保護対象に一人親方等まで入ると明言したことには驚いた。建設現場の実際として、元請等の多くは、安全管理上、一人親方等を労働者と区別していないので、さほどの変更はないが、判決後、省令が300条ほど変更されることにもなった。特に、図12が示す一次下請による二次下請（以下繰り下げ）に対する措置義務の規定は、実質的に大きな意味を持つだろう（宮澤）。

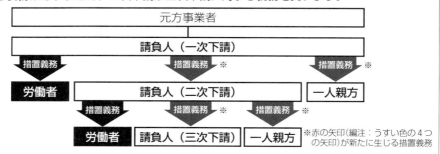

図12　重層請負の場合の措置責任者

事案を詳しく把握しきれてはいないが、おおむね筋の通った判決とは思う。保護具を着用「させ」、ラベルや掲示によるリスク伝達を徹底することはたしかに重要だが、実際に一人親方まで安全面の教育をするのは大変だ。判決の理屈からは、構内入場者は、出入り業者から見学者に至るまでみな保護対象とすることになるだろう［＊現に一定程度彼らを保護対象とする法的対応が行われた］。理屈とすれば、従わない場合にも繰り返し指導し、重ねて順守されない場合、被用者なら懲戒、請負なら発注停止等の措置もありということになるのだろうが、今の一人親方は、60代や70代が多いので、（自分のやり方に慣れていて）なかなか指導に従ってもらえない実態もある（湯本、北口、尾崎）。［＊部分は筆者付記］

所属先では、一人親方も事業者ではあるので、現場でもそのように対応していた。実態として、最初は被用者でも、ある程度技術を身につけると、より高い収入や働き方の自由を求めて独立する傾向があり、自己責任が基本ではある。しか

し、安衛法も（特別加入していなければ）労災保険法も適用されず、仕事を切られるリスクなど、気の毒な面もある。少なくとも安全衛生面で一定の保護をすることには一定の意義があると思う（北口）。

2）未然防止策について
　特になし。

宮澤政裕氏（建設労務安全研究会）、湯本公庸氏（安全工学会事務局長）、日本化学工業協会より北口源啓氏（旭化成株式会社環境安全部労働安全グループ長）、尾崎智氏（日本化学工業協会環境安全部・RC推進部管掌常務理事）

カ　大東マンガン事件
大阪高判昭和60年12月23日判例時報1178号27頁

　事業者などの労働安全衛生法令の名宛人が法第98条（使用停止命令等）所定の法令（法第20条～第25条等）に違反する場合に、**労働基準監督行政がその権限を発動する義務を負うか**（その義務違反につき国家賠償責任を負うか）に関するリーディングケースであり、

　マンガンの粉じん等が飛散する工程で就業していてマンガン中毒等に罹患した労働者が、当該被害は、**事業者による従前からの関連法令違反があり、労働者の生命身体健康が侵される危険を認識し得たのに**［＊ただし、積極的に申告（労基法第104条、安衛法第97条）を行ったわけではない］、臨検、指導勧告等、**適切な監督措置を講じなかったことにより生じたとして、**国の国家賠償責任を問うた事案について、

　労働基準監督行政の権限行使は直接労働者に責任を負うものではなく、基本的にはその裁量に委ねられているが、
　①　**切迫した重大な危険の発生が予見**される
　②　**監督権限行使によらねば危険の発生を防止できない**
　③　**現に権限行使によりそれを防止できる**
という条件を満たすのにその権限を行使しなかった場合には、国家賠償責任が生じるとした。しかし、2審は国の賠償責任を認めた1審を覆し、国は必要な指導を行っていたなどとしてその責任を否定した。［＊部分は筆者付記］

2　得られる示唆

- 民事判例では、法定外のシステマチックな化学物質管理が求められる。全体に、十分な／要を得た対策がされていなければ、許容濃度／管理濃度等を遵守していても過失責任を問われ得る。

- 逆に、安衛法違反があっても、それがばく露被害に結びついたと認められない場合、賠償責任は否定され得る（慰謝料が認められることはある）[2]。
  ただし、ほとんどの場合、安衛法違反は事業者の賠償責任を根拠付ける。例に乏しいが、有害物の製造者らにラベル貼付け義務やSDS交付義務等の安衛法違反があれば、被災者に対する不法行為責任が根拠付けられやすいだろう。

- 反射的利益の法理からも、行政の執行ばかりに期待するのは現実的でなく、事業者、製造者等の譲渡提供者ら関係者すべてを巻き込む対策が求められる。

3　労働安全衛生法の歴史と化学物質管理

　安衛法の来し方を振り返ると、いわば産業技術安全の仕様書のような法から安全衛生管理体制の根拠法、そして長時間労働の抑制などの社会的労働保護も目的とする産業保健体制の根拠法ないし手引きへ、あるいは、ブルーカラー用からホワイトカラー用の法への変遷をたどったと言える（**図13**）。

　日本の安衛法は、道路交通法などと同様に、人の生命・身体・財産を主な保護法益としてきた。どちらも、主に3E（Enforcement：規制、Engineering：技術、Education：教育）により安全行動の秩序形成を図ることで、大きな災害防止効果を挙げてきた。安衛法の場合、旧労基法・安衛則時代は、本質的対策として、職場で用いられる機械等の検査制度を設けていたものの、おおむね技術者が解明した労災の再発防止策をそのまま義務規定としていた。しかし、十分な災害防止効果を挙げられな

2）好例として、山形県水産公社事件最1小判平成5年1月21日判例時報1456号92頁（1審：新潟地判昭和61年10月31日労働判例488号54頁。原審：不明（判例集未搭載と思われる））。複数の業者に船舶の点検業務を分割発注した発注者が、統括安全衛生管理者を指名しないでいたところ、ある分割受注業者の従業者の過失により空間をアンモニアで充満させ、他業者から派遣された複数の労働者を中毒で死に至らしめたという事案で、最高裁は、発注者の安衛法第30条第2項（統括安全衛生管理者の指名義務）違反を認めながら、本件は当該従業者の過失によるもので、当該義務が遵守されていても生じただろうとして、当該違反と被災との相当因果関係がないので、発注者は過失責任を負わないとした。

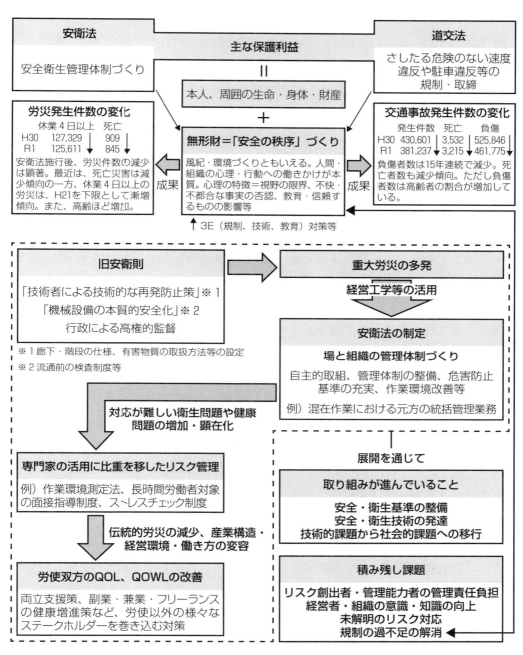

図13 安衛法の展開

かったため、旧労働災害防止団体法ないし現行安衛法が、経営工学等を活用した安全衛生管理の仕組みを取り入れたことで、労災防止効果が現れた。典型例は、重層的な下請構造下で複数の事業者の労働者らが就労する現場において、リスク情報の関係者間での共有や巡視等による統括的な安全管理を元方事業者（複数事業者の労働者が混在して就労する場所で、仕事を丸投げせず、自身も行う発注者等）に担わせる規制（法第30条など）、経営利益の帰属主体であって労働者を指揮命令する（≒経営責任者である）事業者を名宛人として、安全・衛生管理者、作業主任者などの専門知識・技術を持つ者の活用を義務付けた規定（法第３章など）である。安全衛生経営法とも言えよう。

その後、有害性や有効な対策が不明確だったり、個別性が求められる衛生・健康問題に焦点が当たると、作業環境測定法、長時間労働面接制度、ストレスチェック制度のように、専門家の活用を重視する法制度の整備が進んだ。近年は、がん患者らの治療と就労の両立支援、副業・兼業・フリーランスの健康促進策のように、労働者等の職業・日常生活の質の改善を図る、リスク対策とも言いきれない政策が進められるようになっている。これは、技術的法制度が社会的法制度に変質してきたということである。

こうした法制度の展開を通じて、技術的な再発防止策を強制規範化した基準の整備や、安全衛生技術の開発、社会的労働保護への進出は進んだが、建設物の設計者・発注者、運送の荷主、機械や化学物質の製造者等、リスク創出者の管理責任負担原則（訓示規定ながら法第３条を参照されたい）や、経営者の安全衛生に関する意識や知識の向上、未解明のリスク対応などの積み残し課題も多い。そうした課題の集積とも言えるのが、化学物質対策である。

もっとも、法制度の対象とありようが変化しても、①達すべき目的、②構築すべき体制、③方法論の明示、の重要性は変わっていない。特に、不確実性（原因と対策が不明確なこと）が強く、個々人の自己決定との調整が求められる健康対策では、③（及び②）をガイドライン等のソフト・ローにして、事業場の実情に応じた方法論を許容する方策が求められ、現に講じられている[3][4]。

3）化学物質管理対策については、特別規則外での被害の多さや、規制整備の恒常的遅れ等を踏まえ、従来の特定的な基準（仕様基準）の一律的強制策から、専門家の支援を得て、事業場ごとに有効な方策の採用を許容する性能基準への制度改変が模索されている（厚生労働省「職場における化学物質等の管理のあり方に関する検討会報告書」（令和３年７月））。

4）この部分は、三柴丈典「安衛法の来し方行く末」日本労働法学会誌136号（2023年）9-10頁を転載した。

4

4　社会調査の結果

1　国内でのウェブ社会調査の結果

　ここでは、筆者が厚生労働科学研究で実施した、企業等の安全衛生関係者（安全衛生担当者、産業保健スタッフのほか、人事労務部員、経営者、ライン管理者等。一部、個人事業を営む外部支援者、公務員も含む）を対象とした社会調査の結果のうち、職域の化学物質管理に関係するデータを示す（図14～24。331～338ページ）。

　図14からは、労災等の再発防止策を「○○せよ」とか、「○○してはならない」等のスタイルで具体的に定めた危害防止基準のほか、安全衛生管理体制の整備が労災等の減少に貢献したと解されていることがうかがわれる。

　安全衛生管理体制の整備とは、経営の方法に法律が介入すること（いわば"安全衛生経営"の間接強制）にほかならないが、安全衛生が法令遵守にとどまらないリスク管理であることから、とても有効な方策であり、現に安衛法がこの要素を取り込んで以後、重大労災が激減した経過がある。

　図15からは、主観ではあれ、5割以上の組織が安全衛生を重視していると自覚していることがうかがわれる。

　図16は、前問に対して所属組織が安全衛生を重視していると回答した者に、その理由を尋ねた結果である。金銭的な損失よりも、労災等が及ぼす主観的・客観的な心理的影響が重視されていることがうかがわれる。

　図17は、やはり大規模な所属組織が安全衛生を重視していると回答した者に、組織が具体的に講じている施策を尋ねた結果である。ここから、やはり安全衛生管理体制を整備し、組織全体でそこから発信された情報（すなわち、その体制自体）を重視する傾向がうかがわれる。

　図18からは、安全衛生を重視している小規模な組織でも、安全衛生対策として、担当者を設けて活動させている、すなわち人的措置を講じていることがうかがわれる。

　図19は、所属先が安全衛生を（あまり）重視していないと回答した者に、その理由を尋ねた結果である。労災の未体験、経営者による軽視がトップ2回答であり、逆手にみれば、日本の組織の安全衛生対策は、労災体験と経営者のリーダーシップが大きなドライブとなることがうかがわれる。

　図20は、現在は化学物質の一部についてしか義務付けられていないリスクアセスメントの対象を、欧州各国と同様に、職域で取り扱われるすべての化学物質や機械のほ

329

か、建設工事等に拡大することの是非を問うた結果である。存外に賛成が多いこと、反対が少ないことがうかがわれる。

　安全衛生リスクの管理では、労働者の役割も重要であることに鑑み、労使協議や労働者にリスク情報の提供義務を課すことの是非を尋ねた。やはり賛成が多く、反対が少ないことがうかがわれる（**図21**）。

　職場で取り扱う化学物質に関する疑問の照会先は、圧倒的に社内の部署や個人が多く、次いで労基署との回答が多かった。中央労働災害防止協会を除き、行政以外の社外の機関は、あまり適切な相談先として認識されていない（**図22**）。

　図23からは、労働安全衛生を重視する社会形成のための最も重要な鍵は、安衛法をわかりやすくすること、次にゼロ災運動などの日本的な組織全体を巻き込む運動や、法の強制力強化、さらに、一般労働者への教育啓発と考えられていることがうかがわれる。

　図24からは、中小企業が頼るべき団体や個人として、労災防止団体や産業保健総合支援センター、労働安全・衛生コンサルタントのほか、社会保険労務士（以下、社労士）が意識されていることがうかがわれる。安全衛生に詳しい社労士は極めて少ないが、産業医や作業環境測定士より上位にきていることから、中小企業にとって身近な存在であることがうかがわれ、社労士に安全衛生の専門性を身につけてもらったり、安全衛生の専門家とタイアップしてもらうことも検討に値しよう。

XI

職域の化学物質管理と法

330

【Q6】現在の安全衛生法が1972年に成立してから、日本の労働災害は大きく減少しました。その理由として考えられる同法の長所をすべてお答えください。（お答えはいくつでも）（N＝1000）

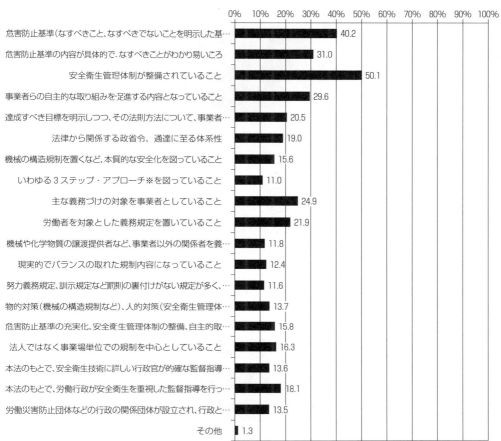

図14　安全衛生関係者が考える労働安全衛生法の長所

【Q8】経営上、安全衛生を重視していますか。(お答えは1つ)(N=260)

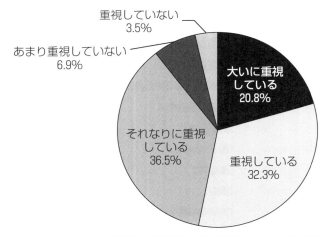

図15　経営層の安全衛生に対する意識

【Q9】前問で「大いに重視している、重視している」とお答えになった方にお伺いします。その理由としてあてはまるものを3つまでお答えください。(お答えは3つまで)(N=138)

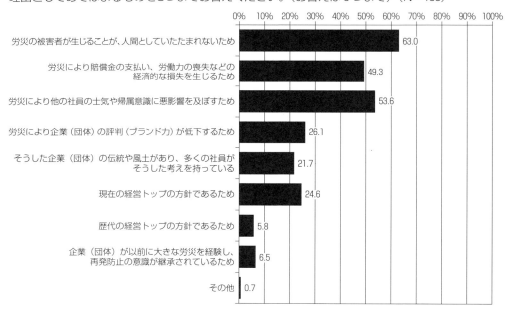

図16　経営層が安全衛生を重視する理由

【Q10】経営上、安全について「大いに重視」または「重視」しており、所属先の従業員数が500人以上の方にお伺いいたします。具体的にどのような施策を講じていますか。あてはまるものを3つまでお答えください。（お答えは3つまで）（N＝13）

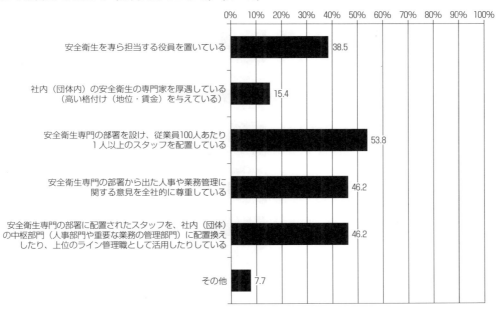

図17　安全衛生を重視する大企業で講じている施策

【Q11】経営上、安全衛生について「大いに重視」または「重視」しており、所属先の従業員数が100人未満の方にお伺いいたします。具体的にどのような施策を講じていますか。あてはまるものを3つまでお答えください。（お答えは3つまで）（N＝104）

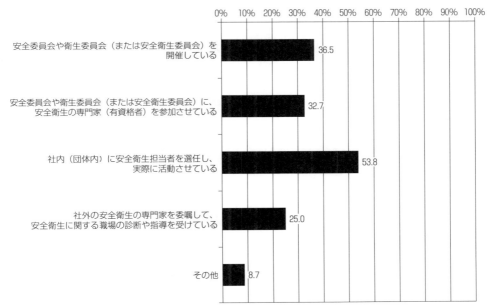

図18　安全衛生を重視する中小企業で講じている施策

【Q12】経営上、安全衛生について「あまり重視していない」または「重視していない」、所属先の従業員数が100人以上の方にお伺いいたします。その理由を3つまでお答えください。（お答えは3つまで）（N＝27）

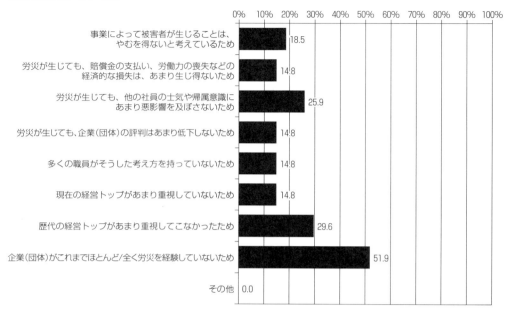

図19　経営層が安全衛生を重視しない理由

図14～図19の出典：労働安全衛生法の改正に向けた法学的視点からの調査研究．厚生労働科学研究費補助金　健康安全確保総合研究分野　労働安全衛生総合研究．研究代表者：三柴丈典．2020（令和2）年度研究報告書．厚生労働科学研究成果データベース https://mhlw-grants.niph.go.jp/system/files/report_pdf/202023008Asonota.pdf（2024年5月10日アクセス）

図14：p.1247，図15：p.1249，図16：p.1250，図17：p.1251（一部改編），図18：p.1252（一部改編），図19：p.1253（一部改編）

【Q14】機械や化学物質、建設工事に関する職場のリスクについて、リスクアセスメント（アセスメント後の対応も含む）を義務づける。（お答えは１つ）（N＝500）

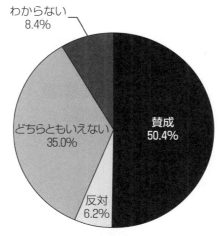

図20　リスクアセスメント義務の対象拡大への賛否

【Q18】事業者に、リスクアセスメント（アセスメント後の対応も含む）に関する労働協議と、労働者へのリスク関連情報の提供を義務づける。（お答えは１つ）（N＝500）

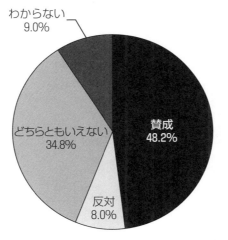

図21　リスク情報提供義務化への賛否

【Q28】勤務先に化学物質を取り扱う作業があると回答した方にお尋ねします。勤務先に務める従業員が化学物質を取り扱う作業に伴う危険について疑問が生じた場合、通常はどこに相談しますか。（お答えはいくつでも）（N＝155）

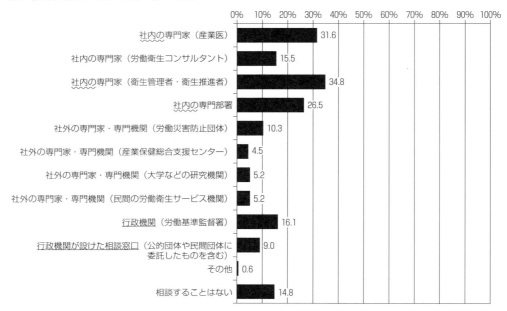

図22　化学物質に関する疑問の照会先

【Q29】日本の産業で安全衛生が重視される文化を築くために、ポイントになると思うものをすべてお選びください。（お答えはいくつでも）（N＝500）

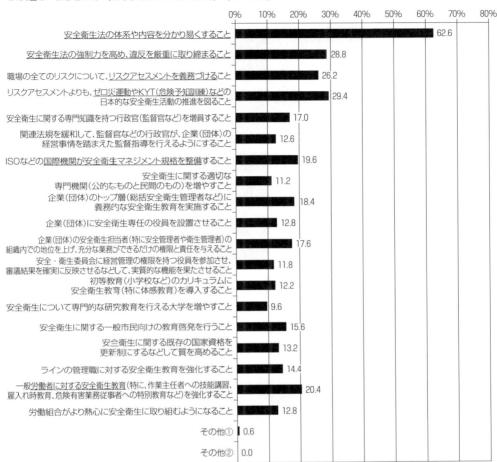

図23　安全衛生を重視する文化を形成するために必要なこと

【Q30】中小企業（団体）の安全衛生の今後の担い手として適当と思うものを次の中からお答えください。（お答えはいくつでも）（N＝500）

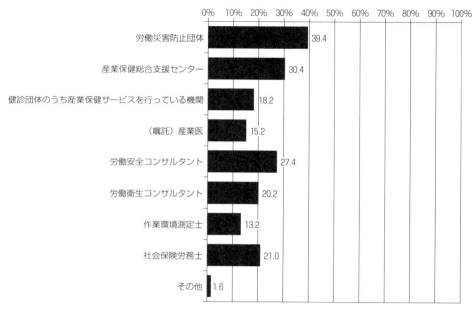

図24　中小企業における今後の安全衛生の担い手

図20～図24の出典：リスクアセスメントを核とした諸外国の労働安全衛生制度の背景・特徴・効果とわが国への適応可能性に関する調査研究．厚生労働科学研究費補助金　健康安全確保総合研究分野　労働安全衛生総合研究．研究代表者：三柴丈典．2016（平成28）年度研究報告書．分担研究報告書．資料．厚生労働科学研究成果データベース https://mhlw-grants.niph.go.jp/system/files/2016/163021/201621001A_upload/201621001A0031.pdf（2024年5月10日アクセス）
図20：p.31，図21：p.33，図22：p.39（波線・下線は筆者付記），図23：p.40（下線は筆者付記），図24：p.41

2 日英比較

　上記と同様の調査をイギリスでも実施した（**図25**）。

　その結果、両国の類似点として、

安衛法典が労災を減らした要素につき

　①　安全衛生管理体制の整備

　②　事業者／雇用者責任の強化

　③　危害防止基準の整備

とする回答が多かったこと、

　④　安全衛生に関する意識が高い経営者の多くは、「労災による心痛」や「従業員の帰属意識の低下」といった労災がもたらす心理的側面を重視する傾向がみられたこと

等が挙げられる。

　両国の相違点としては、

　①　イギリスでは、サプライチェーンの上流（設計者、製造者、発注者等）への規制を挙げる回答が多かったこと

Kindai University Osaka
Health & Safety survey
Fieldwork Dates: 9th - 18th December 2020

YouGov

Q12. Since the current Health and Safety at Work Act (HSWA) was enacted in 1974, the number of fatal-injuries in the UK has decreased by more than 80%. What, if anything, do you see as the main reason(s) for this? Please select all that apply	Total	Gender		20s	30s	40s
		Male	Female			
Base	1005	620	385	35	177	239
Comprehensive hazard prevention standards (i.e. standards that clearly indicate what should be done and what should not be done)	48%	48%	49%	37%	45%	49%
Implementation of a health and safety management system (e.g. the appointment of a health and safety manager)	51%	51%	50%	43%	45%	50%
Better cooperation and coordination when multiple employers carry out construction at the same location	20%	22%	16%	20%	19%	17%
Stronger voluntary efforts of staff and management towards health and safety within the workplace	31%	33%	26%	31%	22%	28%
Allowing businesses sufficient freedoms to enact their own changes	10%	11%	6%	11%	8%	8%
Easy to understand the relationship between laws, regulations, code of conduct, and guidance	17%	17%	18%	23%	17%	15%

Front Page　Percents　Counts　OES

出典：労働安全衛生法の改正に向けた法学的視点からの調査研究．厚生労働科学研究費補助金 健康安全確保総合研究分野 労働安全衛生総合研究．研究代表者：三柴丈典．2021（令和３）年度研究報告書．UK での社会調査の結果（図は YouGov 社，UK 作成）．厚生労働科学研究成果データベース https://mhlw-grants.niph.go.jp/system/files/report_pdf/202123001A-sonota2.pdf（2024年５月10日アクセス）

図25　イギリスでの社会調査の結果

② 日本では、重大な労災体験が安全衛生を重視する主要な理由だったのに対し、イギリスではそうとも言えなかったこと

③ イギリスでは、そもそも回答者に経営トップ層が多かったこと（経営者約25％、役員クラス約17％。人事労務担当部署以外の中間管理職も約27％）、担当役員等を選任している事業が多かったこと（安全衛生を重視する経営者のうち約67％）等**経営層による安全衛生の重視**や、**安全衛生の専門家の意見を尊重**する傾向（安全衛生を重視する経営層のうち約66％。ただし、高額の報酬を支払うとの回答は約13％）がうかがわれたこと

④ イギリスでは、安全衛生監督の高い専門性と労使による信頼がうかがわれたこと

⑤ イギリスでは、産業医制度の必要性が認識されず、むしろ GP（General Practitioner：実地医家）によるプライマリケアへの信頼、医師免許を持たない衛生・健康専門家への尊重がうかがわれたこと

等が挙げられる（**図25**）。

5 安衛法令上の主な化学物質の分類

以下では、改めて職域の化学物質管理に焦点を絞る。

安衛法令における化学物質は、次の3種に大別される（**図26**）。

① 特定化学物質（以下、特化物）：特化則の規制対象物質。有害性が強い順に、第1類から第3類に分類され、おおむね発がん性がある、もしくは疑われる。

② 特別管理物質：特化物の一部。第1類物質及び第2類物質のうち特定の物質で、人体に対する発がん性が疫学調査の結果明らかになった物質等（特化則第38条の3）。

③ 特定危険有害化学物質：国により GHS（The Globally Harmonized System of Classification and Labelling of Chemicals：化学品の分類および表示に関する世界調和システム）分類された対象物質のうち SDS 交付義務対象物質を除いたものであり、分類対象数万種のうち、分類済みの物質は現在約3300程度。

また、①の特化物のうち**第2類物質**は以下の**4種類**に区分される（**図27**）。

1）オーラミン等：**尿路系器官**にがん等の腫瘍を発生するおそれのある物質

2）特定第2類物質：特に**漏えいに留意**すべき物質であって、特別管理物質と非特別管理物質から成るもの

3）特別有機溶剤等：元は**有機則で規制**されていたが、がん原性ありということ

区分								
禁止物質	特定化学物質							
	第1類物質	第2類物質				第3類物質	第3類物質等	特別管理物質
		特定第2類物質	オーラミン等	管理第2類物質	特別有機溶剤等			

出典：「特定化学物質障害予防規則の物質ごとの規制早見表（その1）」より一部抜粋
厚生労働省静岡労働局ウェブサイト
https://jsite.mhlw.go.jp/shizuoka-roudoukyoku/var/rev0/0122/1479/201798103727.pdf（2024年5月30日アクセス）

図26　特定化学物質の区分

で、特化則の規制対象とされたもの。発がん性のおそれが指摘されるもので**有機溶剤と同様の作用（易吸収性、難排出性、蓄積性、中毒性等を特徴とする）**があり、蒸気による中毒を発生させるおそれのある物質であって、**有機則が準用**され、特別管理物質から成る。

4）管理第2類物質：それ以外の物質であって、特別管理物質と非特別管理物質から成るもの

　特化則と有機則は、有害物質にかかる主要な規則だが、その規制対象は100物質にも満たない。

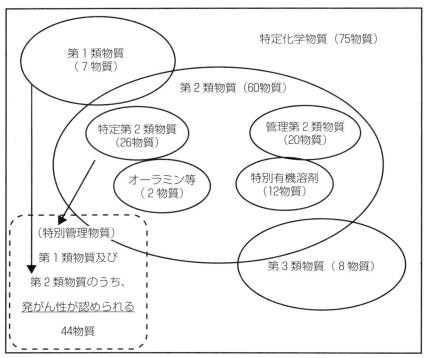

出典：法学的視点からみた社会経済情勢の変化に対応する労働安全衛生法体系に係る調査研究. 厚生労働科学研究費補助金 行政政策研究分野 政策科学総合研究（政策科学推進研究）. 研究代表者：三柴丈典. 労働安全衛生関係の特別規則の趣旨と概要、統合の可能性. 執筆担当：藤森和幸. 2022（令和4）年度研究報告書. 分担研究報告書. p64. 厚生労働科学研究成果データベース https://mhlw-grants.niph.go.jp/system/files/report_pdf/202201015A-buntan32.pdf（2024年5月10日アクセス）

図27 特定化学物質第2類物質の区分

6 職域の化学物質管理政策の歴史
～作業環境管理を焦点に～

ここでは、日本の職域の化学物質管理政策の経緯をたどり、現行の規制の背景、到達点の共有を図る。

欧米とは異なり、日本では、労働者のばく露レベルに着目した管理（ばく露管理）より作業環境に浮遊する有害物質の濃度に着目した管理（作業環境管理）が法政策の主軸とされてきた。

1 作業環境測定が法律レベルに書かれたことの意義と成果 (1972年 (昭和47年) 安衛法制定時)

　現行安衛法の制定により、作業環境測定が法律に格上げされ、**測定しないこと自体が違法**となった。すなわち、従前は、**測定しなくても通達が示す基準に違反すれば**労基法第42条[5] 違反として**処罰される可能性**があったが、実際の処罰は困難だったと解されるところ、法第65条での測定義務の規定により、測定義務違反は処罰の対象 (法第119条) となり、逆に、測定結果が基準違反でも、**測定さえしていれば違法とされない形**となった。

　なお、当初は第1項だけだったが、**測定結果を有効な管理に結びつけるため、第2項以下が追記**された。

　それ以前は、1948 (昭和23) 年発出の1178通達と1960 (同35) 年じん肺法に基づき、じん肺対策中心、特殊健診での二次予防中心で、一次予防施策は、**恕限度、抑制目標限度 (局所排気装置近くに設置してその性能を測るもの)、検知管によるラフな測定、行政指導中心**と、緩かった。

　1960 (昭和35) 年有機則が、作業環境測定・局所排気装置設置等を義務付け、昭和40年代に特化則等が労働衛生管理 (いわゆる3管理：①作業管理、②作業環境管理、③健康管理) を規定し、1979 (同54) 年粉じん障害防止規則が粉じんの作業環境測定を義務付けたが、おそらく根なし省令で、**測定義務違反での処罰は困難**だった。

> ┌ **実務家の視点** ─
> 　安衛法に作業環境測定が定められたことで、大企業では、"先取り管理"として重要性認識が広まった。しかし、方法論が具体的に示されない中で測定を定期的に実施せねばならず (有機溶剤：当初3か月に一度、その後6か月に一度)、特に中小企業では準備が大変で、必ずしも徹底しなかった。
> 　(山田周氏・元中央労働災害防止協会 (以下、中災防))

---

5) 機械、器具その他の設備、原料もしくは材料またはガス、蒸気、粉じん等による危害の防止を使用者に求めた規定。おおむね現在の安衛法第21条、第22条に相当する。

2　作業環境測定法制定（昭和50年法律第28号）の意義と成果

　主な背景は**有機溶剤中毒や新規化学物質による種々の障害**だった。

　測定対象場所は、法第65条の測定対象より少し絞り込まれた（**健康障害リスクが高く、高度な測定技術が必要な屋内の指定作業場**）。しかし、**それ以外**、例えば温湿度、騒音、放射線職場のほか、高濃度の粉じんが発生し、濃度が変化しやすい坑内作業場での測定**も安衛法第2条第4号が定義する作業環境測定に該当する**（その後一部は特別規則改正やガイドラインで対応が図られた）。

　最大の狙いは、**対象に適合したシステマチックな作業環境管理**にある。そのため、以下の事柄が図られた。

① 　**単独立法化による作業環境測定・管理の重要性認識の向上**

　　単独立法とすることで、**技術的専門性、条文の多さと体系化の必要性**に対応でき、**アナウンス効果**も期待された。

② 　測定、評価にかかる**基準づくり（測定方法、測定機器等の仕様）の礎となること**

　　測定方法は、当初から性能が重視され、それが個人レベルでのばく露を測定するC測定やD測定の認容・推進（2021（令和3）年〜）にもつながった。これは、**測定機器等の開発を促す**ことも狙ったし、現にその効果はあったと思われる。

③ 　作業環境**測定機関と測定士制度、測定協会の礎となること**

　　実際には、当時の通商産業省（現・経済産業省）が公害問題への対応のために環境計量士制度を創設する動きをとっていたことに対抗して、労働省独自の測定士制度を設置しようとの思惑もあったようだ。

　安衛法の歴史の中では、特にこの法律の制定以後、**ハザード未解明、対応が困難等の事情があるリスクへの対応**に際して、再発防止のための**仕様基準**の設定から、専門家の活用・育成策を中心とした**管理体制づくり**に移行してきた過程があり、本法はその先駆とも言える。

　その成果をみると、作業環境**測定義務**のある事業場での**測定実施率**は約8割、そのうち最も優れた**第1管理区分**の評価割合は約9割に達し（厚生労働省労働安全衛生調査（労働環境調査）。監督実務経験者である玉泉孝次氏からも第1管理区分の事業場が多いとの認識が示された）、測定・管理**機器の発達**もみられるなど、一定の成功をみたが、化学物質の**リスクアセスメント**の実施率は、特に中小企業で低い。

　それを含め、残された課題として、

① 　特に下請零細事業で意識と知識不足がみられること、大企業でも災害の問題化

により痛い目をみていないところ等で不十分なところがみられること

②　作業環境測定士ら専門家のステータスを十分に高められなかったこと、つまり化学物質管理の優先順位が事業者一般にとってあまり高くないこと

③　特に発がん性などの有害性の解明が後追いになること

等が挙げられる。

このうち③については、日本作業環境測定協会（以下、測定協会）の「平成28年度健康診断・作業環境測定結果相関調査業務報告書」（平成29年3月）で、**測定結果が良好でも特殊健診結果等で有所見となる場合がある**と指摘されていた。

著名な大阪の印刷工場（SANYO-CYP）の胆管がん発症の事案では、発がん性が十分に認められていない物質が原因だったので、衛生管理体制整備義務違反での刑事処分しかできなかった経緯もある。

実務家の視点

作業環境測定法制定の意義では、やはり測定基準の整備が大きかった。基準と共に**ガイドブック**ができたので、測定士になろうとする者は懸命に勉強することになった。また、レベルアップするため、**デザイン実務の講習**を受講したり、測定協会等で**測定士同士の情報交換**等を図る機会もできた。基準で測定方法の統一化は図られたが、**デザインには様々なやり方**があり、最適な方法を知るには経験が必要なので、継続的な学びや情報交換等の機会が得られるようになったことは有意義。

環境の良し悪しにかかわらず定期測定を課したのは、測定士に経験を積ませる意味はあったかもしれない。

（山田周氏・元中災防）

3　法第65条の2の追加、作業環境評価基準設定の意義と評価

六価クロム、塩化ビニル等の**新規化学物質**の採用による**職業がん**の発生、ILOでの関係条約の採択等を背景に、作業場の気中有害物質の濃度管理基準に関する専門家会議（気中濃度委員会）が報告書を公表し（1979（昭和54）年）、従前のA測定（場所・時間の平均測定）に加え、B測定（特定ポイントの危なさ測定）を提言した。

これらを受けて「作業環境の評価に基づく作業環境管理の推進について」（昭和59年2月13日付け基発第69号）が、A測定に加えてB測定を定めるとともに（B測定については、昭和59年4月13日付け基発第182号も参照されたい）、**ばく露限界に着目し**

たシステマチック管理を推奨し、**管理濃度（目的志向のアバウトな基準）**が公表された。

その4年ほど後の1988（昭和63）年の法改正で安衛法第65条の2が追加され、基発第69号通達が法制度化されるとともに、（既に設定済みの作業環境「測定」基準に加え、）作業環境「評価」基準が設定された。

4　作業環境評価基準の意義と評価

評価方法の改善は、測定方法の精緻化をもたらす。この基準において、A測定とB測定がセットで行うよういざなわれ、最近は、徐々にだが、個人サンプラー等を用い、**場の濃度**より**人がさらされる濃度**の測定と評価を図る**C・D測定（評価）（C測定：従来のA測定に相当、D測定：従来のB測定に相当）**への技術面、制度面でのシフトが図られている（図28）。

技術面では、「CREATE-SIMPLE」等の簡易な測定ツールの開発も進められてきた。**制度もC・D測定（評価）による代替や強制に移行していく方向にある。**すなわち、今もA測定とB測定が基本とされているが、2021（令和3）年4月1日からは、事業者の判断により、労働者の体に試料採取機器等を装着させ、**個々人の作業環境条件を測定する個人サンプリング法（C測定、D測定）をもって代えることが認められるようになった**（令和2年1月27日付け厚生労働省告示第18号による改定）。

C測定・D測定を**採用すべき対象**は、当初、

①　管理濃度が低く（1m²当たり0.05mg）（≒有害性が高い）、作業者の動きで呼

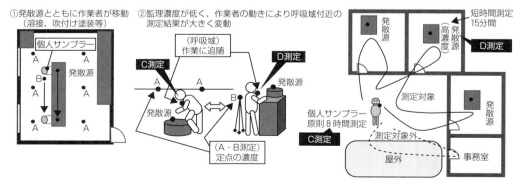

出典：厚生労働省「個人サンプラーを活用した作業環境管理のための専門家検討会報告書（案）概要」より抜粋　厚生労働省ウェブサイト https://www.mhlw.go.jp/content/11303000/000363360.pdf（2024年5月30日アクセス）

図28　新しい作業環境条件の測定法（個人サンプリング法）

表13　許容濃度・抑制濃度・管理濃度の対比

	許 容 濃 度	抑 制 濃 度	管 理 濃 度
評 価 の 対 象	人への曝露濃度	局排フードの外側の濃度	労働の場の濃度
対象とする測定等	個人曝露モニタリング	局所排気装置の性能検査	作業環境測定
評 価 の 目 的	人への悪影響を最小限にすることを目標として、有害物質への曝露の現状を把握すること。	鉛、特定化学物質などについて、局所排気装置が適切な機能を維持しているかどうかを判断すること。	局所排気装置等の工学的手法による環境改善や、作業方法の改善の必要性を判断すること。
法 的 規 制	無	有	有
勧 告、 告 示 者	日本産業衛生学会等（勧告）	厚生労働大臣（告示）	厚生労働大臣（告示）

出典：株式会社近畿エコサイエンス「kes 労働衛生レポート No.17」より一部抜粋　https://www.kes-eco.co.jp/cmscp/wp-content/uploads/2020/01/no17.pdf（2024年5月10日アクセス）

　　吸域付近の調査結果が変動しやすい特化物及び鉛の測定

　②　有機溶剤業務のうち、塗装作業等、発散源の場所が一定しない作業が行われる単位作業場所

だったが（作業環境測定基準第10条第5項、第11条第3項、第13条第5項。その他令和2年2月17日付け基発0217第1号も参照されたい）、

　2023（令和5）年4月の作業環境測定基準の改正（令和5年厚生労働省告示第174号）により、特化物のうち、アクリロニトリル等15物質や粉じん（遊離けい酸含有率が極めて高いものを除く）が追加されたほか、有機溶剤については②の条件が廃止され、すべての有機溶剤業務が対象とされるなど、対象が**拡大傾向にある**。

　測定する濃度には、許容濃度、抑制濃度、管理濃度等があるが、いずれにも盲点はある（**表13**）。**重要なのはシステマチック管理**（測定から管理までを総合的、多角的に行う方法）であり、あまり**定量的な評価ばかりにこだわる**と、**本末転倒**になるおそれがある。

　なお、既存の法制度上、測定の結果評価で第3管理区分（有害物の濃度が高い状態）になった場合、種々の環境改善措置、保護具着用確保、健診の義務等は課されてきたが（例えば有機則第18条の3、第28条の3など）、その区分にあること自体で罰則はかからない。

　そこで、近年の化学物質の自律管理化政策で、事業者が専門家に意見を徴すること[6]や、ばく露測定を行う義務が設定された（例えば有機則第28条の3の2、安衛則

6）これは職場における化学物質等の管理のあり方に関する検討会での筆者の意見（第3管理区分の事業場での専門家の活用の義務付けの提案）を踏まえていただいたものと思われる。

第34条の2の10第1項・第2項及びその解釈を図った通達（令和4年5月31日付け基発第0531第9号）など）。

> **実務家の視点**
>
> 　安衛法制定による作業環境測定の義務化当初は、測定結果を目標値や管理値と単純比較するだけの実務が多かったが、行政で測定結果を環境改善につなげる方策が検討され、従前のA測定にB測定が追加されるとともに、測定結果の統計処理による管理区分決定がなされるようになった。
>
> 　また、管理濃度が設定されたり、有機溶剤の測定も可能なガスクロマトグラフィー[7]が開発されるなど、測定技術の開発も進んだ（**図29**）。
>
>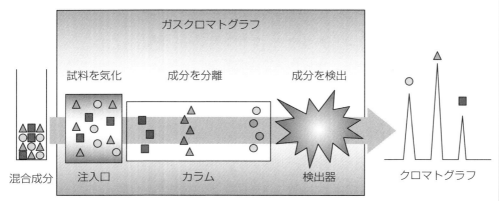
>
> 出典：ジーエルサイエンス株式会社ウェブサイトより一部抜粋 https://www.gls.co.jp/technique/technique_data/gc/basics_of_gc/p1_2.html（2024年5月10日アクセス）
>
> **図29　ガスクロマトグラフを使った測定方法（ガスクロマトグラフィー）**
>
> 　その後、法第65条の2の追加を踏まえて作業環境**評価基準が制定**され、**全有機溶剤（混合溶剤含む）が測定評価の対象**とされ、作業環境改善のPDCAサイクルが整備されたことで、徐々にシステマチック管理へと近づいてきた。
>
> （山田周氏・元中災防、角元利彦氏・元厚生労働省／元日本作業環境測定協会）

7）気化しやすい化合物の特定や定量のための機器分析手法。気体や液体をカラムと呼ばれる管に通し、内部にある充填剤（固定相）との相互作用によって混合物を分離する（参考：PSTジャパン株式会社ブログ https://www.processsensing.co.jp/blog/blog2_gc_smalltalk/）。

5 環境改善機器の改良と法制度

制度の進展は、技術の進展と共にあった。

すなわち、当初は環境改善機器として局所排気装置（以下、局排）のみが想定されていたが、1984（昭和59）年の有機則改正で、局排に加え、その設置が困難な場合、プッシュプル型も許容されることとなり、1997（平成9）年の有機則改正では、局排に加え、プッシュプル型も正面から許容されることとなり、他の特別規則でも採用されていった。

その後、環境が良好な場合には、特例として局排の風速を低めに調整することも許可する制度もできた。これは、第1管理区分を3回継続できた事業場の95％が、4回目も第1管理区分となったという調査結果をよりどころとしたものである。

さらに、2012（平成24）年の有機則改正では、プッシュプル以外で局排相当の効果のある装置の個別的許可制度が設けられた。（談：角元利彦氏・元厚労省／元日測協、山田周氏・元中災防）

6 平成18年法改正
～国によるリスク評価事業、リスクアセスメントの法制化～

国によるリスク評価事業は、2006（平成18）年安衛則改正で新設された。

SDS交付対象物質から国が指定したものにつき、事業者に**ばく露状況等を報告**させ（有害物ばく露作業報告制度）、それを活かし、文献調査や学識者への意見聴取も踏まえ、**特別規則の規制対象に格上げ**する制度であり、ホルムアルデヒドやニッケル化合物等で格上げの実績がある。しかし、2005（平成17）年から2022（令和4）年までの17年間で220物質しか評価できず、最終的に新たに特別規則の対象となった物質は、2005（平成17）年から2022（令和4）年までの17年間で、10物質にすぎなかった[8]。そこで、今般の制度改正で、国によるGHS分類で有害性が確認された物質は、すべて規制対象とすることとされた。

図30の右下に示されたリスクアセスメントの努力義務は、2005（平成17）年改正で設けられた安衛法第28条の2で設定された。これは、**機械器具・作業行動等あらゆる**

8）厚生労働省の安井省侍郎化学物質対策課長による。データは、厚生労働省「リスク評価の実施状況」（2022年6月時点）https://www.mhlw.go.jp/content/11305000/000943307.pdf（2024年5月30日アクセス）。

- 国によるリスク評価で有害性の高い物質に対し、法令で具体的な措置義務を規定
- 化学物質による休業4日以上の労働災害の約8割は、具体的な措置義務のかかる123物質以外の物質により発生
- これまで使っていた物質が措置義務対象に追加されると、措置義務を忌避して危険性・有害性の確認・評価を十分にせずに規制対象外の物質に変更し、対策不十分により労働災害が発生（規制とのいたちごっこ）

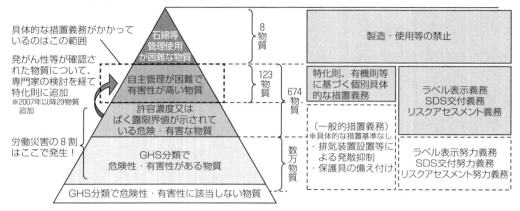

出典：厚生労働省「新たな化学物質管理〜化学物質への理解を高め自律的な管理を基本とする仕組みへ」（令和4年2月）より一部抜粋

図30　現在の化学物質規制の仕組み（特化則等による個別具体的規制を中心とする規制）

リスクを対象としたものだが、化学物質については、「化学物質等による危険性又は有害性等の調査等に関する指針（化学物質リスクアセスメント指針）」により、基本的にはGHS分類対象物質に調査対象が限定されていた。その後、2014（平成26）年の法改正で法第57条の3が新設され、SDS交付対象物質のリスクアセスメントが義務化され（ただし、罰則は付されていない）、その後、2020（令和2）年改正で肉付けされた。

　なお、ハザード（物質固有の有害性）が（比較的）明らかな物質についての"リスク"アセスメントの意味は、おおむねばく露状況の調査にあると解される。

7 「職場における化学物質等管理のあり方に関する検討会報告書」と令和4年法改正、今後の展望

　検討会報告書に特別規則の適用除外や段階的廃止が書かれたことで、規制緩和と言われることがあるが、実は規制強化と言ってよい。方向付けは、リスクアセスメントの法的義務化である。

　従来のラベル表示・SDS交付・リスクアセスメント義務の対象となる物質を拡大する一方、未規制物質の規制レベルを上げることを企図している（図31・32）。その

- 措置義務対象の大幅拡大。国が定めた管理基準を達成する手段は、有害性情報に基づくリスクアセスメントにより事業者が自ら選択可能
- 特化則等の対象物質は引き続き同規則を適用。一定の要件を満たした企業は、特化則等の対象物質にも自律的な管理を容認

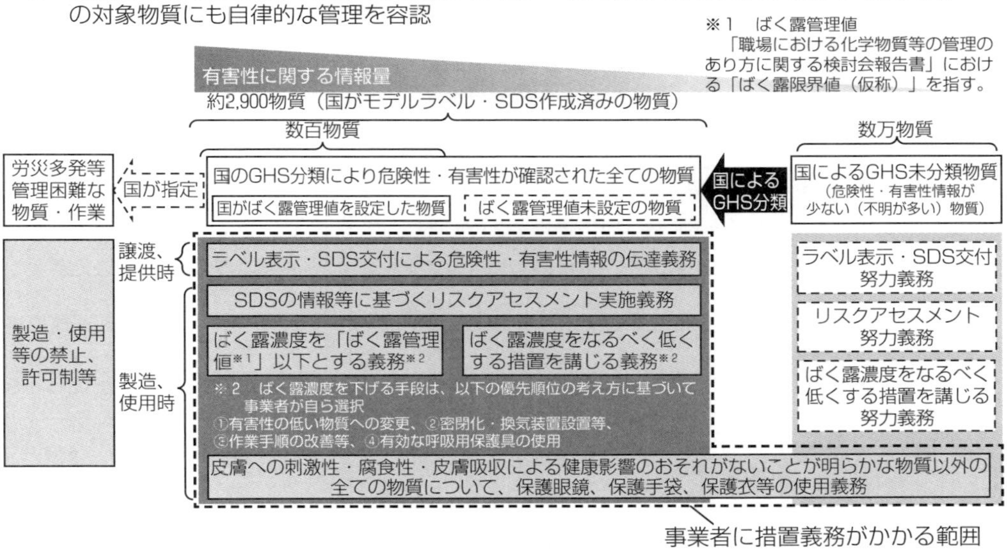

※1 ばく露管理値
「職場における化学物質等の管理のあり方に関する検討会報告書」における「ばく露限界値（仮称）」を指す。

出典：厚生労働省「新たな化学物質管理～化学物質への理解を高め自律的な管理を基本とする仕組みへ」（令和4年2月）より一部抜粋

図31　見直し後の化学物質規制の仕組み（自律的な管理を基軸とする規制）

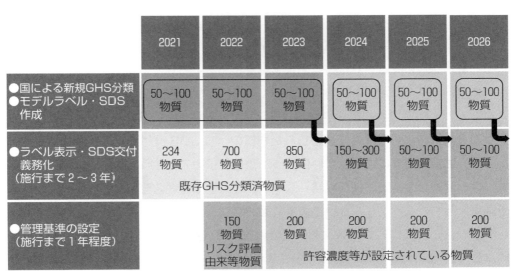

出典：厚生労働省「職場における化学物質等の管理のあり方に関する検討会報告書」（令和3年7月19日）より一部抜粋、一部改変

図32　国によるGHS分類及び作業ラベル表示等の義務化スケジュール

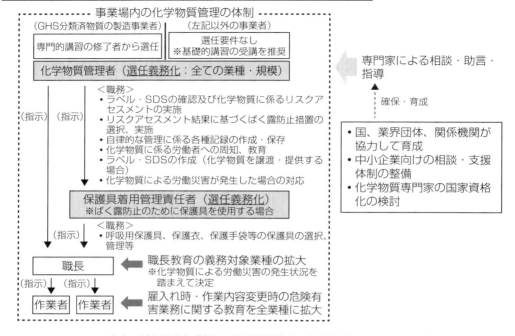

出典：厚生労働省「新たな化学物質管理〜化学物質への理解を高め自律的な管理を基本とする仕組みへ」（令和4年2月）より一部抜粋

図33　化学物質の自律的な管理のための実施体制の確立

背景は、特別**規則対象外の物質による健康障害が全体の8割**に達していること、年間1000物質が新規に登録されるのに、規制対象となる1物質の追加に5〜6年かかる状況にあり、国ばかりがイニシアチブをとる対策は限界に達していること等にある。

少なくとも**特定危険有害化学物質**（国によるGHS分類（GHS（JIS Z 7253）に従った分類）により有害性を認められた物質のうちSDS交付義務の対象物質を除いたもの）は規制対象に含め、条件に合った管理を求めていこうとする一方、未分類物質には、**保護具の装着確保を義務**としつつ、その他の管理の努力義務を課し、**規制の予備軍**としていこうとするものである（図33）。

すなわち、リスクアセスメント義務の対象物質（通知対象物質）を現行の700物質弱から2900物質（国によるGHS分類された物質のうち、（危険有害性が認められて）国が優先的にモデルラベルやSDSを作成した物質）まで**段階的に拡大**し、事業者には、リスクアセスメントの結果に基づき、必要な措置により、労働者の**ばく露レベルを最小化する義務**［*ばく露管理基準がある物質の場合、それ以下への抑制義務］を課すこととなった（安衛則第577条の2、2023（令和5）年4月施行）。［*部分は筆者付記］

また、国によるGHS分類がされていない物質も、すべてリスクアセスメントの努

力義務の対象とすることとなった（安衛則第577条の３。2023（令和５）年４月施行）（これらの物質には、ラベル表示やSDS交付の努力義務もかかることとなった（安衛則第24条の15））。

リスクアセスメントの確実を期させるため、安衛則第34条の２の８により、事業者は、（おそらく義務か努力義務かを問わず）リスクアセスメントを実施した場合、

① 調査対象物の名称
② 取扱業務の内容
③ 調査結果
④ 調査結果に基づき講じる危害防止措置

について記録を作成し、次のリスクアセスメント実施まで（基本的に３年間）、保存する義務を負うこととなった。

これは、行政による確認、事業者自身による次のリスクアセスメントでの活用、労働者との情報共有による労使間協働などへの貢献を図ったものと解される。

本制度再編は、特別規則の適用除外や段階的廃止の面では規制緩和だが、**適用除外の要件は第１管理区分の継続などであってハードルは高いし**、自律管理方策の選択肢には、結局特別則の基準のエッセンスが反映されている。**保護具の装着確保はデフォルトになるし、個人サンプラー等による個人的なばく露管理も徐々に進められるだろう。**

規制緩和という意味で**自律管理の恩恵を受けるのは、実際にはおおむね大企業で一部の熱心なところに限られる**のではないか。

もっとも、国が**ハザード解明、リスク評価、情報共有のイニシアチブをとる**（ないし支援をする）べきこと自体は変わらない。特に**ハザードやリスクに関する情報提供は、国の責務として残る**だろう。

有害性の前線での発見のためには、**職場の疫学**を行うこととし、筆者の提言も踏まえ、**産業医を活用するスキーム**も図られている。つまり、**複数名の同類のがん等の発症者が現れた場合、産業医の意見を踏まえて行政に報告し、行政側の専門家が専門的な調査を図るスキーム**が図られている。

ラベル表示制度は、取り扱う者にとってのわかりやすさを重視する趣旨で、安衛法制定時から法第57条に定めがあり、SDS交付制度は、必要十分なリスクの伝達を重視する趣旨で、平成12年法改正により、法第57条の２に設けられた経緯がある。しかし、その対象物質は極めて限られていたところ、**今回の制度改編で、手始めに、国によるGHS分類物質（特定危険有害化学物質）**については、製造業者、瓶詰め業者など譲渡提供者にラベル表示やSDS交付義務を課すとともに、事業場内で移し替えや製造する場合については、事業者にもラベル表示やSDS公布等を義務付けた。

353

また、化学物質へのばく露リスクのある作業を伴う仕事を外注する際に、SDS を交付する義務（法第31条の2）がかかる対象設備を拡大する等の規制の充実化も図られた。

化学物質のリスクやその適切な管理は、それを扱う条件により多様なこともあり、図33のとおり、GHS 分類で有害性が認められた物質の製造業者等には化学物質管理者、保護具を使用することとなる事業者には保護具着用管理責任者の選任も義務付けられ、リスクアセスメントや保護具装着の管理を担わせることとなった。人材不足なので、産業保健スタッフが、事業場における適任者の確保をいかに支援し、連携できるか、場合により自ら務められるかが鍵となろう。

8 おわりに
～改めて職域化学物質管理の原理を考える～

職域の化学物質管理については、少なくとも、

① **情報**（特に有害性情報）の限界

② **対応技術**（有効な測定と保護技術）の限界

③ **実践**（現場での実践）の限界

④ **費用負担**の限界

という4つの限界があり、他方で消費者のニーズ、産業維持の必要があるため、どうしても取扱現場では、**未規制物質の取扱いが脱法・違法に流れる傾向**にある。

特に痛い目に遭っていないか、開明的な事業者がいない事業場では軽視されやすい傾向が、イギリスに比べて顕著である。

これまでは、**危険有害性が未解明な物質は、ラベル表示義務の対象ですらないなど、危険有害性が判明したものしか法的対応が求められない制度**だったが、化学物質は基本的にすべて“危ない”かもしれないから、**“危なくない”ことを立証できない限り、専門家の支援を得つつ、システマチックな対応、いろいろな手を打ってもらう**というように思想の転換を図る必要があり（**図34**）、それが GHS の趣旨でもある。**作業環境測定もリスクアセスメントの一環**であり、ばく露測定も作業環境測定の一環である。

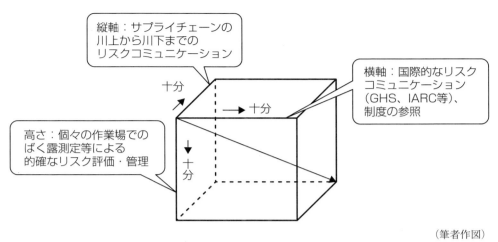

図34 職域化学物質管理のあるべき姿

ある程度有効であり、これまでも目指されてきた対策は、

① 民業と国による危険有害性調査
② 国内外の研究機関や専門団体が示した危険有害性情報の共有
③ サプライチェーンの上流が持つ情報の川下への提供
④ 取扱現場での作業環境測定（特に個人のばく露測定）
⑤ 密閉、局排、換気、保護具等の対策のうち実効性とコスパの面で妥当な方法の選択と実践

というシステマチックな対応になる。量的な指標で何か1つ対策を講じればよいということにはなりにくい。

XII

信頼される産業医を考える

1 産業医という仕事

　最終章となる本章では、政策上、産業保健のリードを託された産業医が、選任者である事業者ないし労使を含む関係者から信頼されるための要素を検討する。

　少なくとも日本で、高収入と社会的尊敬を得てきた二大難関資格は、弁護士と医師だろうが、両者はかなり性格が異なる。

　大まかに言って、

　①法律実務は、人相手に勝つ必要があって、恨まれてなんぼ（不信感前提）の仕事であり、

　②医療は、病相手に勝つ必要があって、患者との信頼関係前提の仕事であろう。

　産業医の業務は、②をベースとするが、事例性管理なので、①に"踏み込む"必要がある。もめ事を避けられない。そうでなければ、事業者にも信頼されにくい。

　特に生活習慣病やメンタルヘルス不調を取り扱うことの多い現代の産業保健業務では、産業医も、"責任回避"ではなく人事労務担当者らと"協働"せねば対応できない。たとえ労働者が精神疾患を訴えていても、いわゆる問題社員対応は人事の採用等の失敗であるからと、知らぬ存ぜぬでは済まされない。臨床でも、生活習慣病の患者を「あなたの生活の問題だから」と追い返す医師はほぼ皆無だろう。

　産業医は労働行政がつくった制度だが、そもそも労働行政というのは、いろいろな背景を背負ったいろいろな立場の人に配慮する領域であり、その申し子とも言える産業医が、労働者一般をただ患者として扱うのも誤りだろう。求められるのは大人力であって、事例性（疾病等がもたらす具体的な問題。本人の労働不能や周囲への迷惑等。対義語が疾病性であり、これは罹患した疾病や病態、重篤さ等を示す）対応という意味で、もめ事対応もある程度できなければならない。

　具体例を挙げる。

　ある中小企業で、その事業の性格上許されないような衛生上の問題を引き起こす労働者が現れ、事業者が無給で休ませたところ、休職手当の支払義務の前提の確認のため、労働基準監督署（以下、労基署）から当該企業の産業医に意見書が求められた。

　当初、その産業医は、双極性障害等を示しつつも就業可能とする主治医の診断に疑問を呈するような意見書を作成したが、労基署は医療紛争の調停機関ではないので、当然ながら再度照会がなされた。そこで筆者が代筆することとし、会社の就業規則や雇用契約を踏まえ、本人の復職の条件（すべきこと・すべきでないこと）を明記したうえ、それが主治医の診断とも矛盾しないことを産業医に追記してもらい、提出してもらったところ、無給での休職が認められた。

第Ⅰ章でも力説したとおり、産業医には、疾病性を踏まえた事例性の判断が求められるということである。医師の倫理として、就業上の条件付けには抵抗を感じる方もおられるかもしれないが、それが産業医の仕事だと思う。

　かといって、単に事業者に迎合すればよいわけでもない。

　産業医ら産業保健スタッフは、労働安全衛生法上、同第13条第1項及び労働安全衛生規則第14条に定める業務につき、事業者の義務の履行を代行する役割であり、様々な職務を担うが、日本でもフランスでも、その**重点が不調者の就業判定に収れんして**きている。そうした労使双方の利害に大きく関わる業務では、組織人でありながら専門家でもある、すなわち、所属先／支援先に**愛着を感じつつも、単に迎合しない**姿勢が求められる。精神疾患や難治性の身体疾患の罹患者等への対応では、第Ⅰ章でも述べたとおり、疾病性と事例性をよく確認し、できる限りの適応を図り、それでも奏功しない場合には、休職や退職措置を想定する手順が、その姿勢を体現することとなろう。

2　産業医と法

　近年の産業医の存在感の高まりの重要な背景には、明らかに**電通事件最高裁判決**（最2小判平成12年3月24日最高裁判所民事判例集54巻3号1155頁）がある。すなわち、電通判決が過剰な疲労・ストレスの防止義務を宣言したことで、メンタルヘルス不調者へのケア要求が高まり、長時間労働やストレスに対応する法制度が整備され、特に面接指導の担当者としての産業医の役割が強化された。すなわち、過剰な疲労やストレスが健康障害を招く前段階で、対象労働者に適合した勤務条件をもたらす役割が期待された。

　しかし、それはけしてやさしい業務ではなく、人と仕事／組織の適応の支援であり、判定だから、様々な背景、個性、価値観を持つ人や組織の地図を脳内で描き、課題に応じてマッチングを図らねばならない。言葉の使い方にも習熟せねばならない。

　ソーシャルスキルが高く、人や組織の要求を鋭く感知し、機微を踏まえた対応法がとれる方であれば、さして必要ないかもしれないが、そうでない方にとって、

　　「**生きた法知識**≒判例知識」

は、優れたケースワークの材料となる。

　そこからの学びをうまく活用すれば、特に**人事労務担当者に対して高い訴求力**を持つだろう。ただし、自身の組織からの信頼不足を**法情報でカバー**しようとしても、大抵うまくはいかない。**法情報**は、言動の基礎として念頭に置くべきもので、特に必要

な場面以外で口にすべきではない。

第Ⅹ章で述べたように、産業医に関係する事件も増加傾向にある。20万件以上判例を登載する判例データベース（D1-Law.com判例体系）で、判決文中「産業医」という言葉でキーワード検索をしたところ、2010（平成22）年12月2日時点で209件であったのが、2023（令和5）年6月23日時点で629件にまで増加した。ただし、産業医自身が当事者となったケースはごくわずかで、産業医が関与する事案（少なくとも産業医の行動により、事件化を避けられた可能性のある事案）で企業が訴えられたケースが圧倒的に多い。

医療過誤訴訟などでは、法と医の常識の違いもあり、医師が納得できない判決が出たりもするが、産業医に関する事件では、真摯に業務に当たる産業医には、むしろ臨床医より共感的な判断がみられる。

例えば、東京電力パワーグリッド事件（東京地判平成29年11月30日労働経済判例速報2337号3頁）は、長期の休職を経てもストレス耐性や病識を欠く労働者につき、主治医のE医師が復職可と判断したが、産業医は復職不可と判断したという事案において、「復職可能とするE医師（主治医）の見解は、……必ずしも職場の実情や従前のXの職場での勤務状況を考慮した上での判断ではない。一般的に、主治医の診察は、患者本人の自己申告に基づく診断とならざるを得ない」として、産業医側の見解を妥当とした。就業判定については、臨床医による診察室だけでの患者寄りの判断より、産業医による医療情報を踏まえて行う仕事や職場との適応に関する総合的な判断の方が、裁判所の思考に近い。

たしかに、裁判所にも現場認識の欠如は生じ得るが、**生の事例に即した具体性**があり、生きた法としての前向きの活用は可能である。

3 産業医制度が法定されていない国で産業医が活用される理由

イギリスでは、産業医制度が法定されておらず、その選任は義務付けられていない。というより、世界的にそれが法定されている国は数えるほどしかない。

にもかかわらず、イギリスでは、産業医が活用されてきた。その理由について、HSE（Health and Safety Executive：英国安全衛生庁）が調査した結果が公表されている[1]。

その第一は、健康障害にかかる事業者の法的責任リスクの回避であり、これは、イ

1）https://www.gov.uk/government/publications/occupational-health-services-and-employers

GOV.UK

Home > Business and industry > Running a business > Employing people > Occupational health services and employers

Department for Work & Pensions

Department of Health & Social Care

Research and analysis

Summary: Employers' motivations and practices: A study of the use of occupational health services

Published 2 April 2019

Contents
Background and methodology
Main findings

Authors: Sarah Fullick, Kelly Maguire, Katie Hughes and Katrina Leary (Ipsos MORI Social Research)

What are the motivations for using different occupational health services?

Employers used occupational health to help deal with situations in which they were not sufficiently skilled, and were motivated to provide occupational health services for 3 reasons:

- to comply with legal and regulatory obligations (particularly important for employers in manual environments, where the nature of the work posed a risk to employee health and safety)
- to reduce costs and improve business efficiency (employers understood the costs associated with sickness absence and wanted to limit them)
- to support and improve employee health and wellbeing (employers felt they had a moral duty of care to their employees)

These 3 factors were usually interlinked when employers considered their motivations for using occupational health services. For example, employers who used occupational health services to mitigate health and safety risks did so in order to be legally compliant, but also to avoid (costly) sickness absences resulting from workplace accidents, and because they felt a (moral) responsibility towards their employees.

Whilst legal regulatory compliance may have initially formed the foundations of employers' occupational health offers, those who felt they had a duty of care that exceeded their basic legal duties had expanded their occupational health offer to include wider health and wellbeing benefits in recent years.

※雇用主が産業保健サービスを利用する動機として、①法的義務の遵守、②コストの削減と労働生産性の向上、③従業員の健康と福祉の支援、という3点が挙げられている。[＊囲み線は筆者付記]

出典：イギリス政府（GOV.UK）HP　https://www.gov.uk/government/publications/occupational-health-services-and-employers/summary-employers-motivations-and-practices-a-study-of-the-use-of-occupational-health-services（2024年5月10日アクセス）

図35　イギリスにおける雇用主の産業保健サービスの利用状況について
　　　（英国安全衛生庁の調査結果より一部抜粋）

ギリスでは、事業者の安全衛生にかかる民刑事上の責任が重いことを受けている。ほかには、労働生産性の向上などが挙げられている（**図35**）。

また、イギリスの産業保健法学の権威である Diana Kloss 教授によれば、この他の事情として、特にキリスト教を信奉する経営者が、良心で企業内に実地医家を招き入れて、従業員への一次医療を行わせた歴史があり、NHS（National Health Service）により国民の医療が原則無料化されても残存し、職業病予防などを重点に取り組むようになっており、最近は民間業者による事業化も進められているとのことだった[2]。

4 最新の海外の産業医・産業保健制度の調査からわかったこと

筆者が厚生労働省の依頼で2023（令和5）年に実施した4か国（イギリス、アメリカ、ドイツ、フランス）の産業保健制度に関する調査から、概略、以下の事柄が看取された[3]。

① 産業保健制度を法制度化せず、市場に委ねている国（イギリス、アメリカ）のほうが、産業保健・看護職が自由に活躍できている。逆に、同制度を法定し、特に産業医の選任を法で義務付けている国（フランス、ドイツ）のほうが、産業保健制度が秩序付けられ、産業保健・看護職が医師の下位で管理される傾向にある。

② 産業保健の領域で、産業保健・看護職は、いずれの調査対象国でも有意義な活動をし、労使から信頼され、比較的高い報酬を得られている。

③ フランスの産業医はすべて専業であり、就任のため、6年の臨床教育＋4年の専門教育が必要（ドイツでは、臨床教育のほか、座学3か月と実務で計2年程度）。産業医になると臨床行為は許されない。

④ フランス、ドイツのように、産業医の選任義務が法定され、少なくとも教育制度上、臨床医より高い位置付けを与えられている国でも、産業医の数は少ない（いずれも資格者が7000人程度、就業者が4000人弱と推定される。イギリスでは、王立内科医協会産業医部会の会員が700人程度、アメリカでは、予防医学専門委員会の認定医が3000人程度）。両国とも産業保健・看護職の方が数が多いが、それでも法が想定する／実際のニーズには不十分な状況にある。産業医制度

2）Diana Kloss「講演録：UK における産業保健：制度・政策と現状」（若林桂、西脇巧、丸山慧師訳、三柴丈典監訳）産業保健法学会誌3巻1号（2024年）9-18頁。

3）「労働安全衛生法第1条第1章〜第5条、第3章第10条〜第19条の3の逐条解説」法学的視点からみた社会経済情勢の変化に対応する労働安全衛生法体系に係る調査研究．厚生労働科学研究費補助金・行政政策研究分野・政策科学総合研究（政策科学推進研究）．日本産業保健法学会（研究統括：三柴丈典）．2024（令和6）年度研究報告書に掲載予定。

が法定されていないイギリス、アメリカのほうが、産業保健・看護職の数は多い（アメリカ：産業保健分野の就労者5000人程度、うち専門資格者3300人程度。イギリス：同分野の就労者1万9000人程度、うち専門資格者1万2000人程度。以上、数字はいずれも推計）。

⑤　イギリスのように、医師に限定してはいるが、疾病で勤務不能な公勤務者への退職勧奨を職務として行わせている国がある。Diana Kloss 教授によれば、働きたい者を就業不能と判定したり、働きたくない者を就業可能と判定するなどして、産業医は臨床医より恨まれやすいという。そもそもイギリスは産業医制度を法定していないが、産業医の性格の一面を示しているように思われ、興味深い。

⑥　産業保健スタッフは、インダストリアル・ハイジニスト等の化学物質関係の専門家、理学療法士、衛生工学の専門家など、衛生の専門家と広く連携する傾向にある。ドイツでは安全専門職員、アメリカでは防火、物理工学等の専門職員との連携も図られているという。フランスでは、企業の年金・社会保障の関係部署とも連携し、就業困難な労働者の生活保障にも心を砕くことがあるようだ。

5　特に踏まえるべき近年の裁判例

近年、精神障害者に対して、かつては考えられなかったような事例で救済を図る裁判例が出てきている。

典型例として、シャープ NEC ディスプレイソリューションズほか事件（横浜地判令和3年12月23日労働判例ジャーナル123号36頁）[4] を紹介する。

────〈事実の概要〉────

本件は、2014（平成26）年4月に入社したX（原告）が、2018（同30）年12月に退職通知を受けるまでの**約4年半にわたる経過**が問われた事案である。

Xは、2014（平成26）年4月の入社以後早い時点（特に**入社2年目**）から、**職務能力を欠き**、他方では無断で早朝出勤したり退勤後残業をしたりして、業務について指導を受けたり振り返りを求められると**長時間にわたり鼻水をたらして泣きじゃくり、会話ができない状態**になるなどの問題を抱えていた。本人は、上司に酒を無理に勧められる、無断残業をとがめられたなどの出来事により不調に至ったと主張したが、こ

───────────

4）事件の紹介は、三柴丈典「問題行動がみられ発達障害が疑われた労働者の退職措置が違法とされた例」労働判例1289号（2023年）5-7頁を引用した。

表14　Xが受診した医師

> P1（Q3クリニック所属）：父親が予約した最初の主治医。2015（平成27）年12月から約10か月受診。
> P2（Q4クリニック所属）：P1から紹介を受け、一度だけ受診。
> Y2（Q2クリニック所属）：Y1総務部のP9に紹介され、2016（平成28）年8月から2017（同29）年5月まで約9か月受診。
> P3（Q5病院所属）：延長前の休職期間満了が近づき、いきなり受診。
> P5（Q6所属）：延長後の休職期間満了が近づき、いきなり受診。

れを含め、特段、**違法ないし業務上客観的な過重性のある出来事は認定されていない**。

　Y1（被告会社）が何度か両親と話し合う中で、両親にXを預からせようとした際、意固地に自分のデスクにしがみついて動こうとしなかったため、**4人がかりで会社前の両親の車まで移動**させたこと（以下、**本件連れ出し措置**）もあり、本人はこれについても当時から違法行為だなどと激しく抗議し、訴訟でもそう主張した。

　当初は、精神科受診も忌避していたが、Y1の要請を受け、**父親が無理矢理予約を入れてようやく、Q3クリニックのP1医師を受診**するに至った。

　その後、2018（平成30）年12月にY1から自然退職の通知を受けるまで、以下のような経過があった。

① 　Xが**十分な職務能力をみせたことはなかった**。

② 　2015（平成27）年3月終盤に約2年4か月期限（2017（平成29）年7月満了）で**休職命令を受け**、期間満了直前にXが受診した**医師や労働局からの勧めを受け**、2018（平成30）年10月末まで**計約3年7か月休職**させ、**リワークにも2か所通所**させ、一時期（2か所目のQ8でのリワーク終了後の2017（同29）年3月頃）症状が落ち着いたようにみえ、Y1も元の職場以外での復職先を検討したこともあったが、**実際には、はかばかしい改善はみられなかった**。

③ 　認定事実に徴する限り、（産業医を除き）**受診した医師は表14のとおり5名**いるが、本人から診断書の書き方について特段の要望を受けない限り、一定期間以上にわたり経過をみていた医師は、ほぼ一様に**診断名を適応障害**としつつ、その**背景に発達障害等を疑い、コミュニケーションや社会的能力の問題のほか、病識の欠如を認めていた**。

　Y2は、発達障害等の診断のため、知能テスト（WAIS-Ⅱ）の検査を図ったが、本人が一貫して拒絶した。長期にわたり治療を行っていた医師Y2（2016（平成28）年8月26日から2017（同29）年5月19日と、その後適宜）は、**ほぼ一貫してXを障害者雇用の適応**とみていた。

　Xは、自身の内省を求められたり自己認識に沿わない診断を出されると、**主治医を**

変える傾向があった。

　Ｙ２医師は、ＸがＱ８でのリワークを終えた2017（平成29）年４月に、一定の配慮があれば業務可能との診断書を作成したが、**Ｘからの要望を踏まえていた。**

④　Ｙ１は両親とも話し合い、職務適応と雇用継続に向けた協力要請を行い、両親もそれを受けて協力姿勢をみせることがあったが、Ｘは、**両親がＹ１の意向を踏まえた動きをとると、連絡を絶つ傾向にあった。**

⑤　Ｙ１は、2016（平成28）年12月から、障害者職業総合センターが発行した**本人と職場の認識のギャップを図るツール（情報整理ツール）**を用いたところ、おそらく**ギャップがみられ、リワークの終了報告会**でも、コミュニケーションの問題についての**内省と説明が不十分**と感じていた。

⑥　Ｙ１は、Ｘの症状が若干落ち着いた時機に、**障害者雇用へ復職させることを検討したことがあり、本人にも伝えたが、Ｘはショックを受けた。**

⑦　**産業医**は、2017（平成29）年７月終盤時点（２度目のリワーク終了の約４か月後、最初の休職終了間際）で、Ｘと面談のうえ、業務や職場環境、就業時間等の配慮条件付きで就業（職場復帰）可とするなど、**比較的サポーティブな姿勢**をとっていた。

⑧　Ｙ１は、期間延長後の休職期間満了前に、**復職条件**として、自身の泣いて黙り込むなどの**コミュニケーションの問題の振り返りと説明**、医師２名（長期治療に当たった**Ｙ２医師**とＸが最後にかかった**Ｐ５医師**）の復職可の診断書の提出、通勤トレーニング、Ｙ１による復職可の判断を課していたが、Ｐ５医師の復職可の診断書が得られたほかは、実現しなかった。

⑨　Ｘは、2017（平成29）年３月頃、Ｙ２医師に対し、文字での指示、作業の優先順位付け、質問は手短に、との求めをＹ１に提出するよう伝えていたので、自身の特性はある程度理解していた可能性もある。

以上の経過を経て、Ｘは、Ｙ１に対しては、遅くとも2016（平成28）年５月には復職させるべきだったとして、**雇用契約上の地位確認**とその翌月以後の賃金等、本件連れ出し措置を**不法行為とする損害賠償**等を請求した。

――〈判旨～Ｘ請求一部（地位確認、それに基づく賃金請求）認容～〉――――――

　Ｘの休職理由は、入社２年目頃に発症した、おそらく**適応障害を原因とする業務遂行上必要なコミュニケーション能力、社会性等を欠く状態**（泣いてしまい応答できない、業務指示を理解できないなど）であり、それは、Ｘが**本来的に持つ人格構造や発達段階での特性や傾向に起因するコミュニケーション能力や社会性等の問題**（職場内でなじめない、無届け残業を繰り返すなど）とは区別されねばならない。

2017（平成29）年4月には、Ｙ2医師が適応障害回復と診断書に記し、Ｙ1も復職に向け検討し、最初の主治医であるＰ1医師もその寛解を認めていたので、**この頃寛解したと認められる。**

　Ｙ1就業規則に基づく**復職要件（休職理由の消滅）**は、適応障害の症状で生じていた健康状態の悪化の解消で足りる。それは、Ｙ1でＸの業務を知り得る立場の**産業医が復職可と判断した同年7月28日**である。

　これに反する**Ｙ1の主張**には、本来的な人格構造または発達段階での特性の問題が含まれており、休職理由に含まれない事由により、解雇権濫用法理の適用を受けずに休職期間満了による雇用契約の終了という法的効果を生じさせるに等しく、許されない。

─〈解説〉─

　判決の趣旨は、Ｙ1がＸの復職を拒否した理由は大別して2つあり、1つ目は、適応障害とそれに伴うコミュニケーション不全等が解消していないこと、2つ目は、本人が疾病とは関わりなく元々持っていた、コミュニケーションや労働能力の問題である。Ｙ1は、Ｘを疾病休職させた以上、1つ目が解消していれば（疾病とそれに伴う問題が改善していれば）、復職させるべきであり、復職判定上2つ目は考慮すべきでない。本件では、現に1つ目は解消しているので、復職させるべきである、ということである。

　本判決に関する筆者の評価は別稿に記したのでここでは触れないが、細かな論理付けはともかく、裁判所がコミュニケーションの障害を伴いやすい精神障害者の救済を何とか図ろうとする姿勢がうかがえる。その点からも、産業医らが、こうした事例への対応から免れることは難しい。

6　労働政策の方向性と産業医の役割

　産業医の役割の重点は、時代による変遷をたどってきた（むろん、業種、選任者の方針、専属か嘱託かなどでも変わるが）。大企業についてみれば、当初は軍需産業等の従業員の結核予防（ワクチンやペニシリンの注射等）その他の健康管理だったが、種々の健診と事後措置を中心とする時代をまたぎ、近年は、むしろ健診は専門機関に任せ、メンタルヘルス対策や生活習慣病予防、健康経営の推進等に及んでいるようだ。そこで、近未来予測を試みる。

　今後、労働政策は、一律的な労働時間規制から、健康状態に応じた労働調整に進む

だろう。その際、主な判定者は産業医になるだろう。EBPM（Evidence Based Policy Making：証拠に基づく政策立案）が進み、国民総健康づくり対策の一環でデータ健康管理が進み、産業医は、データの捕捉と解釈、それを踏まえた面談者の役割を強めるだろう。人材が減少し、高コスト資源（ぜいたく品）となっていく分、知的・感情的に付加価値を生み出せる高密度な労働が求められる。それには修行（学習・経験）が必要なことからも、労働時間の縛りはある面で邪魔になる。医師の働き方改革も然りで、昼夜連続労働こそ防止すべきだが、後は一律の労働時間制限より、疲れた人のスクリーニングの方が重要である。その役割を産業医が担うようになるだろう。

　日本産業保健法学会の第3回大会のメインシンポジウム（第四次産業革命と産業保健制度）で、10年後の労働のあり方と随伴する職業性リスクを予測したところ、多くの業種でAIとの関係性が鍵となる中、AIと強く関わる職種でもサービス業のようにあまり関わらない職種でも、心理社会的ストレスへの対応が重要性を増すことが想定された。

　心理社会的ストレスは、経営（特に業務管理・人事労務管理）のあり方、労働者（の個性、価値観、能力）と仕事や職場（人）の相性等に大きく関わる。すると、産業医らには、法や経営の専門家と共に、組織の健康診断とレーティング、個人と仕事／組織の相性合わせ等を行う役割が生じる可能性がある。

　もっとも、それだけ経営者に信頼される必要がある。重責を担う経営者にも頼りになると思わせる支援者となると、

- "死に方"から逆算して
- その人、その組織らしい
- 生き方・働き方を指南できる

くらいの哲学（真剣な開き直り力）が必要な気もする。

7 誇りを持てる産業医とは

"予防向き"とは何だろうか。筆者には、次のようなタイプだと思われる。

- "お勉強"ができるかどうかを気にしない
- 必要な**リスクをとれる**
- **人（の動き）を見ている**
- 和解上手（多チャンネルを駆使して人を説得できる）

　例えば、押す＋引く、畳みかける＋待つ、弱みを突く＋優しくする・誠意（？）をみせるなど。

　高度専門業種のうち、医療の場合、「病気を治してほしい」、法律実務の場合、「もめ事を収めてほしい」、という強固な社会的ニーズに支えられている。いくらお金を出しても惜しくないという顧客がいる。だから、それに応じるピラミッド型の専門領域を構築し、上位に治療の職人、法解釈の職人を置いて、高度な試験とキャリアで選抜し、下位をリードさせることにした。コメディカルやパラリーガルらは下位に置か

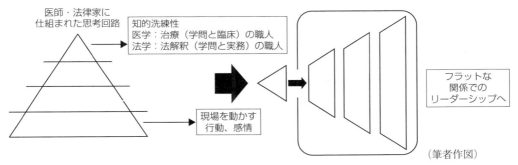

図36　予防領域で求められるリーダーシップ

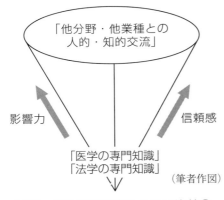

図37　予防領域で求められる姿勢①

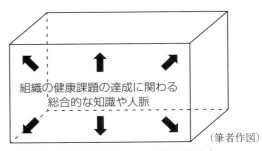

図38　予防領域で求められる姿勢②

れ、たとえ行動や感情面で現場を動かせても、基本的な立場が逆転することはあまりない。

しかし、予防の領域では、行動・感情面で現場を動かす力こそ重要なので、この秩序をいったんフラットにせねばならない（図36）。結局はスペックのある者がリードすることになるが、それは肩書きで威張るからではなく、仕事ができて信頼されるから（＝リーダーシップがあるから）である。むしろ、「実るほど頭を垂れる稲穂かな」という姿勢が求められる。

仕事の能力や意欲を欠く部下・後輩らに対しては、山本五十六の言う「やってみせ、言って聞かせて、させてみせ、ほめてやらねば、人は動かじ」を実践せねばならない。それでも動かなければ、"冷静に"部署や企業内外での適材適所を図るほかないだろう。

そうした要素はどのように磨かれるのだろうか。

一つの典型方策は、臨床医学、司法学等の伝統的な専門性を一定程度修めたうえで、他分野・他業種との人的・知的交流を図るモデルだろう（図37）。既存の高度専門領域は、科学的・論理的な考え方や、人や社会の観察といった面で濃密な学びを提供してくれるので、それを軸に見聞を広める方法は、総合的に器量を磨くうえで有力な方法のように思える。

もう一つは、まずは医師になること・法律家になることにあまりこだわらず、一定の専門性を持ったゼネラリストとして、組織ごとの健康課題の達成力を磨く方途である（図38）。専門家として尊敬され立場を築くには不向きだろうが、一定のキャパシティーがあれば、試行錯誤を重ねて、有意義な仕事を残すことはできるだろう。

〈著者略歴〉

三柴 丈典（みしば たけのり）

1971年生まれ。1999年一橋大学大学院法学研究科博士後期課程修了、博士（法学）。2000年近畿大学法学部奉職、2012年より教授。専門は、労働法、産業保健法。2011年4月から2021年3月まで厚生労働省労働政策審議会安全衛生分科会公益代表委員。2014年7月衆議院厚生労働委員会参考人。2020年11月に日本産業保健法学会を設立し、現在副代表理事。

産業保健・安全衛生法に関する著作を多数執筆。2020年8月に英国 Routledge 社から『Workplace Mental Health Law：Comparative Perspectives』発刊。近刊として『生きた労働安全衛生法』『コンメンタール労働安全衛生法』（共に法律文化社、近日刊行予定）がある。

〈協力者紹介〉

日本産業保健法学会　https://jaohl.jp/

生きた安全衛生法の探求と教育を目的として、多くの方々の支援をいただきつつ、2020年に設立された。当初の設立と育成は主に本書著者及び著者に近しい方々が担ったが、現在の会員数は1000名を超え、年次学術大会には900名以上が参加。現代表理事は鎌田耕一東洋大学名誉教授（元厚生労働省労働政策審議会会長）。同学会が発行する、分野をリードする国内誌『産業保健法学会誌』と国際誌『Journal of Work Health and Safety Regulation』はウェブで公開され、万単位のアクセスを得ている。労使の健康にかかわる試行錯誤と対話に基づく自己決定の支援を重視することを理念に、多くの方々の自律的な活動により運営されている。

371

生きた産業保健法学

2024年9月13日　初版発行　　　　　　　　　　　　　　定価　本体4,000円＋税

著　　　　　者　三柴　丈典
協　　　　　力　日本産業保健法学会
編 集 発 行 人　井上　真
発　行　所　公益財団法人　産業医学振興財団
　　　　　　　〒101-0048　東京都千代田区神田司町2-2-11 新倉ビル3階
　　　　　　　TEL 03-3525-8294 FAX 03-5209-1020
　　　　　　　URL https://www.zsisz.or.jp
印　刷　所　亜細亜印刷株式会社
表紙デザイン　grab　等々力　嘉彦

ISBN978-4-915947-88-9　C2047
©Takenori Mishiba
落丁・乱丁はお取り替え致します。

本書の全部または一部の複写・複製および磁気または光記録媒体への入力等を禁ず。